よく効く! ツボmap 手のひら

手のひら 反射ゾーン 《右手》

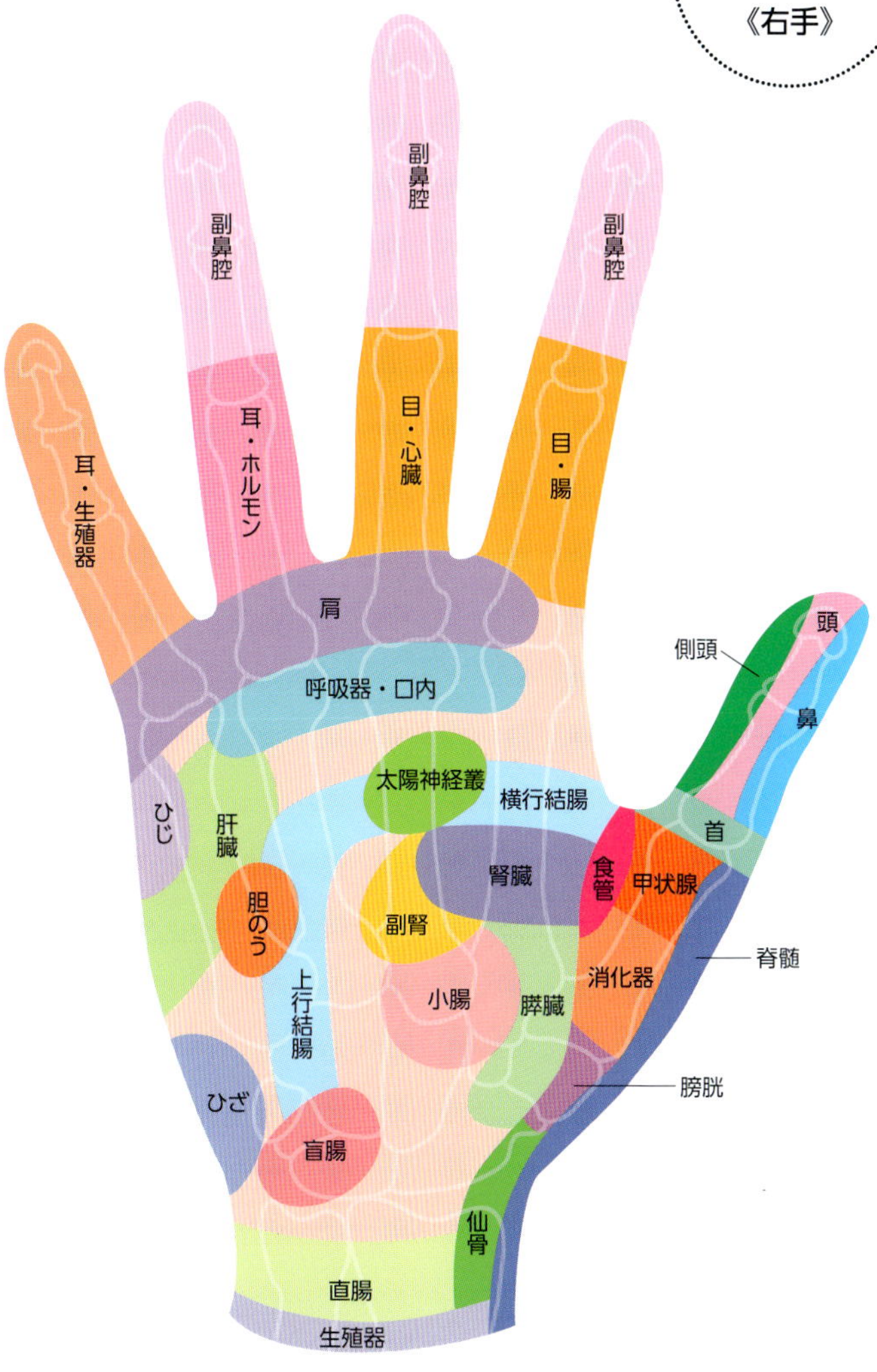

〈キリトリ線〉

手の甲
反射ゾーン
《左手》

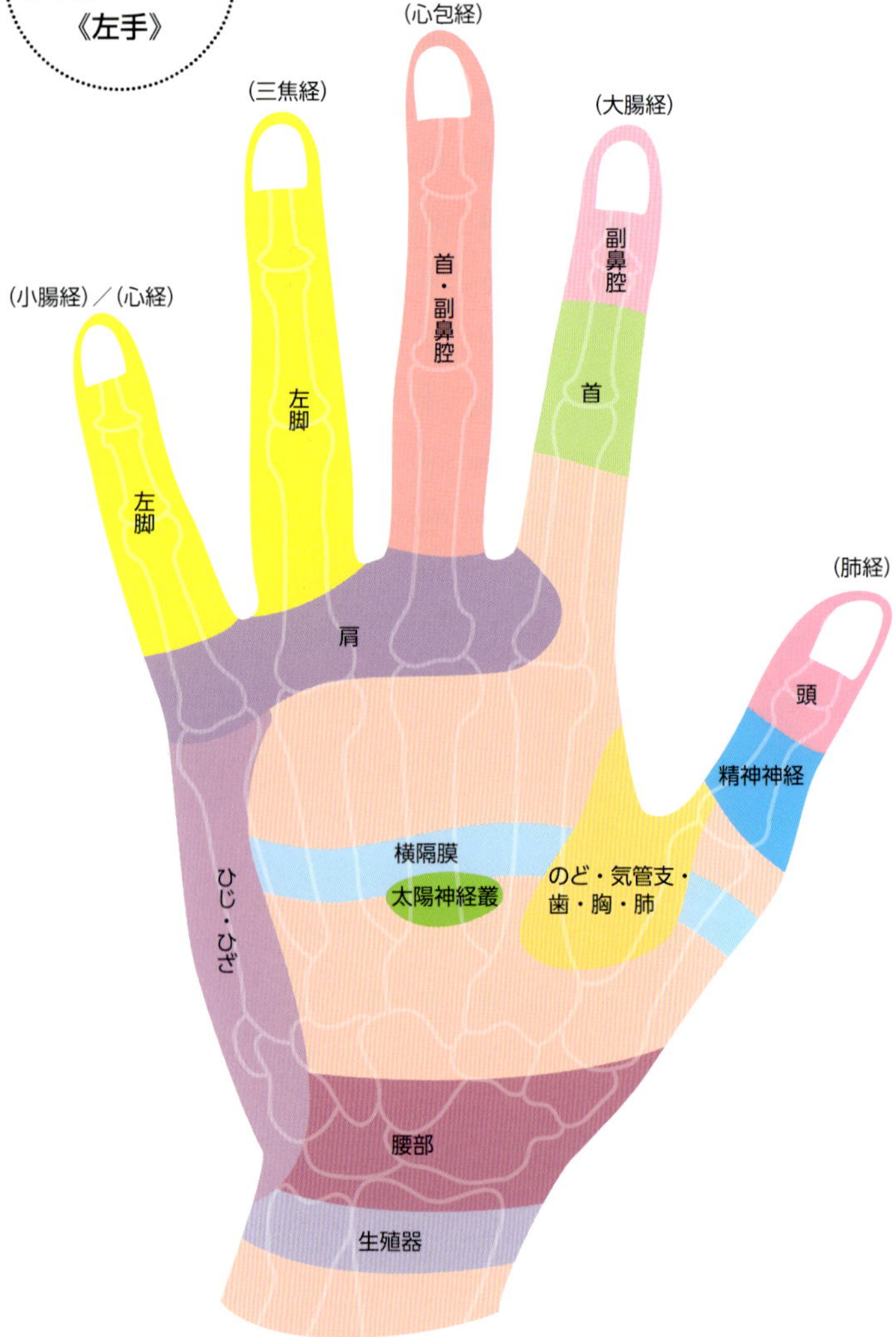

〈キリトリ線〉

よく効く！ ツボmap 手の甲

手の甲 反射ゾーン

《右手》

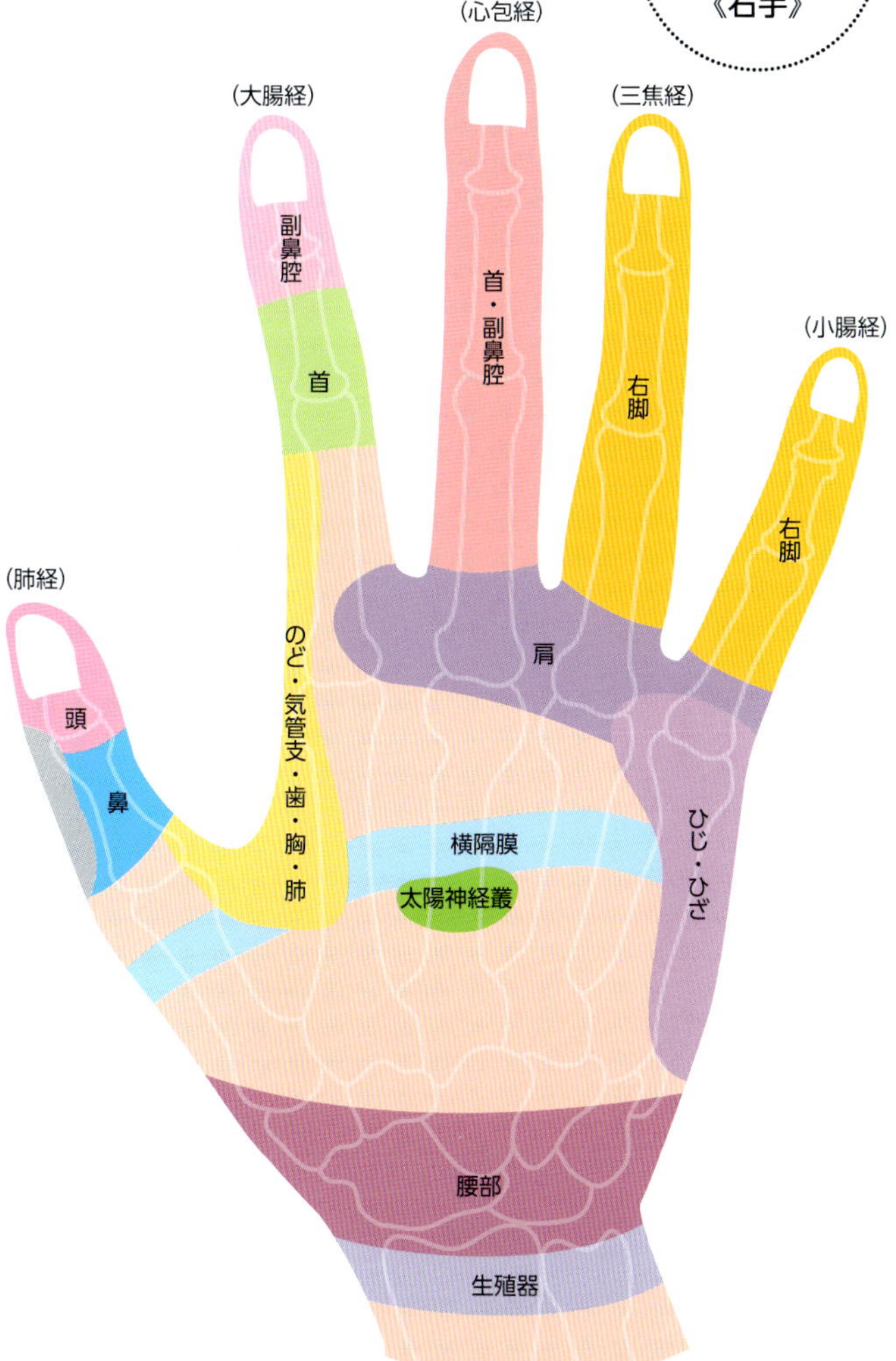

手のひら反射ゾーン

《左手》

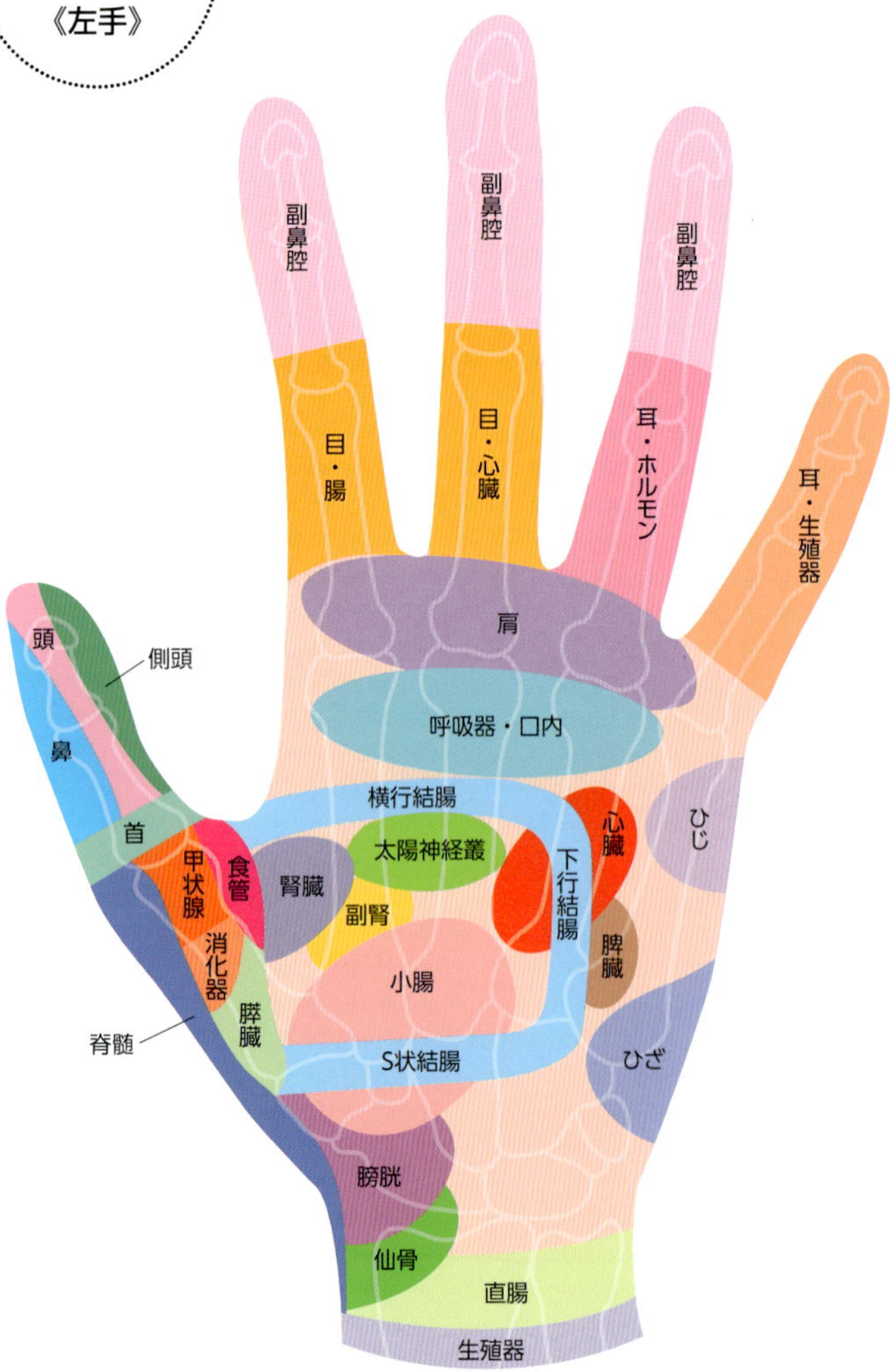

ハンディ版

手をもめば健康になる

五十嵐康彦

切って使える
手のツボ
map付き

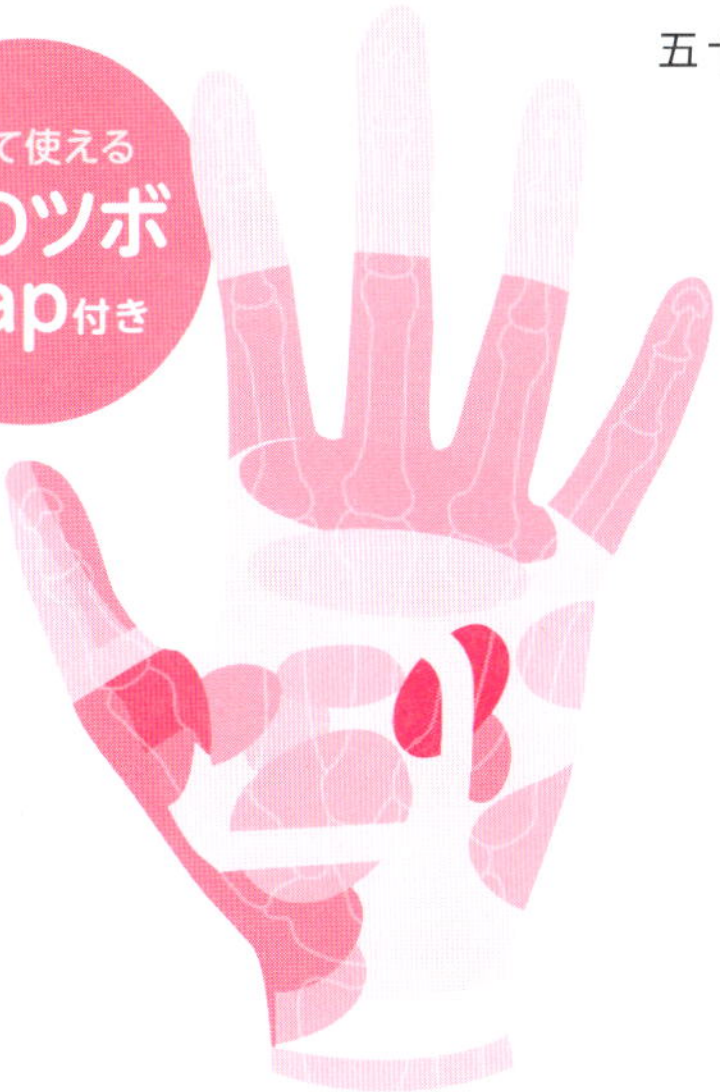

はじめに

1回1～2分で健康に！「手もみ」はいつでも手軽にできるセルフ健康法

ストレスだらけの現代社会。多くの方々が、肩こりや頭痛、腰痛、冷え性、むくみなどのつらい症状に悩まされています。また、疲れやだるさ、憂うつや不眠など、病気ではなくても不快な症状を普段から感じていることと思います。そんなとき、おすすめしたいのがこの本でご紹介する「手もみ＝反射刺激法」です。

「手もみ＝反射刺激法」の特長は、いつでもどこでも簡単にできること、なかなかよくならない症状も軽くなること、そして病気を予防してからだを健康的に整えるということです。特別な道具や技術は不要。通勤途中や家事の合間など、**ちょっとした1～2分のすき間時間にもひとりで手軽におこなえる**ので、忙しい人にもぴったりです。

手は全身を映し出す鏡。ツボの密集地帯です。手をもむだけで、からだの新陳代謝が上がり、肌の美容や美髪の効果につながります。また、体質が根本から改善されるので、便秘やお腹のはりなどの体質的な症状も軽減されます。「手もみ＝反射刺激法」は、副作用や悪影響を気にしなくてもよい、とても効果的ですぐれた健康法なのです。ぜひあなたも実践して、その効き目を体感してください。

わたしは、ヨーガを学び世界中を修行して巡りながら効果的な治療法を研究してきました。そして帰国後、実際の治療活動の中でゾーン・セラピーがとても効果があるということに気づき、その先駆けとなりました。**ゾーン・セラピーは、今ではリフレクソロジーや反射帯治療とも呼**

ばれることが多く、その効果はアメリカやヨーロッパ、アジアなどでも認められています。

この本では、わたしが古今東西の治療法をさらに研究した手の反射ゾーンのもみ方を60種類の症状別に紹介しています。新しく発見した効果的な方法を、もむ位置やもみ方、そのときの注意点も併せてやさしく詳しく解説しました。また、手の反射ゾーンと一緒にもむとさらに効果が倍増する手のツボや足の刺激ゾーンの紹介もしています。

どの不調に対する「手もみ」も、概ね3分程度、もむ場所も手のひらと甲だけなので、思い立ったらいつでもどこでもすぐ実践できます。

本書は２０１１年に発刊され、ロングセラーとして親しまれている『手をもめば健康になる』を、持ち運びもしやすいハンディ版に再編集したものです。どうぞいつでもあなたのそばに置いて、日常生活の中での手軽で確かな心身のセルフケアにお役立てください。誰もがすぐできる「手もみ」で、皆様が健康的な生活を送られることを心から願っております。

五十嵐康彦

第2章

【実践編】

日常のつらい症状に効く手もみ

第3章

第4章

第5章 ダイエットや美容に最適な手もみ【実践編】

第6章

女性の悩みを解消する手もみ

序章

からだと心が健康になる手もみパワー

手への刺激がからだにいいわけ

手は消化器や頭、首、腰といった全身の反射ゾーンが密集した「第2の脳」。刺激するだけで不調を改善できるパワースポットです。

反射刺激法はアメリカで提唱された療法

口絵で紹介した反射ゾーンの「立体治療地図」は、わたしが50年近く前にヨガを学び、古今東西のさまざまな療法を研究して考案した独自のものです。

20世紀の初頭に、アメリカの耳鼻咽喉科医ウィリアム・フィッツジェラルド博士が提唱したゾーン・セラピー理論（リフレクソロジー）や、インドや中国で伝えられてきた「経絡《けいらく》」、いわゆる「ツボ」とも基本的には同じ考え方です。

反射刺激法はヨーロッパやアメリカでも注目され、研究者たちのあいだでも「刺激によって抜群の治癒効果を得られる！」という意見で一致しています。

この反射刺激法の魅力は、特別な道具を使わないこと。しかも、特殊な技術は必要ありません。

いつでもだれでもでき、家庭だけではなく職場でも気軽におこなえます。なにより健康状態を自分自身の手でチェックできるのが、最大の魅力かもしれません。

手には人間の全身が見事に反映されている

手は全身を映しだす鏡。手は「第2の脳」ともいわれ、消化器や呼吸器、心臓、生殖器、頭、首、腰などといった全身のあらゆる部分に対応する反射ゾーンが密集しています。たとえば、胃の調子が悪いときに、手の「胃の反射ゾーン」を刺激すれば、胃のむかつきや痛みがやわらぎます。つまり、からだに不調な部分があれば、必ず手の反射ゾーンにも異変があらわれるのです。

手を刺激してみて、痛いと感じる部分があれば、自覚症状がたとえなくても、そこが弱っているサイン。肌がざらついていたり、ほかの部分と色が違っていたりするのも不調のサインです。

早く不調に気づくためにも、普段から手や足にふれることは大切です。それが自分をいたわることでもあり、こまめに手のひらと甲、足の裏と甲をまんべんなく押したりさすったりするように心がけましょう。からだの不調に早く気づくことになり、それだけ早く体調を改善できるようになります。

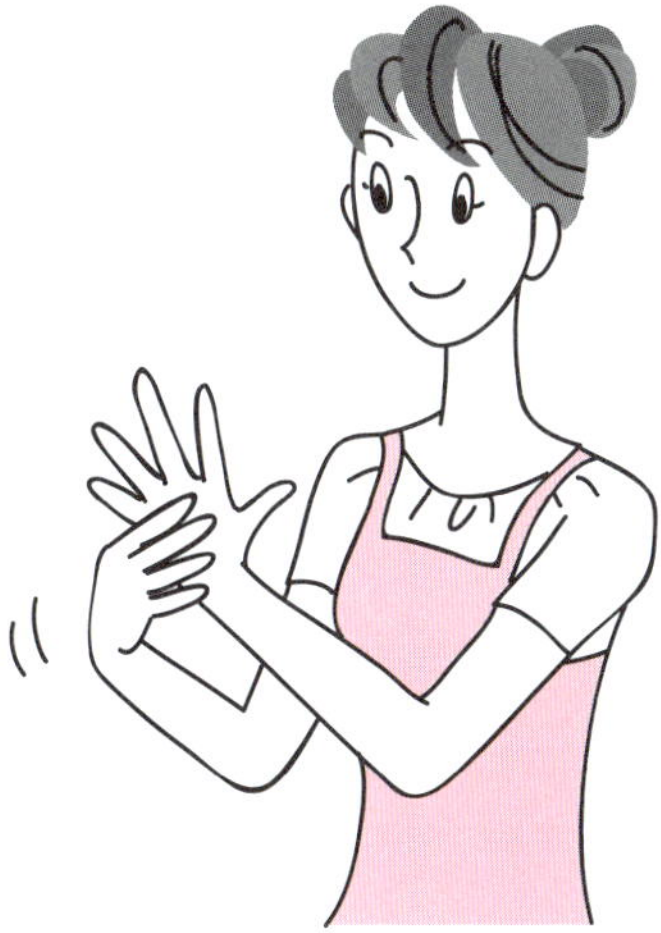

手を刺激して、からだも心もスッキリ！

「押す」刺激によって「脳」「全身」「心」へと作用し、体調がよくなるだけではなく、前向きなエネルギーが湧きでてきます。

刺激することで得られる3つのすばらしい効果

　反射刺激法の効果は、なにより血液の循環を促進してくれることにあります。刺激後、全身がポカポカするのはそのせいです。血液の循環がよくなれば、その血液の流れにのって、細菌やウイルスを退治する白血球が、からだに行き渡ります。

２つめの効果は、手の刺激を通じて肝臓や腎臓、腸の働きを活性化し、体内の老廃物をスムーズに排出する作用です。マッサージをはじめるとせきやたんがでるのは、効果があらわれた好転反応（p36参照）によるものです。

そして、３つめの効果が脳細胞の活性化です。手への刺激によって、リラックスしたときにでるα

手もみの3大効果

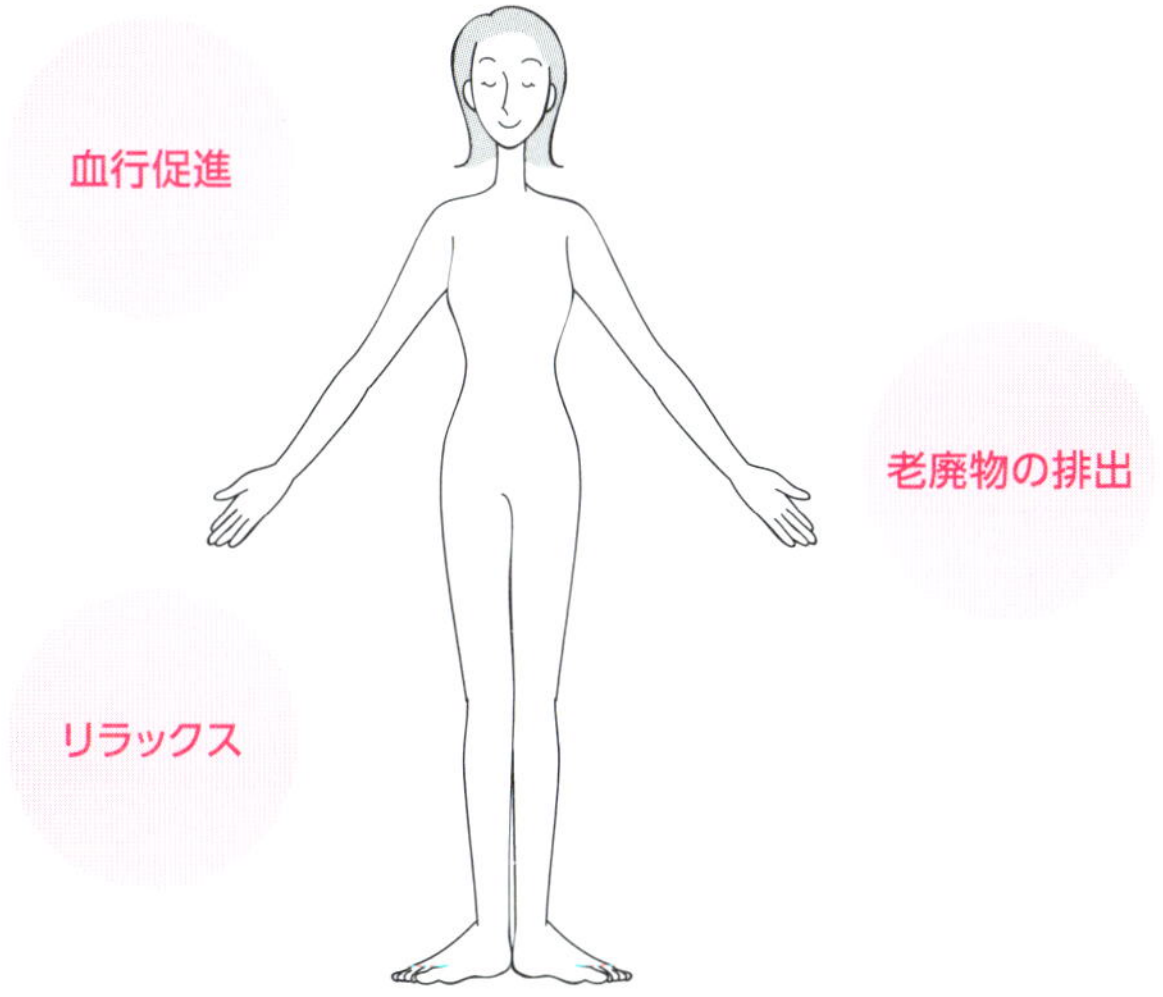

波が脳で発生し、不安や劣等感をとりのぞいてくれます。

からだも心もみるみる変わる！押すだけで治る不思議なパワー

反射刺激法は、いつでもどこでもだれでもすぐにできる簡単な療法です。親指の腹や爪でただ「押す」だけで、緊張がやわらぎます。肩がこったときに自然に手のひらを肩にあてるのは、「押す」ことが不調部分の不快な気分や痛みをやわらげ、からだの弱っている部分をいつのまにか修復させてくれるからです。押した刺激による「血行の促進」「老廃物の排出」「リラックス」の3大効果によって、普段知らず知らずに抱えていた不安や緊張感をとりのぞき、こわばったからだをときほぐしてくれるのです。

このようなリラックスした状態にあってはじめて、からだは自然治癒力（本来備わっている病気やケガを治す力）が高まります。これは、脳内麻薬ともいわれる血液中のエンドルフィンによるもので、気分を高揚させ痛みを軽減させる、薬にも勝る効果があるのです。

「押す」刺激によって、滞っている血液や生体エネルギーの循環が促進されて、自然治癒力が高められていきます。内臓機能の疲労を回復し、筋肉をリラックスさせ、さらに脳、全身、そして心へと作用し、安心感と幸福感に包まれた、前向きなパワーが湧きでてくるのです。個人差があり、症状の種類によっても異なりますが、1カ月くらいで変化があらわれてくるはずです。

刺激の強さとその効果

刺激の方法や強弱によって、神経や内臓機能に与える影響は異なります。

東洋医学では次のように考え、その効果も明確にされています。基本的なこの法則を知っていれば、自分に合った、よりよい効果を得ることができます。

- やわらかい刺激は、頭脳系や感覚系の機能を鎮静させる。
- 痛いくらいの刺激は、頭脳系や感覚系の機能を興奮させる。
- 強く圧迫する刺激は、胃や肝臓などの内臓機能を活性化。
- 叩く刺激は、内臓機能の異常による興奮を抑え、筋肉を弛緩。
- ねじったり伸ばしたりの刺激は、体内の組織細胞を活性化。

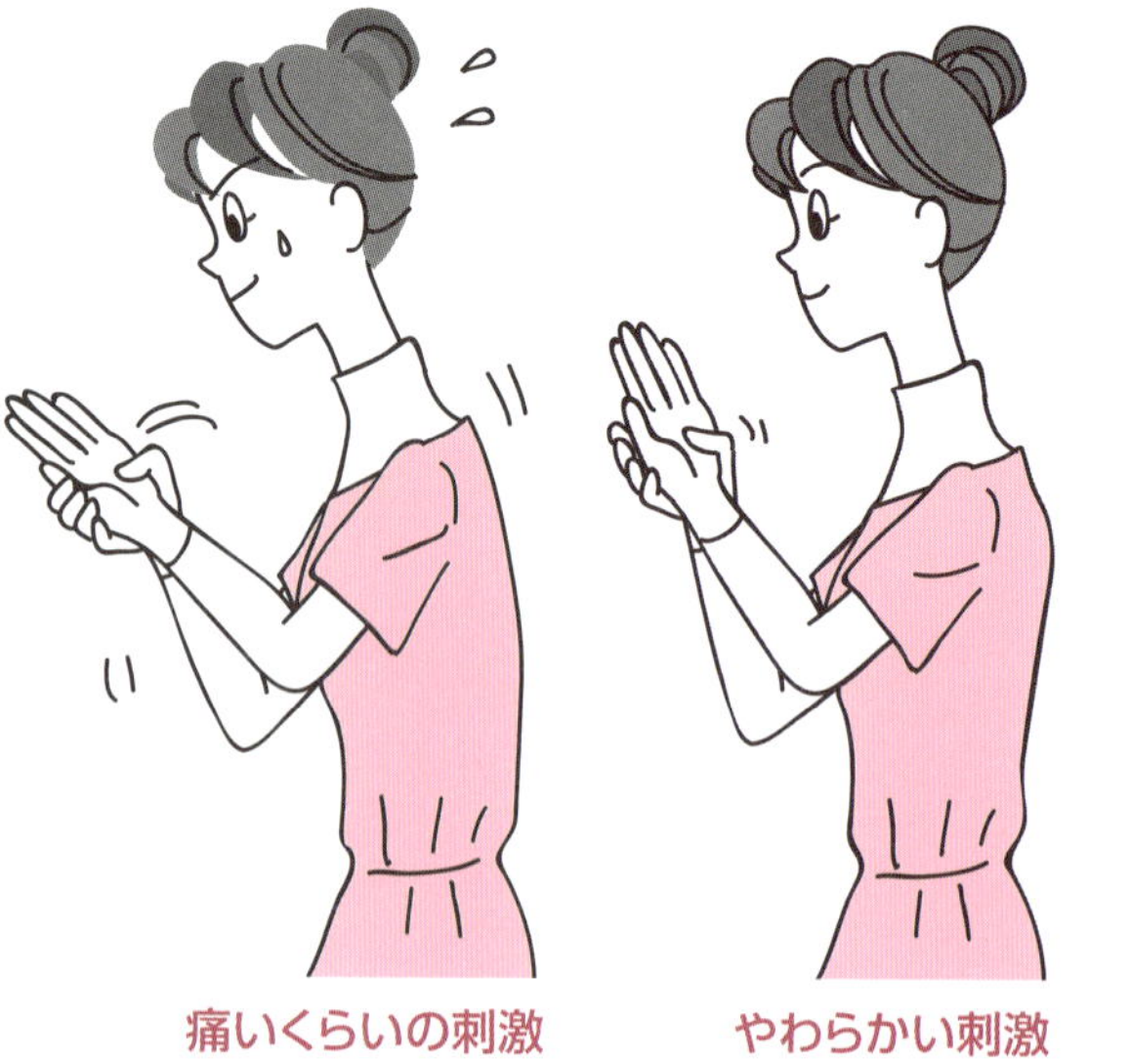

痛いくらいの刺激
頭脳系や感覚系の機能を興奮させる

やわらかい刺激
頭脳系や感覚系の機能を鎮静させる

第1章

【実践編】
スッキリ爽快!
手もみの基本

反射ゾーンの上手なもみ方

反射刺激法の効果をより高めるための
姿勢・環境・準備・心構えなどについてご紹介します。

マッサージをするときの6つの基本

1 1日1回、20分

2 手へは10分、足へは10分

ひとつのゾーンにつき7分程度が目安。
症状によって効果的な時間は異なります。

3 はじめのうちは3日続けて5日休むのがおすすめ

慣れていくにしたがって、5日続けて10日休む、10日続けて1カ月休む……と少しずつ休む期間を長くしていきます。

4 イスに座ったラクな姿勢で

5 力を加えていく順番は「末端のほうから心臓」へ

手の場合は指先から手首へ、足の場合はつま先からかかとへと刺激します。

6 必ず効くと思ってマッサージ

病は気からといわれるように、気持ちの

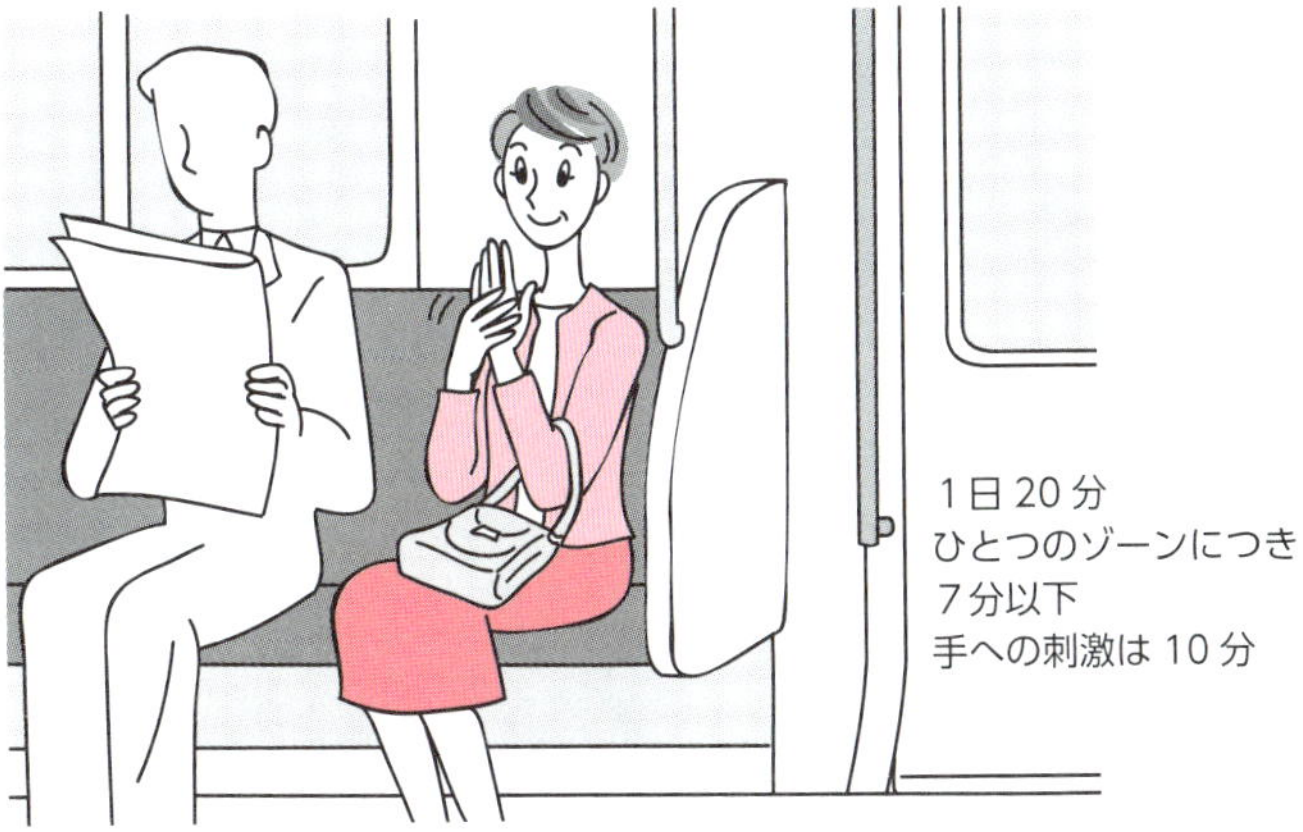
1日20分
ひとつのゾーンにつき
7分以下
手への刺激は10分

もちようであらわれる効果にも違いができます。

マッサージ効果をさらに高めるには？

オフィスや電車のなかなど、いつでもどこでもできるのが「手もみ」の魅力ですが、可能であれば次のことをおこなうと効果はさらに高まります。

〈マッサージ前〉

- 手首から先をぬるま湯で洗う（足は足首から先）
- 摩擦で皮膚を傷めないようにクリームの準備を。ベビーオイル、オリーブオイル

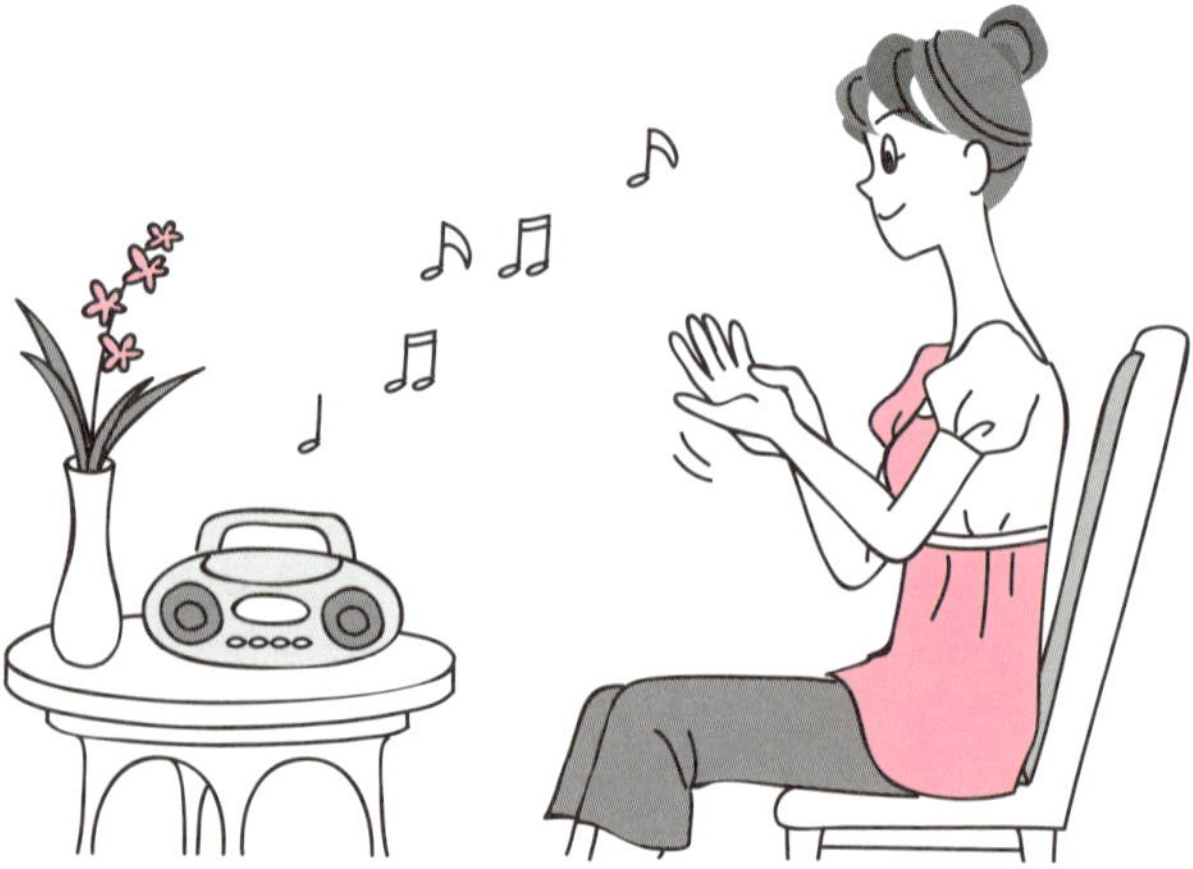

などもおすすめ

●爪は短めに切る

〈マッサージ後〉

●最後の仕上げに手首を50回くらいぶらぶらと振る

●白湯を1、2杯飲むと腎臓に集まった老廃物が尿として素早く排泄される

●マッサージし終わった部分は、厚手のタオルなどで包んで冷やさないように

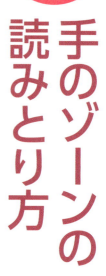

手のゾーンの読みとり方

不平不満を抱えながら生活しているか、不摂生をしているかなど、精神状態と健康は手の状態を見れば、すぐわかります。

健康で幸せな人は手が温かい

「手が冷たい人は心が温かい」という話をよく耳にします。しかし、実際は手の冷たさは、血液や気の流れが悪いことのあらわれです。

手が冷たくなると頭がボーッとすることもあります。なにか心配ごとを抱えていたり、腎臓や膀胱、生殖器に異常があると、手が冷たくなります。指の力にも精神状態がよくあらわれ、指の力が強い人は、意志が強く、集中力、根気があるのが特徴です。つまり、指先をよく使うことによって、脳を鍛えることができるのです。

右手には右半身のトラブルが、左手には左半身のトラブルがでる

たとえば、左右両方の手にある腎臓の反射ゾーンを刺激した場合、右が痛い場合は右側の腎臓にトラブルがあると考えられます。からだのどこかに不調があれば、必ず対応する手の反射ゾーンに圧痛がでてくるのです。

また、手や腕にあらわれたトラブルは、反対側の足への刺激で改善することができます。右側の腎臓のトラブルを解消する場合は、右側の手、

そして左側の足にある反射ゾーンを刺激すればいいのです。

からだの左右のバランスがあまりにも大きくくずれている人は、次のような点があるので注意しましょう。

- 右手首と右足首のかたい人は便秘症
- どちらかの肩が上にあがらない人は、あげにくい側の内臓にトラブルがある
- 近視の人は手首がかたい
- 左腕の力が弱い人は呼吸器が弱い

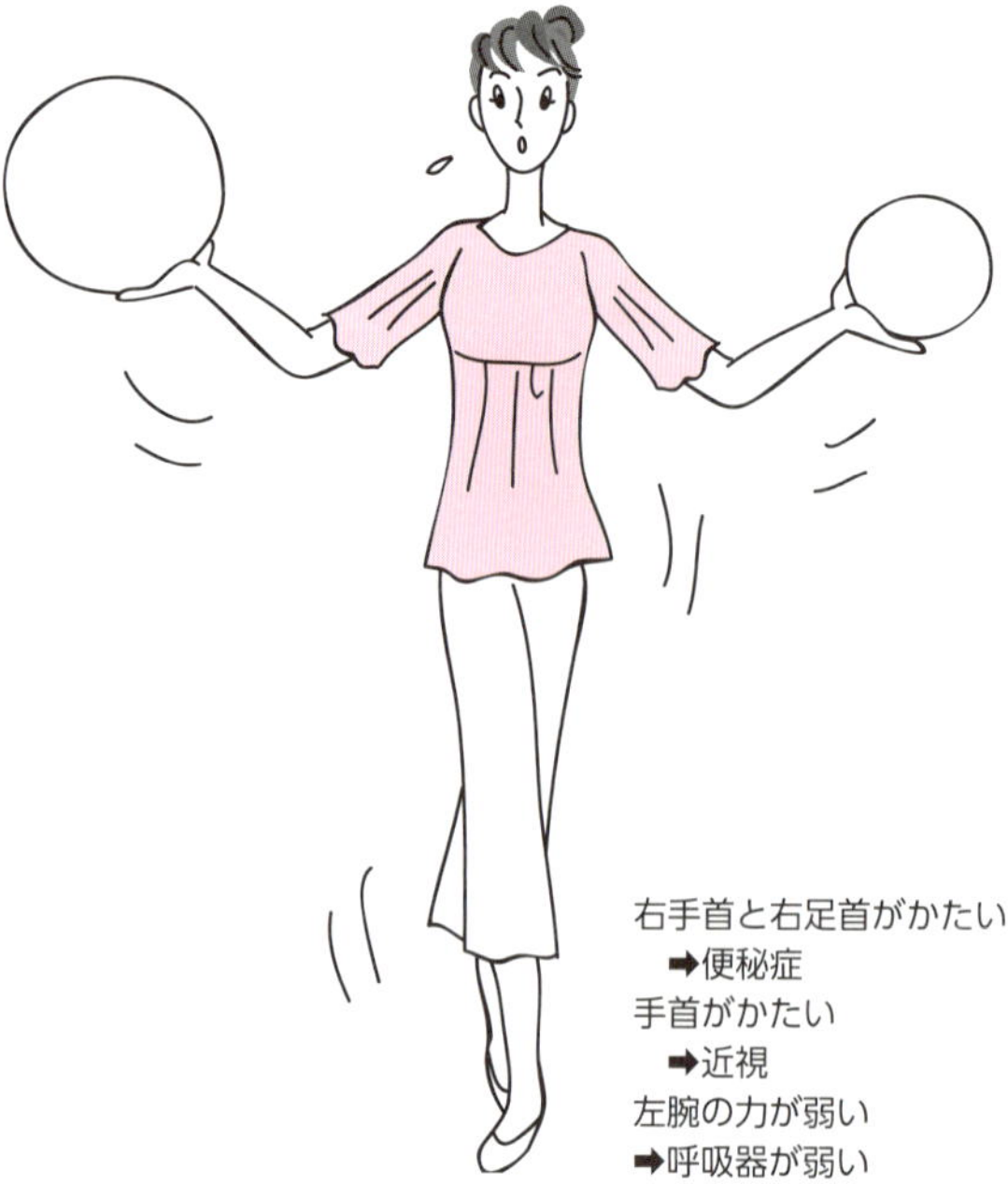
右手首と右足首がかたい
➡便秘症
手首がかたい
➡近視
左腕の力が弱い
➡呼吸器が弱い

足もみもプラスして、さらにパワーも倍増

足にも手と同じように反射ゾーンがあり、両方を刺激することによって何倍もの効果を発揮します。

手足へのダブル刺激は5倍以上の相乗効果がある

よく街で見かけるリフレクソロジーは、足裏への刺激がおもですが、足も手も両方刺激するのがもっとも効果的なやり方です。足にも手と同

じように反射ゾーンが密集しているので、手足への刺激は、手だけ、あるいは足だけの刺激に比べると、5倍以上もの効果が得られます。

これは、わたしの親しい国内外の研究者やセラピストの協力のもとで、この手足ダブル刺激法の臨床例で実証ずみです。人によっては10～15倍もの効果を得たという実例もあります。

手もみ足もみの時間帯の基本は「手は朝」「足は夜」

朝と夜を比較すると、手に適しているのは朝の時間帯、足に適しているのは夜の時間帯です。ただ、「手は朝」「足は夜」というのはあくまでも目安なので、もちろん夜に手への刺激をおこなったり、時間的にゆとりのある人なら朝と夜、手足の両方を刺激しても構いません。

しかし、手への刺激は「覚醒効果」があります。一方、足は一日じゅうからだを支え続け、疲れがたまっているので、足への刺激によって眠気を誘うケースが多くあります。やはり手は朝、足は夜のほうがよりよいといえるでしょう。

四十肩・五十肩や高血圧、更年期障害などの年齢的な原因による症状を改善したいときは、手だけの刺激のほうが効果的です。

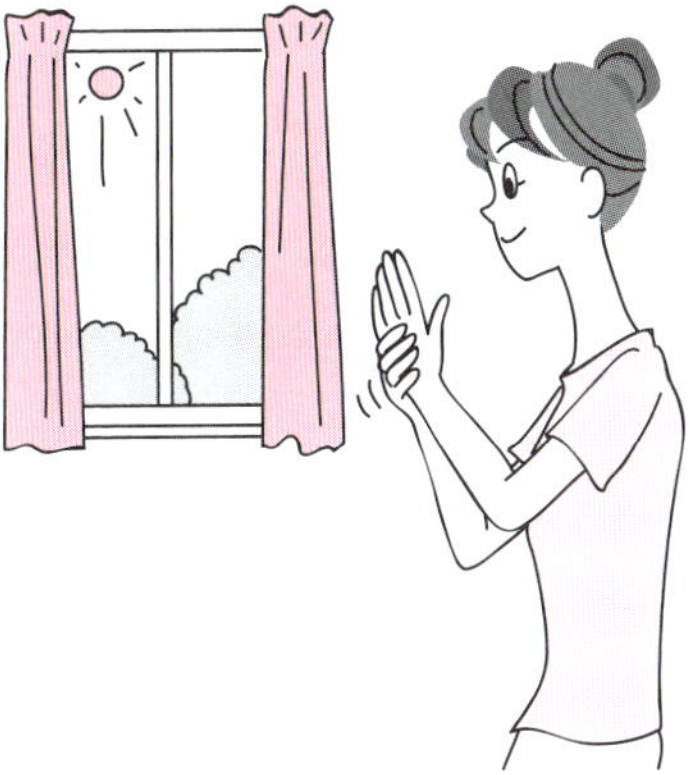

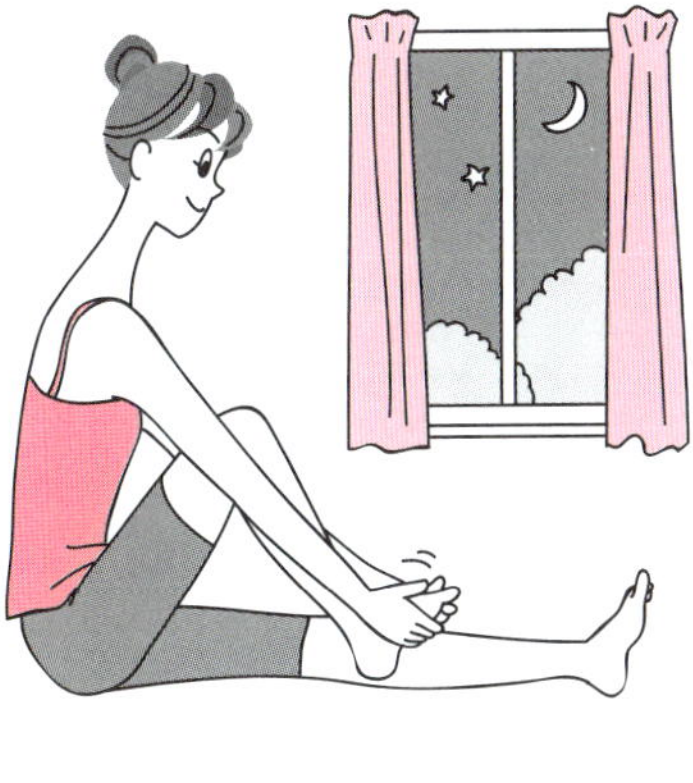

刺激は親指と道具の2つのバリエーション

症状によって押し方の強さやペースはすべて異なりますが、気楽に構えて無理しない程度にやっていきましょう。

基本は親指による「ポイント・プッシュ」と「爪先プッシュ」

基本的な刺激法は、親指の腹で押す「ポイント・プッシュ」（1点押し）と、親指の頭と爪の先で押す「爪先プッシュ」です。力の弱い人でもやりやすい簡単なテクニックです。強く押すには、道具押しも効果的。身近にあるものなので、常備しておくのもよいでしょう。

押す強さは、症状によって異なります。症状別に反射刺激法の効果を最大限に引きだすために、次ページの力加減を参考にしてください。

慢性症状を改善したい場合は1日1回が目安ですが、続けているうちにだんだんと自分にいちばん効果があるペースがつかめてきます。

基本的な親指での押し方

●手の場合

親指の腹に力を入れ、ゆっくり押す。まず手のひらで練習し、コツがつかめたら甲にも挑戦。

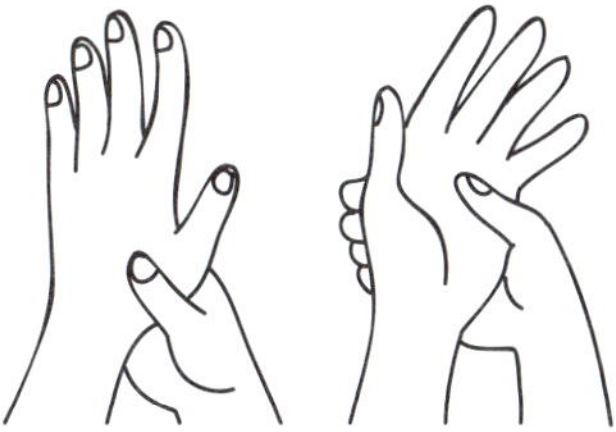

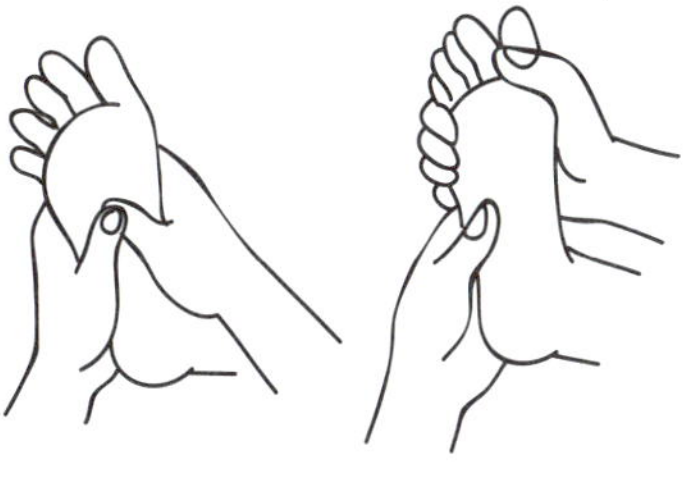

●足の裏の場合

足の裏を押すときは、片手で足を支えたり、両手の親指を重ねて押すと、刺激しやすく効果も倍増。

親指か道具　4つの刺激法

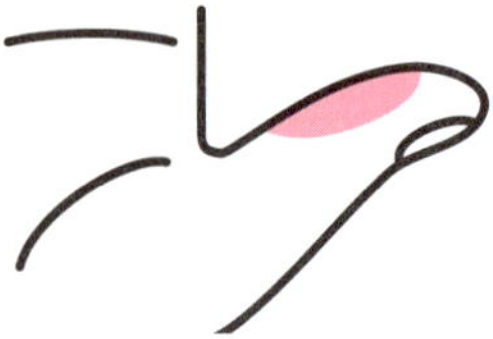

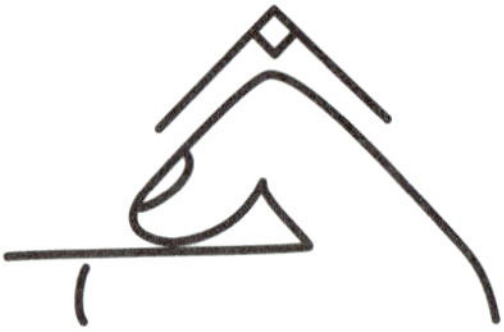

●ポイント・プッシュ

親指の腹（色部分）を反射ゾーンにつけて、腹に力を入れて押す。

●爪先プッシュ

親指の爪の先で押す。第1関節を90度に曲げると、力を入れやすい。

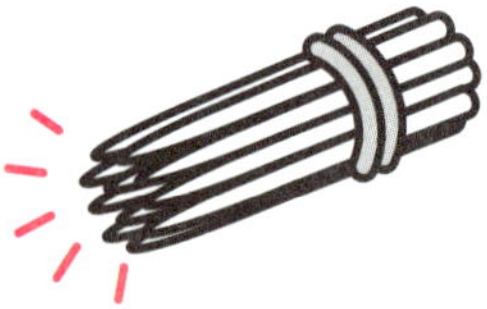

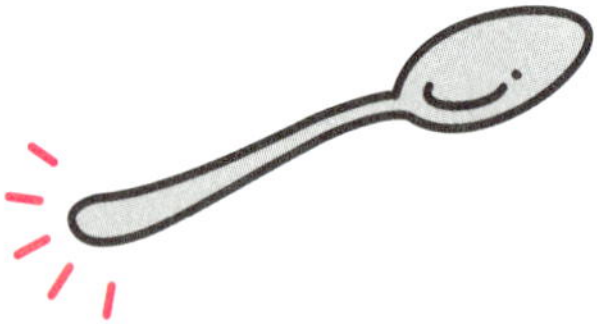

●つまようじを使って

つまようじを10本ほど束ねて輪ゴムでとめ、つまようじの先を軽く押しあてる。小さな力で強い刺激効果が得られる。

●スプーンの柄を使って

スプーンの柄の先端で刺激する。角が丸くなっているものがおすすめ。狭いゾーンをピンポイントで刺激できる。

親指で押すときの力加減

弱

中

強

●〈弱〉の強さ

押すというより「しっかり押さえる」感覚。親指が２～３㎜くらいへこむ程度。弱い刺激は頭脳系、感覚系の機能を鎮静する。

●〈中〉の強さ

「気持ちいい」と感じる力加減（押している部位のまわりが白くなる程度）。個人差があるので、ようすをみながら強さを加減する。

●〈強〉の強さ

「少し痛い」と感じるくらいの力加減（押している部位のまわりにシワがよる程度）。強い刺激は頭脳系・感覚系の機能を興奮させる。

こんなときはダメ！

- ●38℃以上の熱がある
- ●極端に疲れている
- ●手足にできものや出血がある
- ●ケガや骨折がある
- ●妊娠中
- ●重度のアレルギーがある
- ●不整脈がある
- ●ホルモン剤を長期にわたって服用している

こんな症状がでたら「効果あり！」

人によって効果があらわれるスピードやその反応はまったく異なります。早い人なら刺激してすぐに効果がではじめます。

人によって異なる手もみの好転反応

反射刺激法をはじめると、少しずつからだに変化があらわれます。一見悪化したようにみえるのは、悪いものを外へだそうとする好転反応。

人によってその反応も異なります。

- 手のひらや足の裏がじっとり湿ってくる
- あくびやおなら、ゲップがでる
- まぶたが重くなったり、眠くなったりする
- 目やに・鼻水・たんがでる
- 尿の量が増え、色が濃かったり、においがキツくなる

　このような初期の症状は、体内の老廃物が排出されている証拠です。

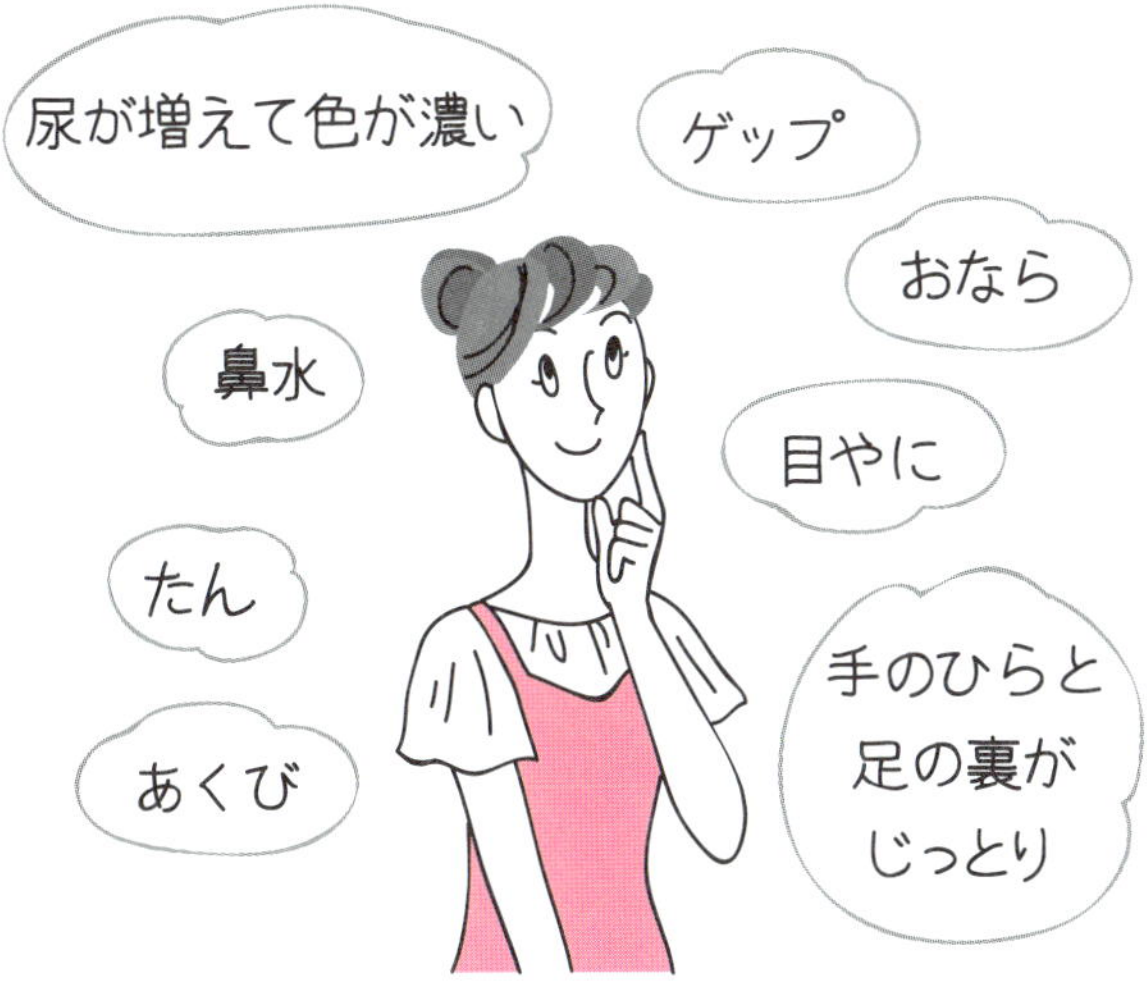

好転反応の次は、どんどん体調がよくなっていく

好転反応の時期がすぎると、今度は心にもからだにも変化があらわれます。

老廃物をだしきったあとは、マッサージをしたときの痛みがやわらぎ、気になっていた症状が軽減されていきます。そして次のような変化を実感するはずです。

- 気分が明るくなる
- 毎日が楽しくなる
- からだが軽くなる
- 肌にツヤとハリがでてくる

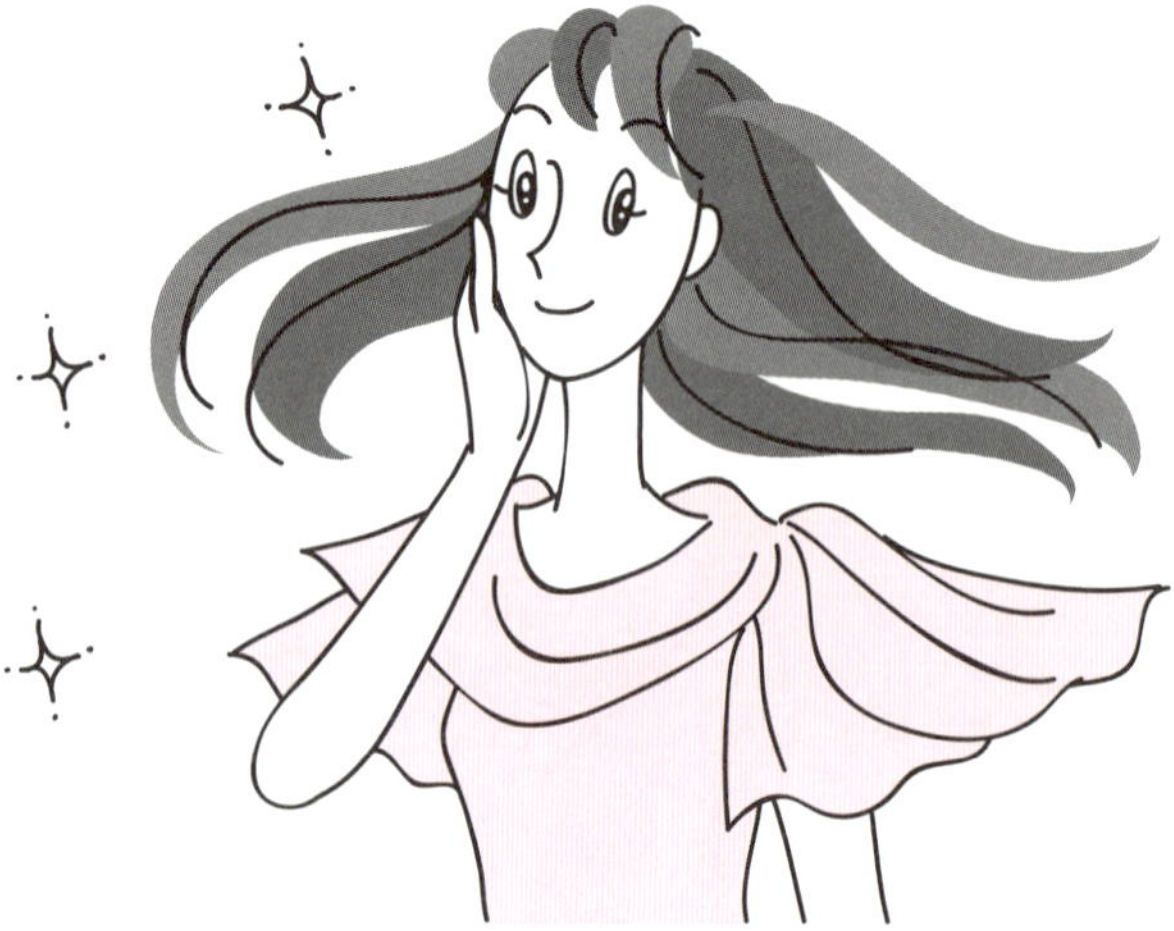

●表情がやさしくおだやかになる
●積極的な気持ちになる

刺激法は、一般には「痛《いた》気持ちいいくらい」がよいとされています。もしマッサージの翌日、からだが痛かったりだるかったりしたら、それは刺激のしすぎかもしれません。そんなときは、マッサージをしばらく中断し、からだの痛みなどがなくなってからおこないましょう。

第2章からの「実践編」の見方と使い方

反射ゾーンを刺激する場合は、施術する順番、力加減、目安の時間を守りましょう。第2章以降のページの見方を説明します。

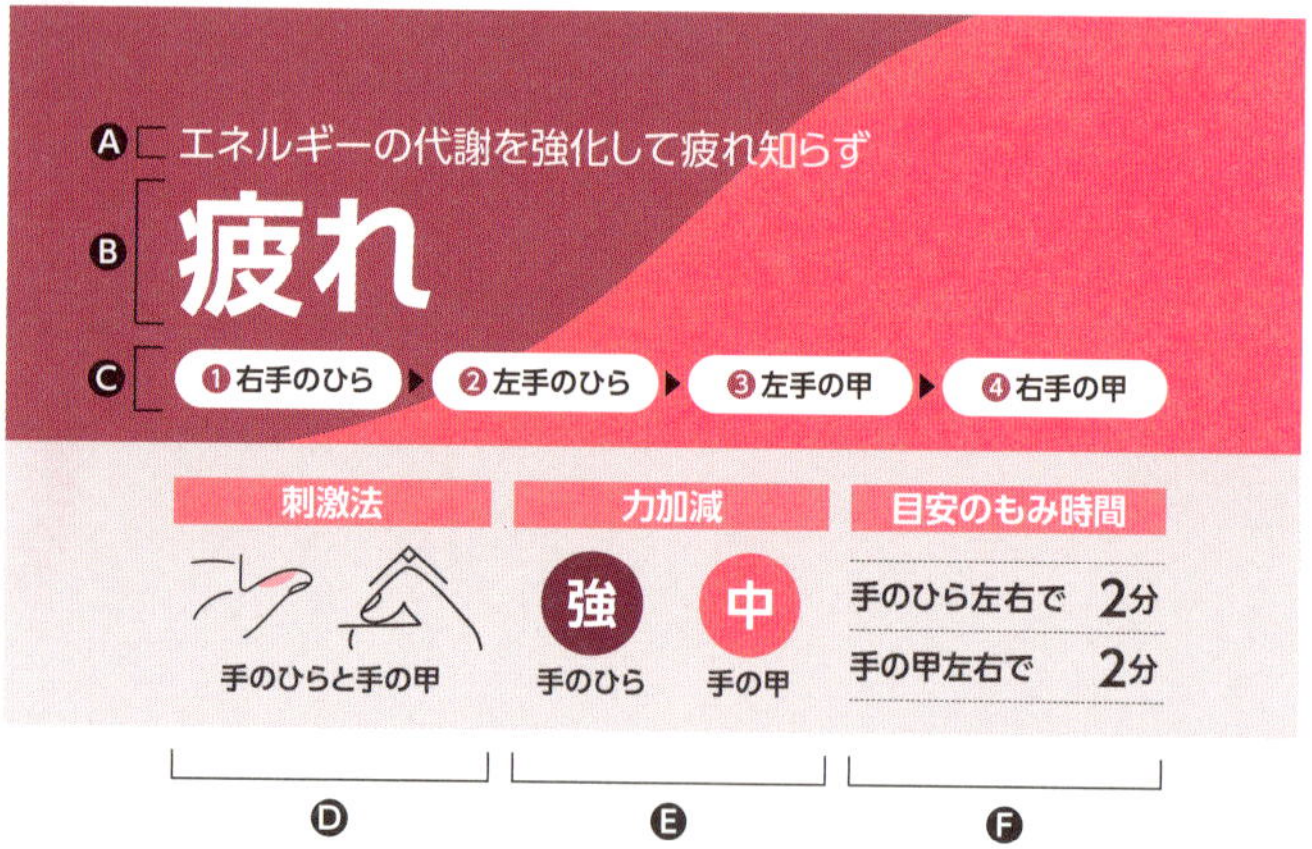

A
ここで紹介する刺激の内容と効果を簡潔に述べています。

B
不調となる症状、からだや心の悩みの名称です。

C
より高い果を得るための反射ゾーンを刺激する順番です。

D
刺激する方法【ポイント・爪先】と、それを用いる手の部位を説明しています。

E
刺激する力加減を【強・中・弱】の3種類と、それを用いる部位を説明しています。

F
刺激する時間の目安と、それを用いる部位を説明しています。

第2章

【実践編】
日常のつらい症状に効く手もみ

エネルギーの代謝を強化して疲れ知らず

疲れ

❶右手のひら ▶ ❷左手のひら ▶ ❸左手の甲 ▶ ❹右手の甲

刺激法	力加減		目安のもみ時間	
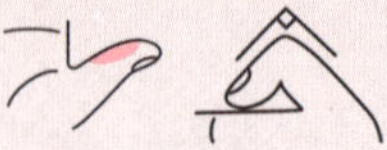	強	中	手のひら左右で	2分
手のひらと手の甲	手のひら	手の甲	手の甲左右で	2分

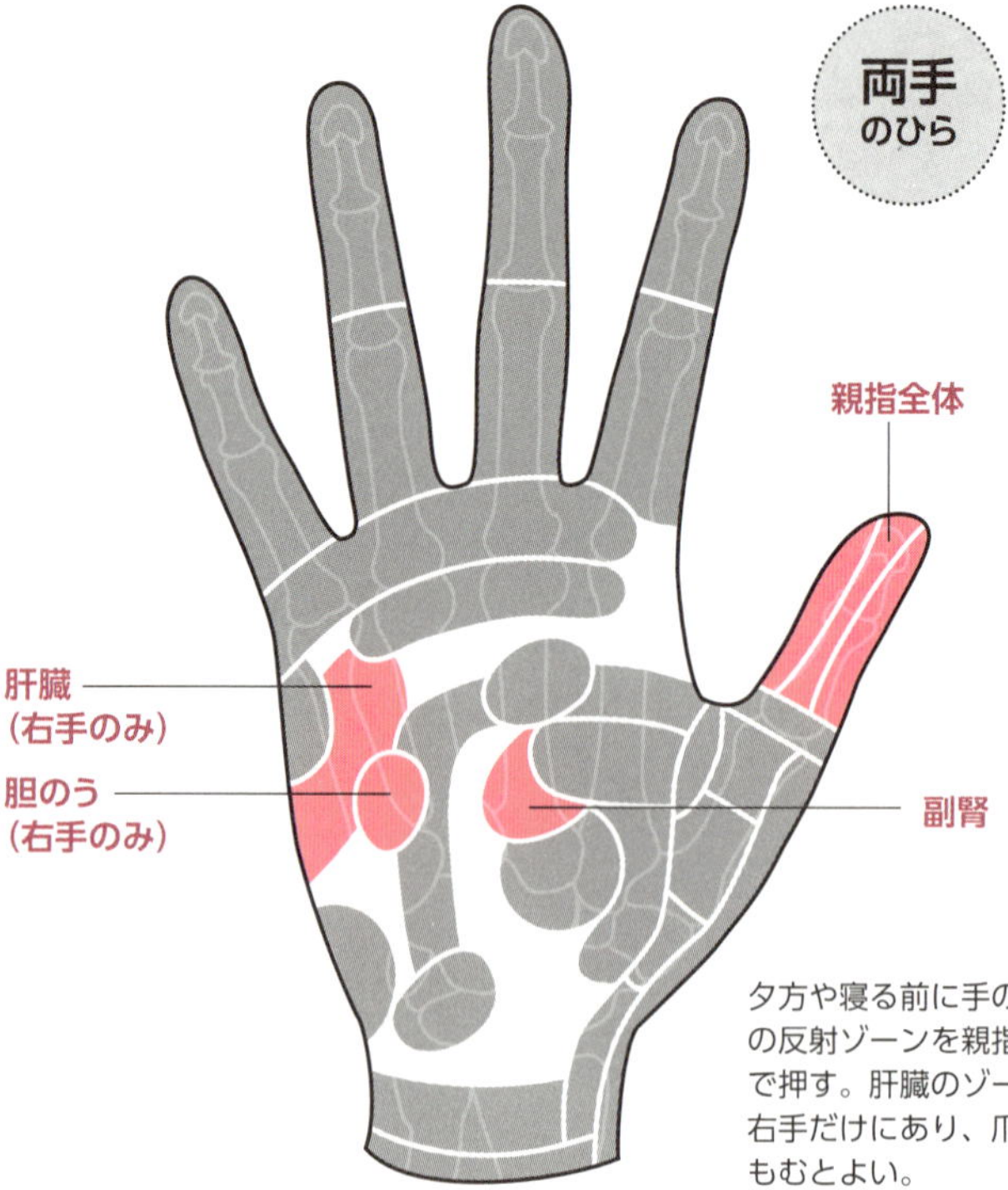

夕方や寝る前に手のひらの反射ゾーンを親指の腹で押す。肝臓のゾーンは右手だけにあり、爪先でもむとよい。

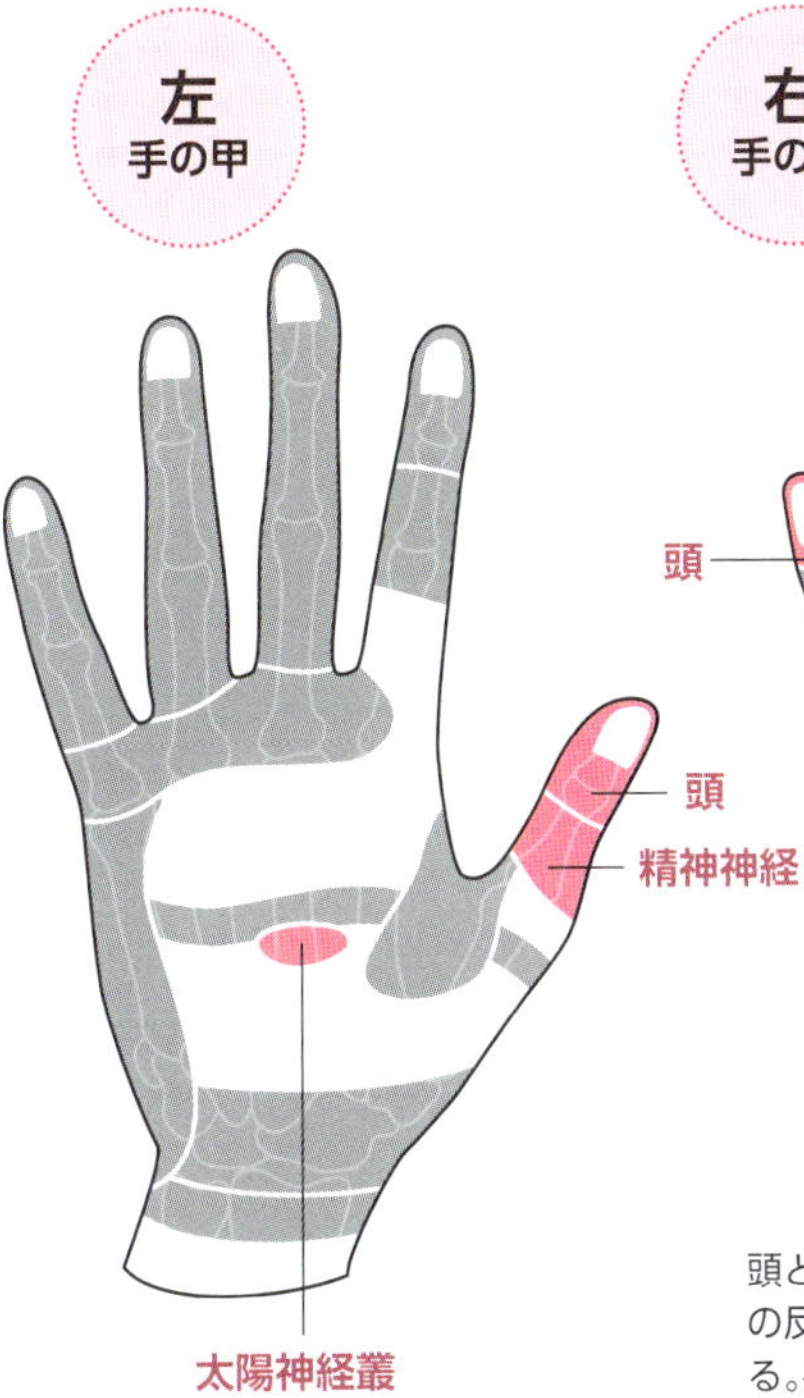

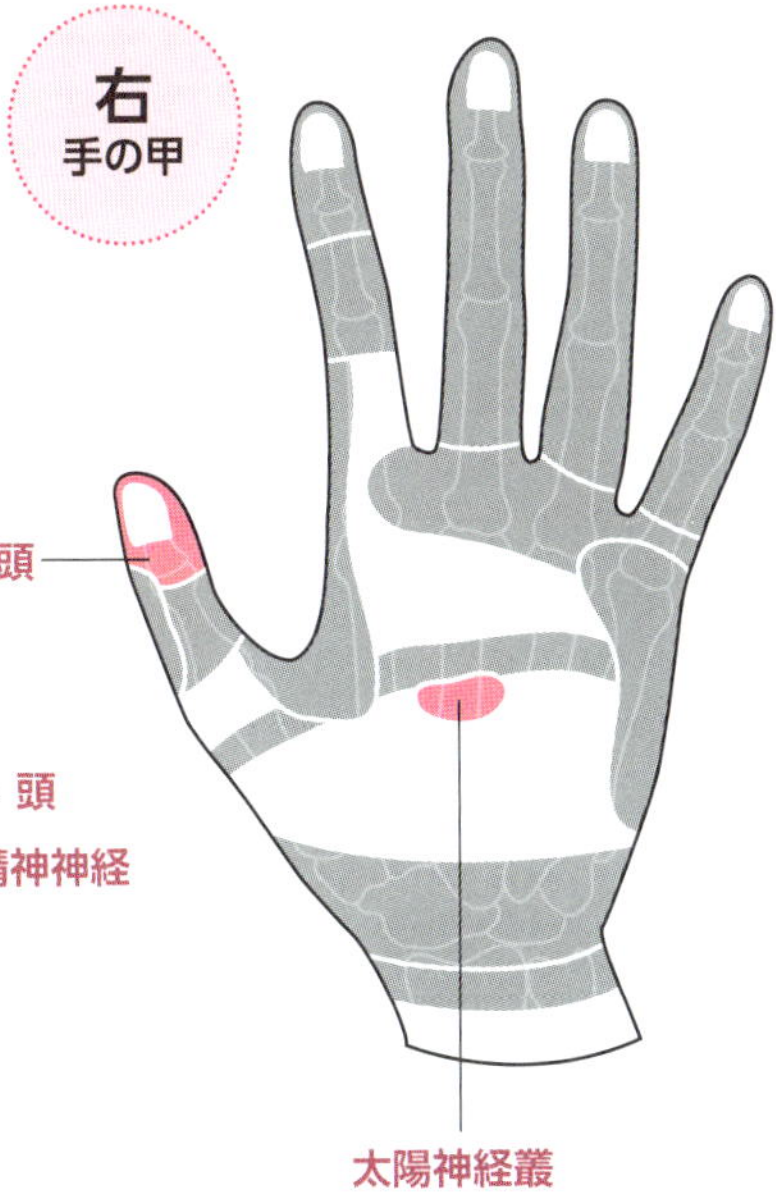

頭と太陽神経叢、左手にある精神神経の反射ゾーンを爪先で押すと効果がある。手の甲も夕方と寝る前におこなう。

人間には睡眠や休養をとることで、自然に体力を回復する、エネルギーの代謝システムや免疫システムが備わっています。いくら寝ても疲れがとれにくい人は、肝臓の反射ゾーンを刺激するのが効果的です。肝臓と胆のうはおたがい影響し合っているので、胆のうの反射ゾーンも刺激するのがポイントです。もし布団から起きるのがつらい、半年以上も疲れが抜けないという場合は、慢性疲労症候群の可能性もあります。この場合は睡眠をとってもなかなか脳の疲れがとれず、脳のほかの部分の機能が低下し、微熱や関節痛などもでてきます。この反射刺激法でエネルギーの代謝システムが強化され、リラックス効果も得られます。

精神的だるさ・身体的だるさの両方をふきとばす

だるさ

❶左手のひら ▶ ❷右手のひら ▶ ❸左手の甲 ▶ ❹右手の甲

刺激法		力加減		目安のもみ時間	
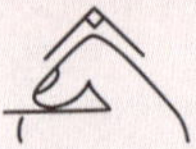	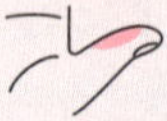	強	弱	手のひら左右で	2分
手のひら	手の甲	手のひら	手の甲	手の甲左右で	2分

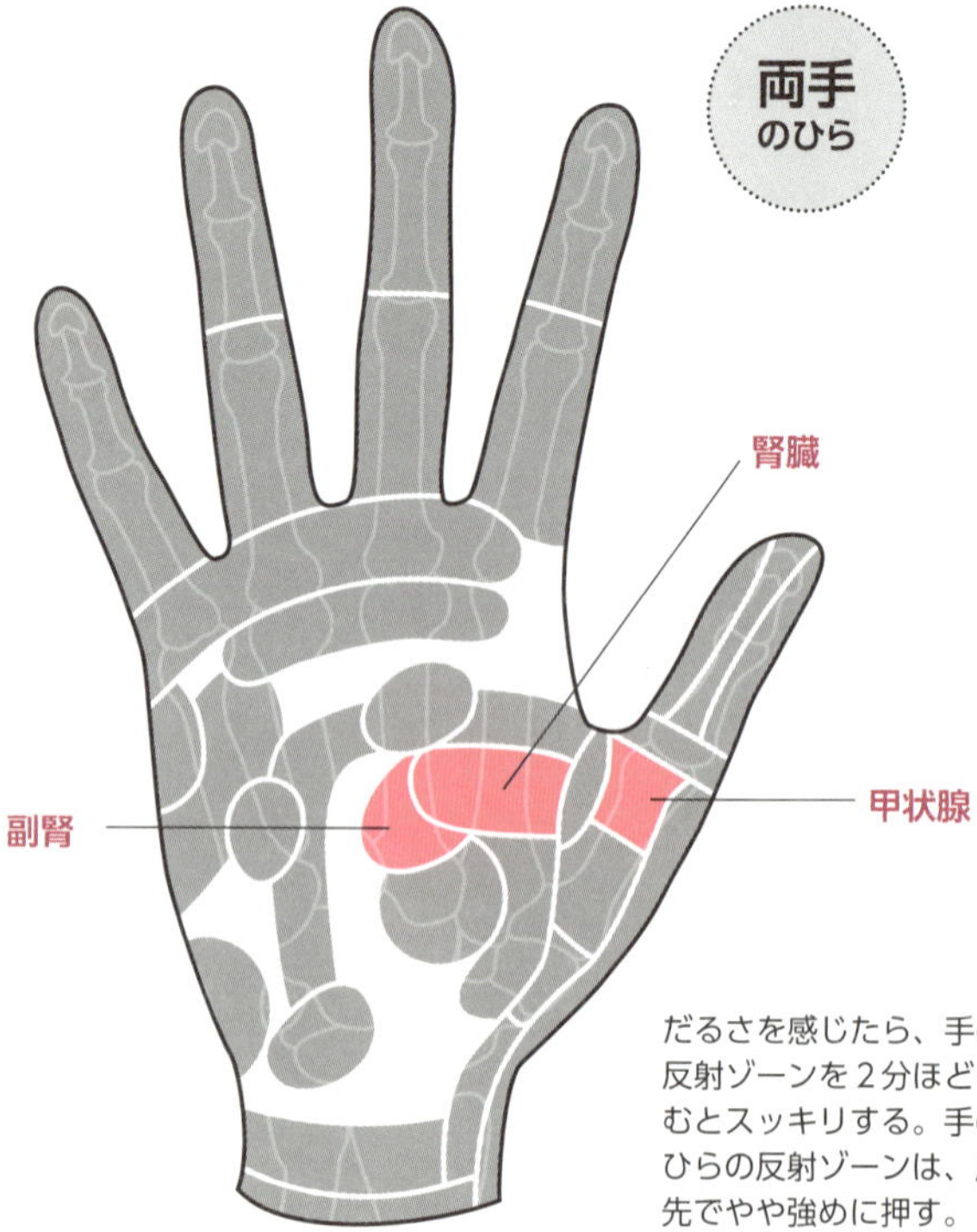

だるさを感じたら、手の反射ゾーンを2分ほどもむとスッキリする。手のひらの反射ゾーンは、爪先でやや強めに押す。

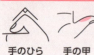

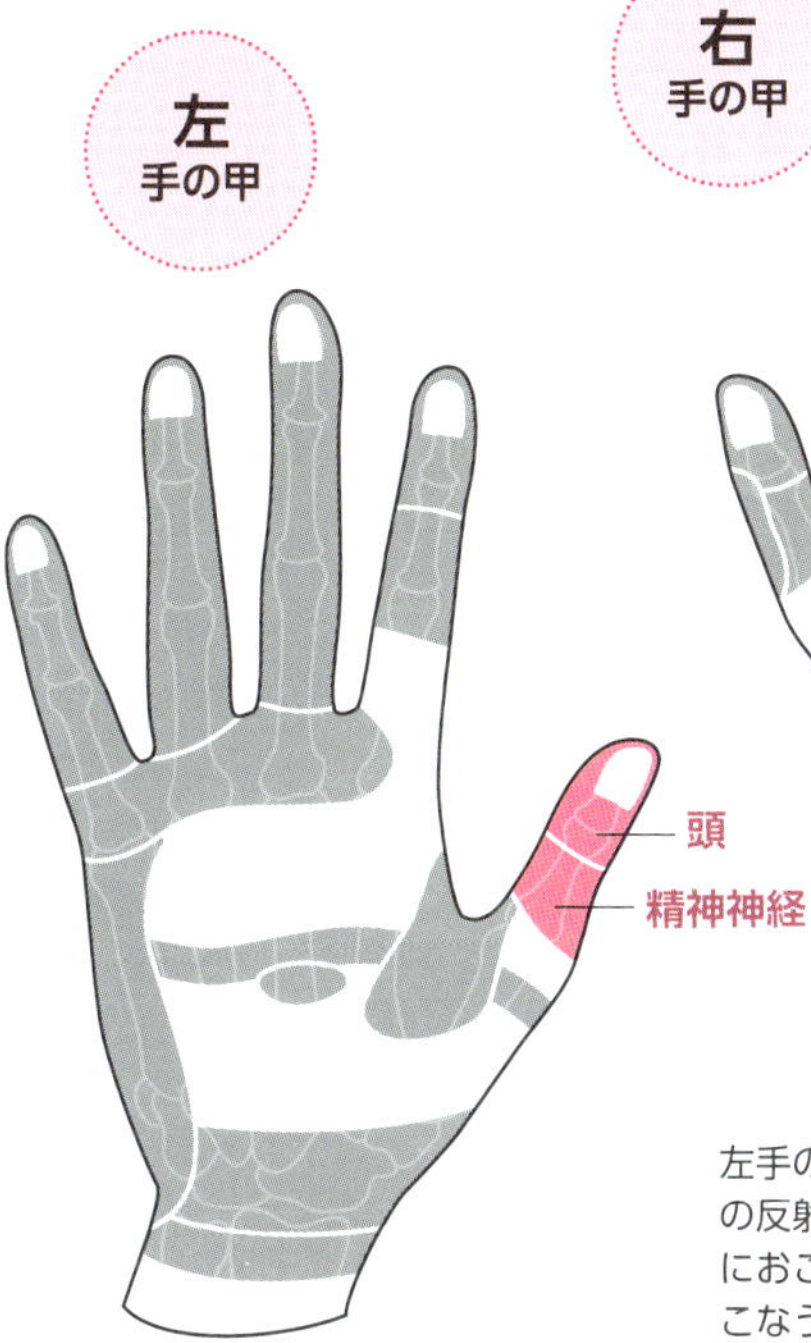

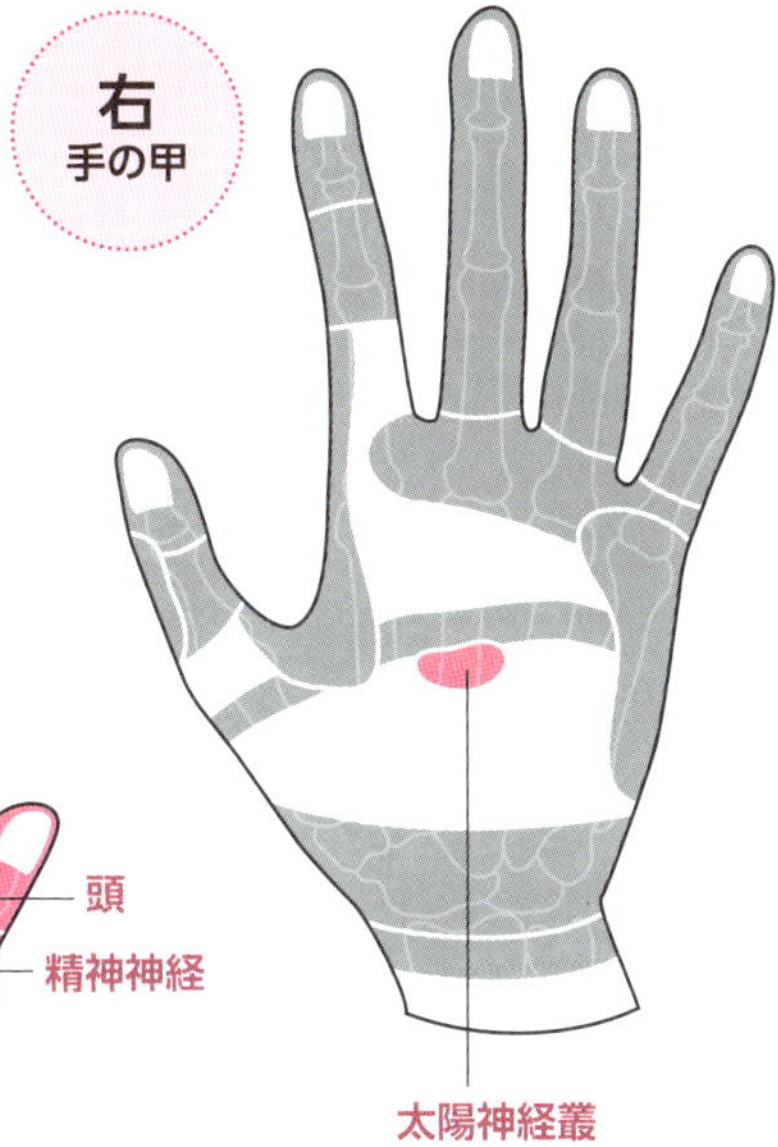

左手の頭と精神神経、右手の太陽神経叢の反射ゾーンを親指の腹でもむ。寝る前におこなうと効き目がある。1日2回おこなうとさらに効果的。

だるいときは、立っているのも座っているのもキツく、やる気がでなくてつらいものです。緊張してストレス状態が続いたり、悩みごとがあったりすると、自律神経がバランスをくずし、倦怠感におちいりやすくなります。また、精神的な原因以外に考えられるのが貧血です。無理なダイエットや月経の出血による鉄分不足などによって起こり、からだに力が入らず、顔色が悪いのが特徴です。心臓から全身に血液を送るポンプの働きが弱い低血圧症の人も、だるさを感じやすく、めまいをともないます。手や顔がむくんでいる場合は、老廃物を排出する機能が弱まっているので、腎臓のゾーンも一緒に刺激すると効果的です。

目のゾーンの刺激で肩こり・頭痛・高血圧も解消

目の疲れ

❶右手のひら ▶ ❷左手のひら ▶ ❸右手の甲 ▶ ❹左手の甲

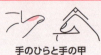

刺激法	力加減	目安のもみ時間
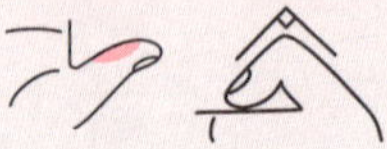 手のひらと手の甲	強 手のひらと手の甲	手のひら左右で 1分 手の甲左右で 1分

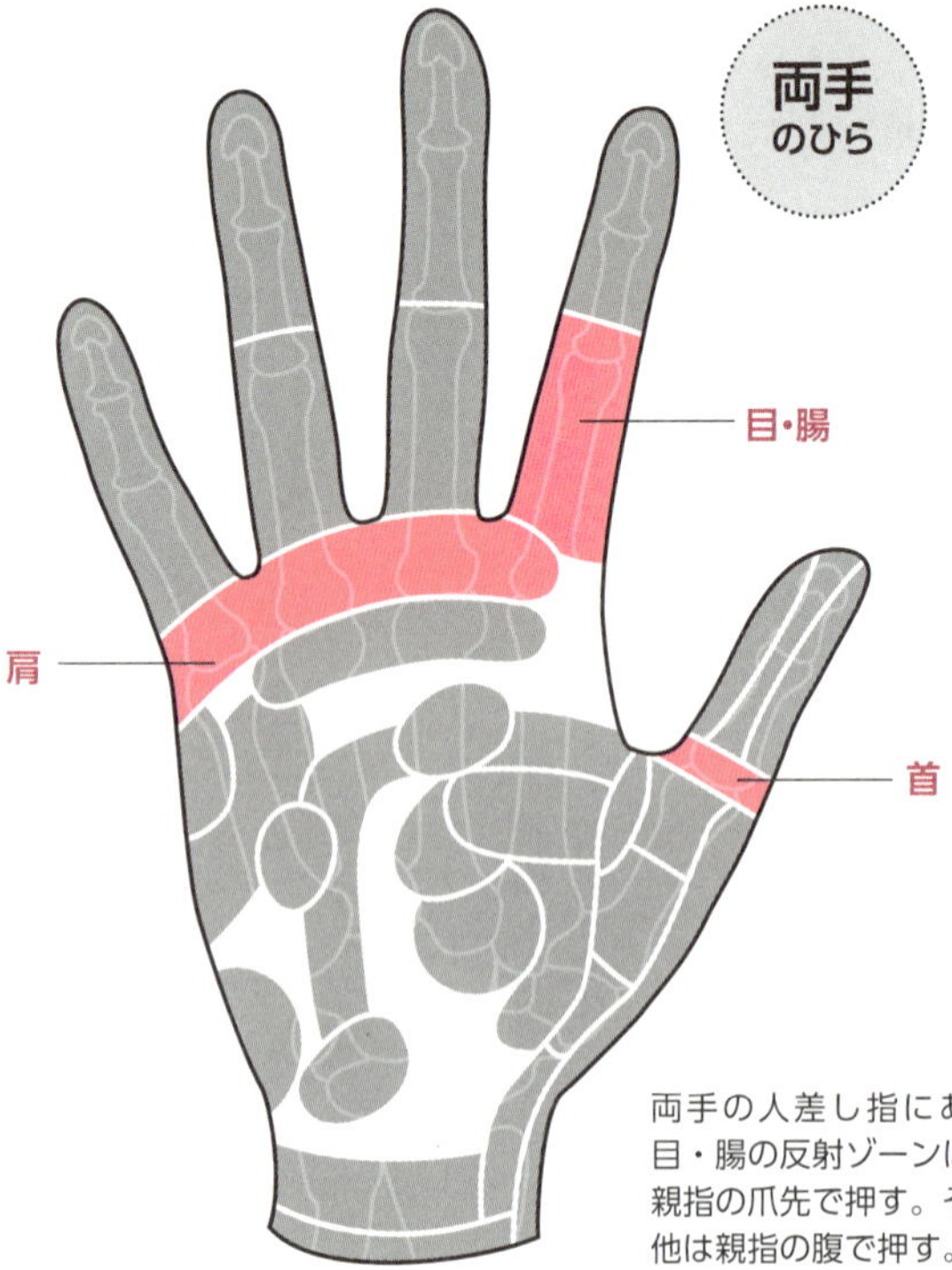

両手の人差し指にある目・腸の反射ゾーンは、親指の爪先で押す。その他は親指の腹で押す。

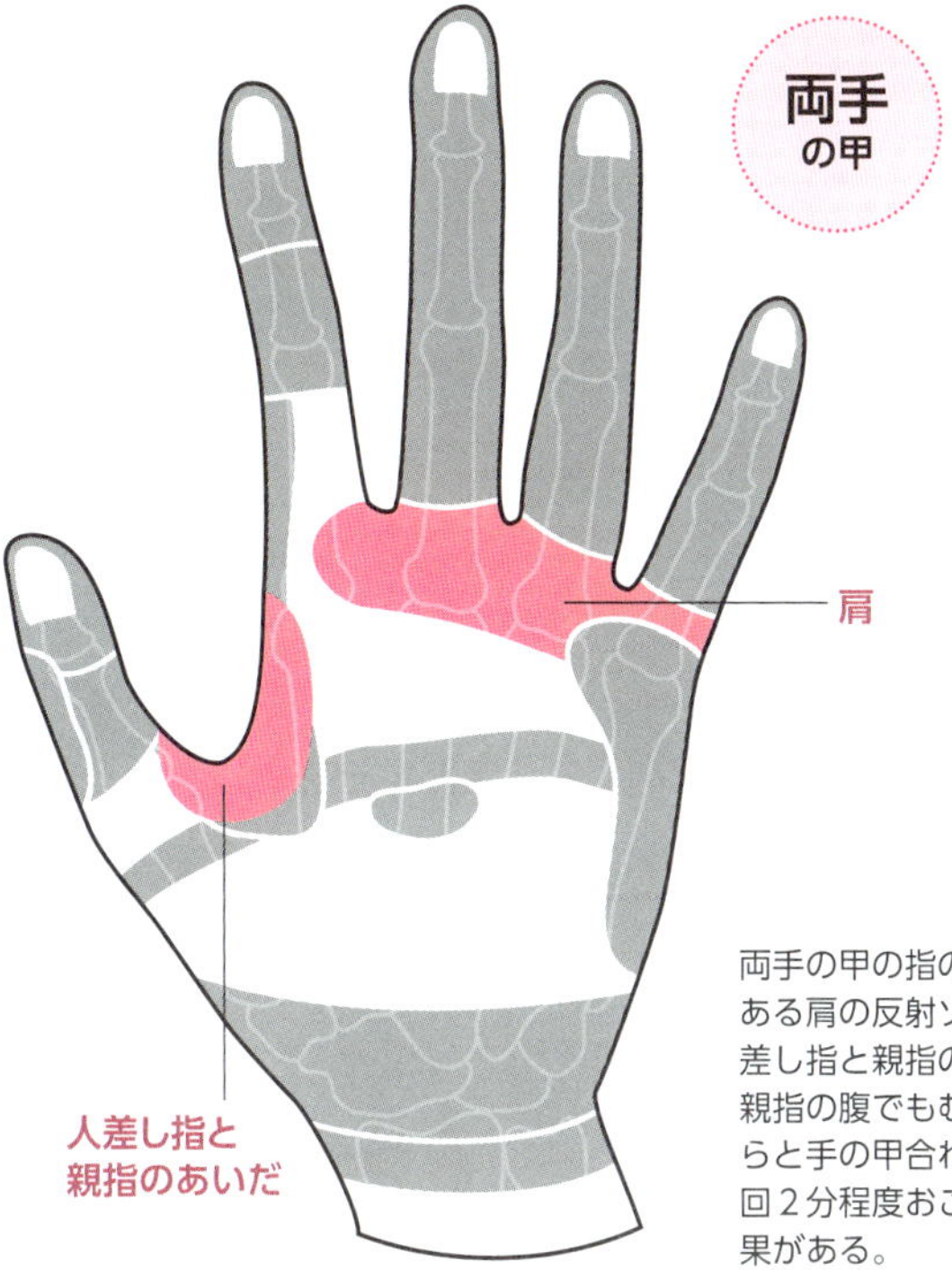

両手の甲の指のつけ根にある肩の反射ゾーンと人差し指と親指のあいだを親指の腹でもむ。手のひらと手の甲合わせて、1回2分程度おこなうと効果がある。

目は、疲れがすぐにあらわれやすい部位のひとつです。起きているあいだじゅう目は酷使され、パソコンやスマートフォンといった液晶画面を見る時間も昔に比べ長くなっています。目が疲れると、頭痛や肩こりも生じやすくなり、血圧まで高くなることもあります。血圧が高い人は、目の反射ゾーンへの刺激で、減塩したときと同じように血圧が低下するケースがあります。目を酷使するとからだも疲れやすく、肝臓にも影響をおよぼします。東洋医学では、目と肝臓はつながっています。疲れた目をしている人は、肝臓が弱っていることのあらわれです。疲れ目には手足のダブル刺激法が効果的です。手と足の両方を刺激しましょう。

手足へのダブル刺激で長年のめまいを撃退

めまい

❶右手のひら ▶ ❷左手のひら ▶ ❸左手の甲

刺激法		力加減		目安のもみ時間	
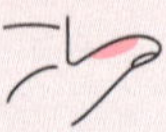	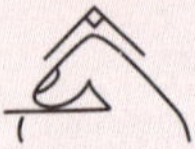	中	弱	手のひら左右で	2分
手のひら	手の甲	手のひら	手の甲	手の甲左で	1分

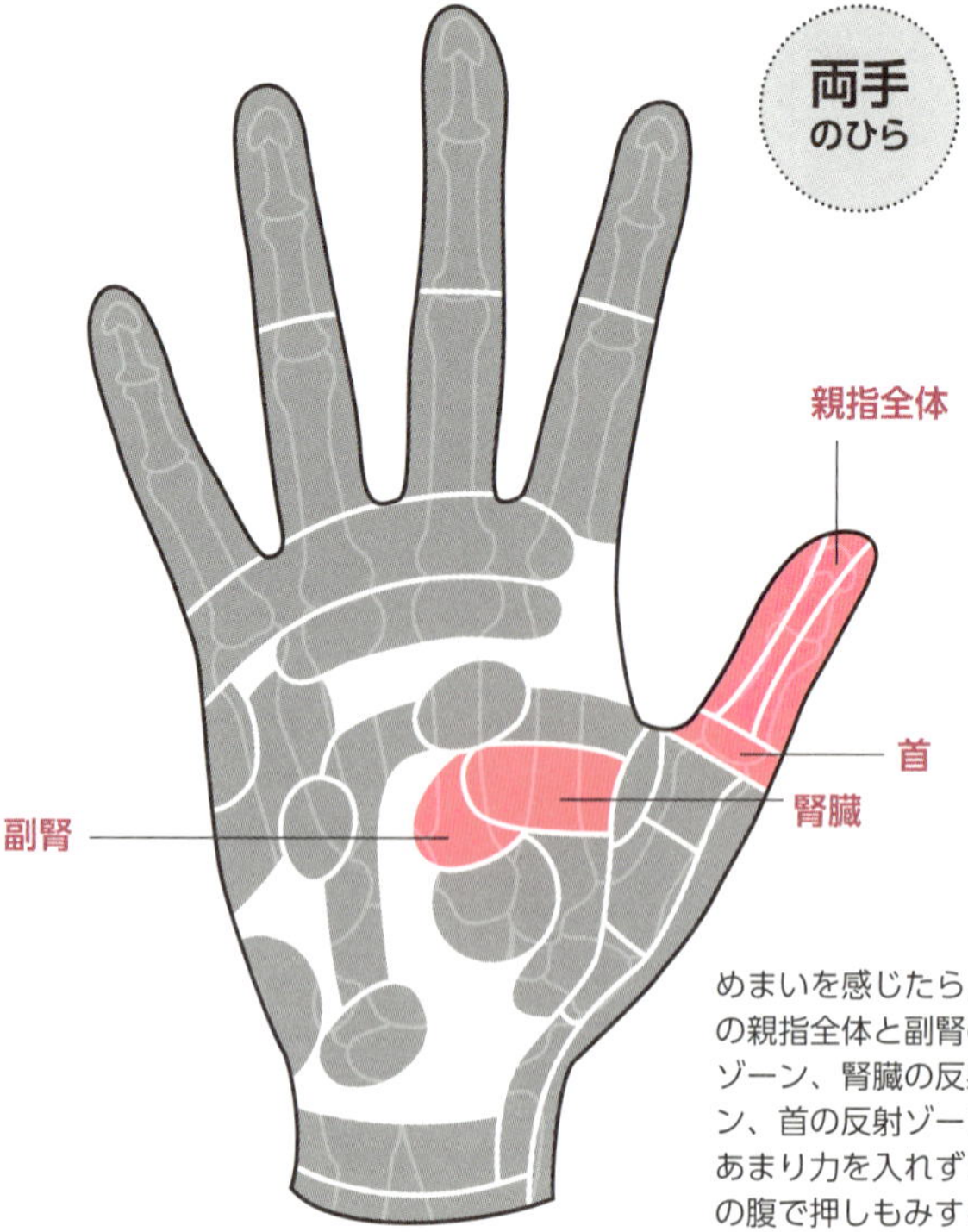

めまいを感じたら、両手の親指全体と副腎の反射ゾーン、腎臓の反射ゾーン、首の反射ゾーンを、あまり力を入れずに親指の腹で押しもみする。

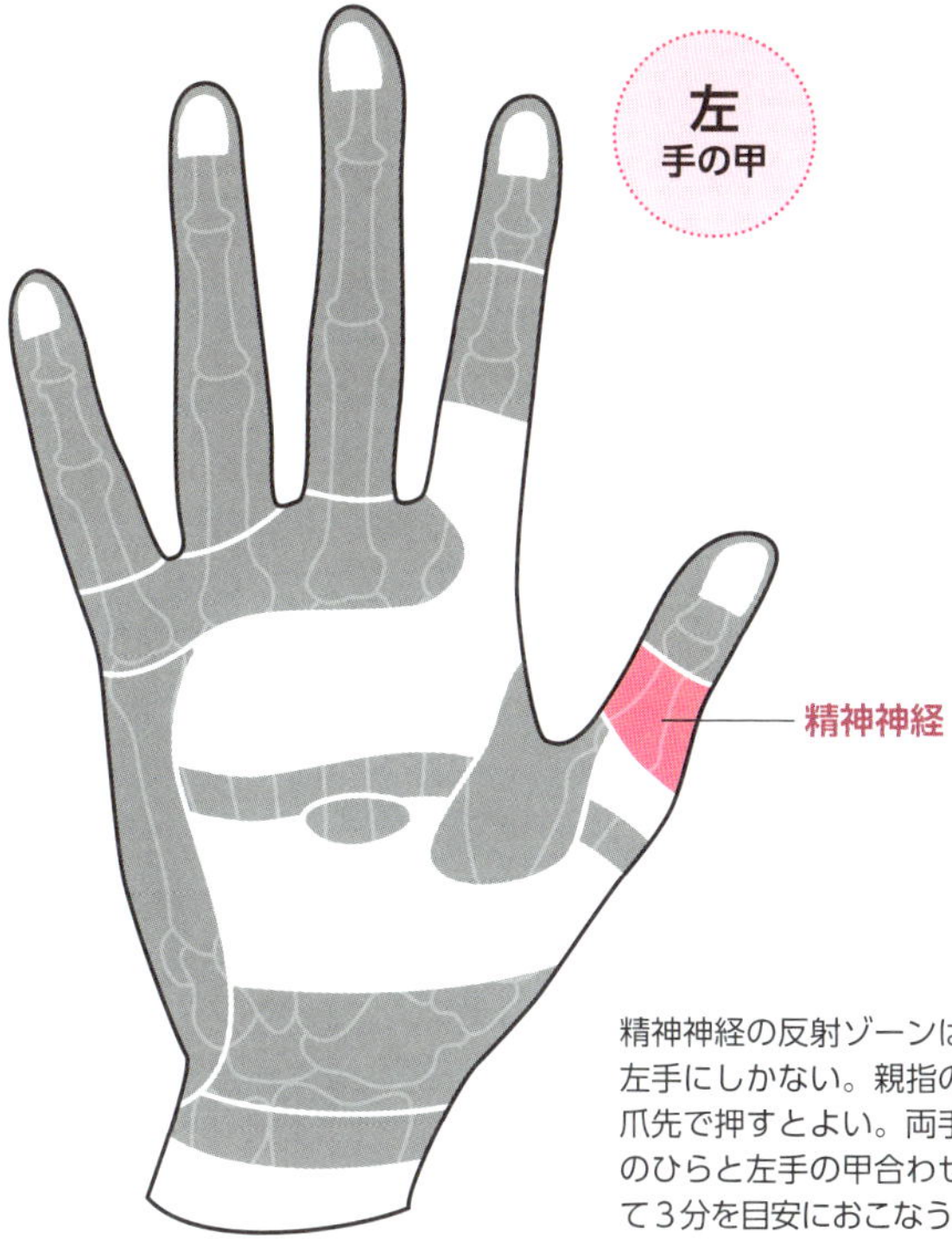

精神神経の反射ゾーンは左手にしかない。親指の爪先で押すとよい。両手のひらと左手の甲合わせて3分を目安におこなう。

めまいは大きく3つのタイプにわかれ、目がまわる・天井などがぐるぐるまわるといった「回転性めまい」、ふわふわと浮いているように感じる「動揺性めまい」、目の前が暗くなって立ちくらみがする「失神性めまい」があります。原因にはさまざまな要因が考えられます。寝不足、過労、摂食障害による貧血、低血圧、高血圧、更年期障害などが原因です。ひどい肩こりで顔の筋肉がひっぱられて起こるケースもあります。ストレス過多の人や神経質な人に多いといわれ、心療内科の分野で治療するケースも増えています。脳疾患や難病のメニエール病の可能性も考えられるので、あまり頻繁なら一度受診してみましょう。

血行を促進して全身運動と同じ効果が得られる

肩のこり

❶右手のひら ▶ ❷左手のひら ▶ ❸右手の甲 ▶ ❹左手の甲

刺激法

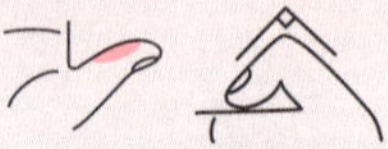

手のひらと手の甲

力加減

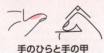

強

手のひらと手の甲

目安のもみ時間

手のひら左右で	2分
手の甲左右で	2分

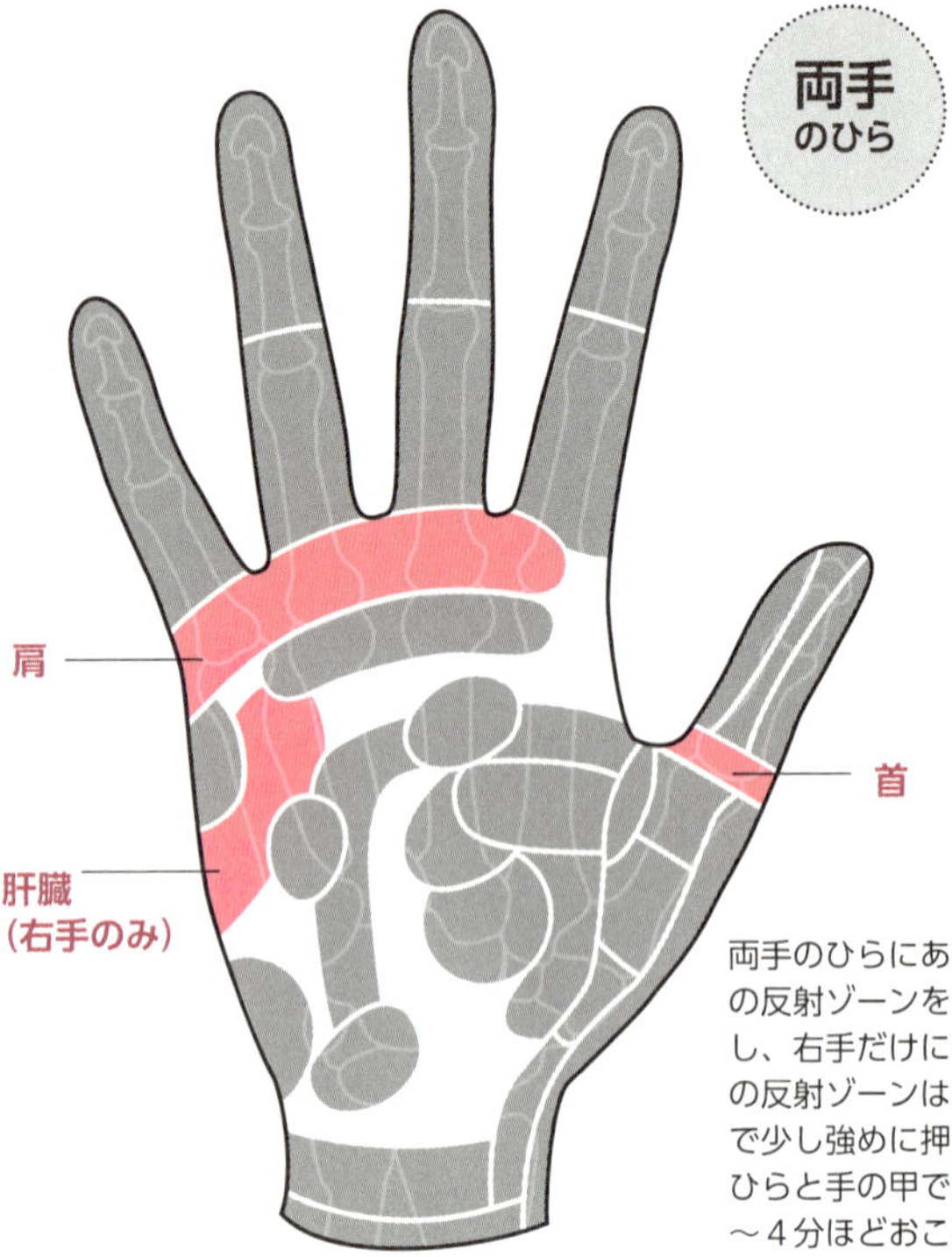

両手のひらにある肩と首の反射ゾーンを爪先で押し、右手だけにある肝臓の反射ゾーンは親指の腹で少し強めに押す。手のひらと手の甲で、合計3～4分ほどおこなう。

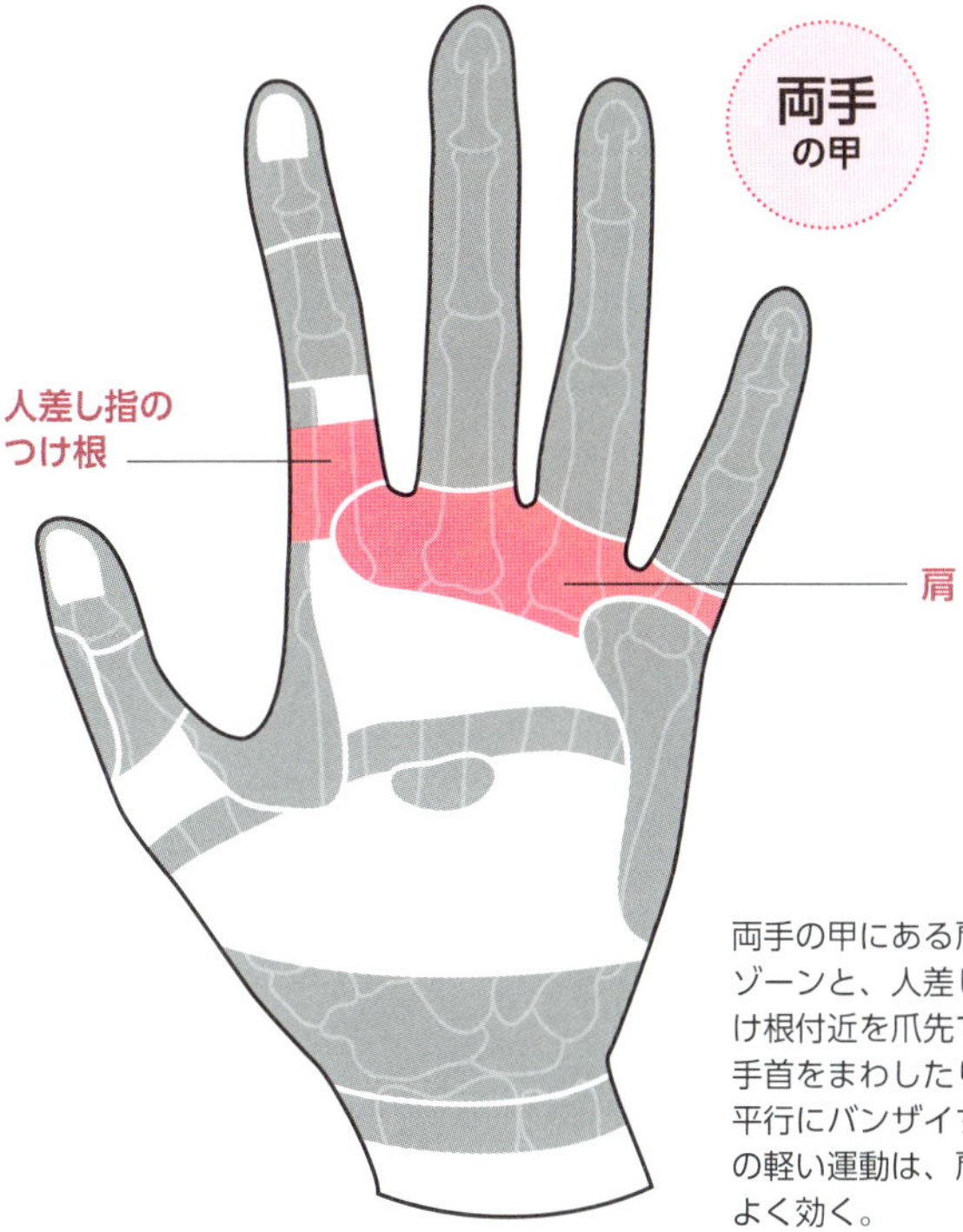

両手の甲にある肩の反射ゾーンと、人差し指のつけ根付近を爪先で押す。手首をまわしたり、腕を平行にバンザイするなどの軽い運動は、肩こりによく効く。

体型的になで肩の人や猫背の人がなりやすく、長時間同じ姿勢をとる人や、指先をよく使う人に多くみられる症状です。内臓との関係も深く、胃下垂の人には肩こりが多く、胃腸の弱い人が疲れると、背中の真んなか部分がこったりします。原因は、乱視や近視などによる目の疲労、ホルモン異常、貧血、鼻の調子が悪いときなど。精神的な緊張が続いたときにも、ストレスによって肩こりが起こります。手と足のダブル刺激は、からだ全体の血液の循環をよくするので、全身運動と同じようなすばらしい効果があります。肩をまわしたりバンザイをしたり、手首をぶらぶらさせることで、さらに反射刺激法の効果が高まります。

突然の痛みを緩和し根本的な痛みを改善

首のこり

❶右手のひら ▶ ❷左手のひら ▶ ❸右手の甲 ▶ ❹左手の甲

刺激法		力加減	目安のもみ時間	
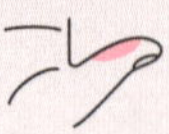	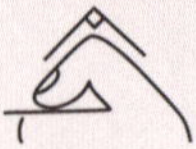	**強**	手のひら左右で	2分
手のひら	手の甲	手のひらと手の甲	手の甲左右で	2分

両手
のひら

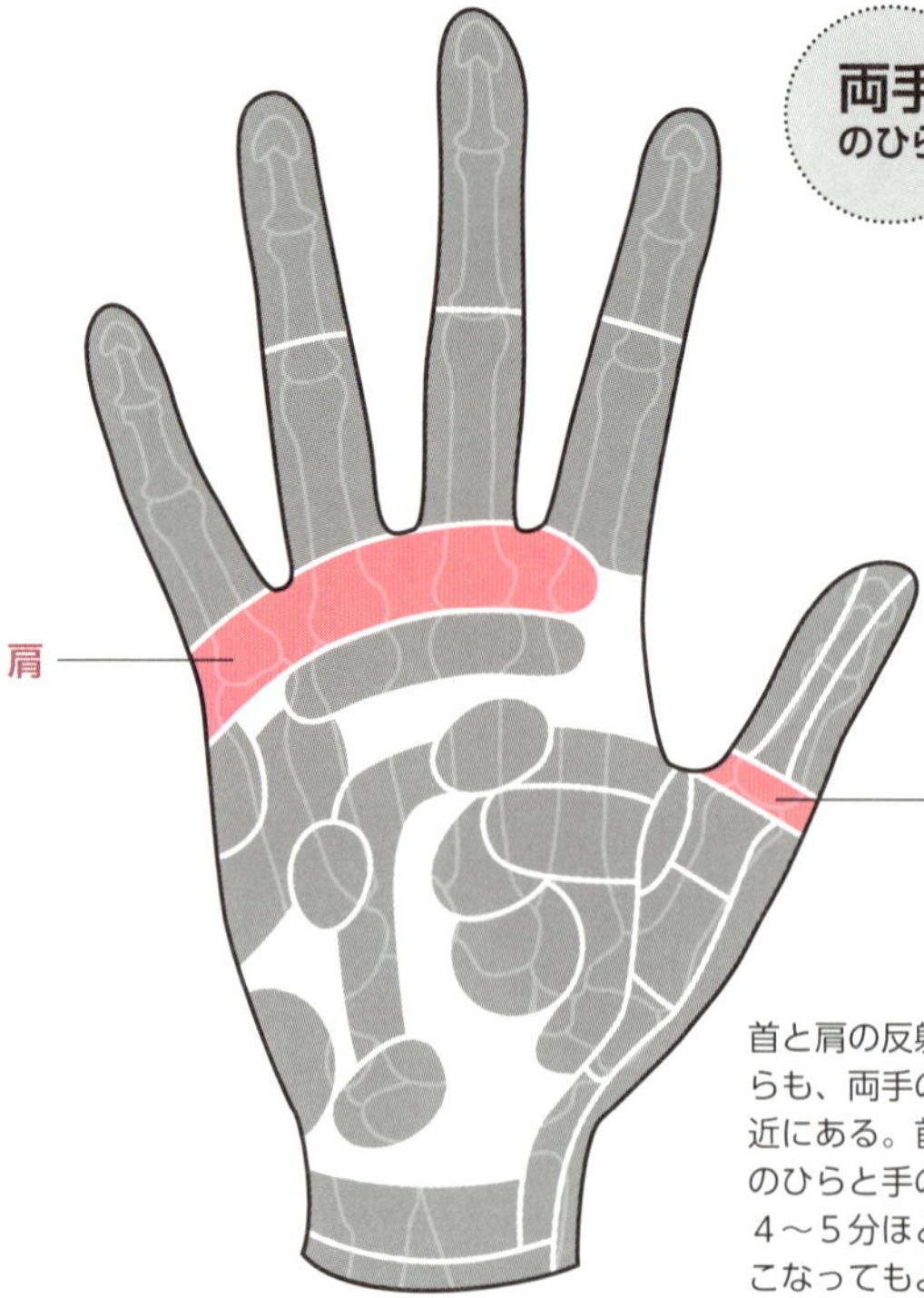

首と肩の反射ゾーンはどちらも、両手の指のつけ根付近にある。首のこりは、手のひらと手の甲を合わせて4～5分ほど。少し長くおこなってもよい。

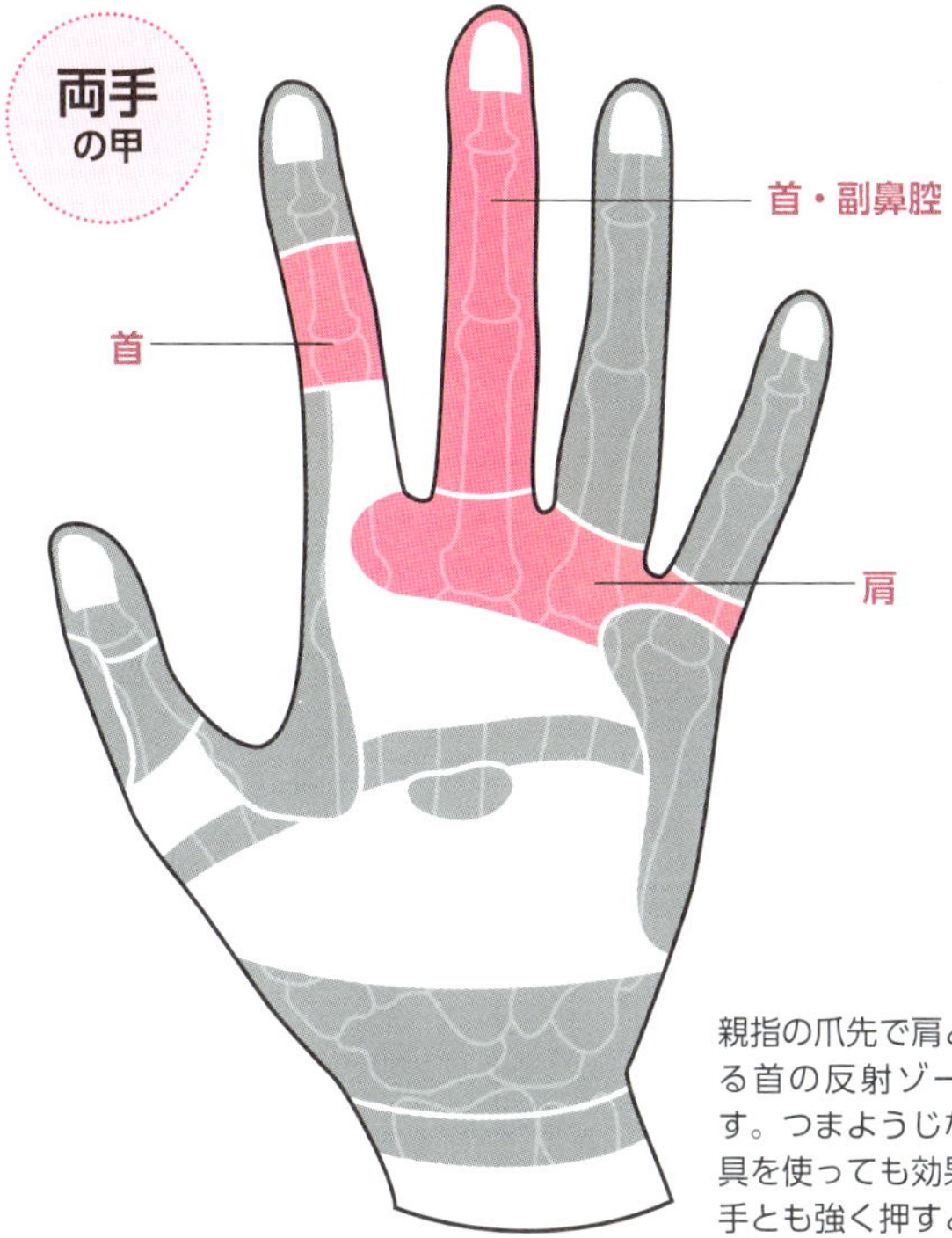

親指の爪先で肩と指にある首の反射ゾーンを押す。つまようじなどの道具を使っても効果的。両手とも強く押すとよい。

体調不良は首にでやすいものです。首は、約4kgもの重さの頭部を支えているため、ちょっと姿勢が悪いだけでも、その何倍もの負担をかけてしまいます。首には4本の太い血管が通っているので、首まわりの血液循環が悪くなると、脳へ送られる血液量が低下して頭痛や気力の低下、集中力の低下などが起こります。枕が替わると眠れないという人がいるように、環境の変化、不眠、精神的な緊張によっても首にこりがあらわれます。首のゾーンのダブル刺激には、血行を促進し、からだ全体をリラックスさせる効果もあります。また、食べすぎや飲みすぎ、内臓機能の不調や抜歯後にも首のこりが起こることがあります。

口内環境を改善し、虫歯・歯周病を予防

虫歯・歯周病

❶右手のひら ▶ ❷左手のひら ▶ ❸左手の甲

刺激法

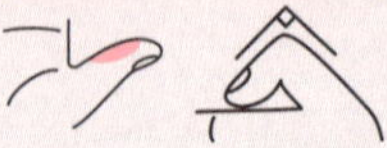

手のひら　手の甲

力加減

強

手のひらと手の甲

目安のもみ時間

手のひら左右で	2分
手の甲左で	2分

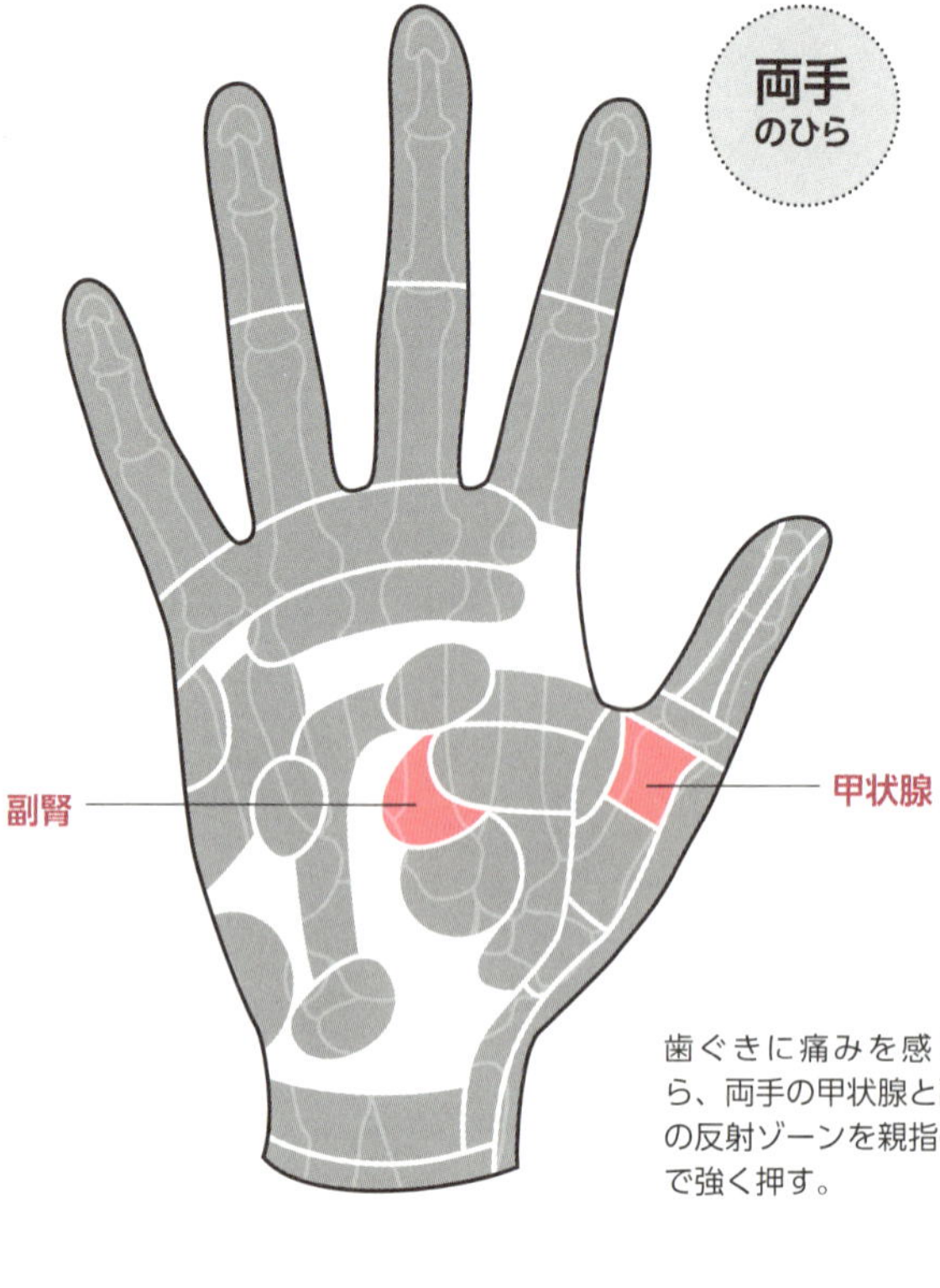

歯ぐきに痛みを感じたら、両手の甲状腺と副腎の反射ゾーンを親指の腹で強く押す。

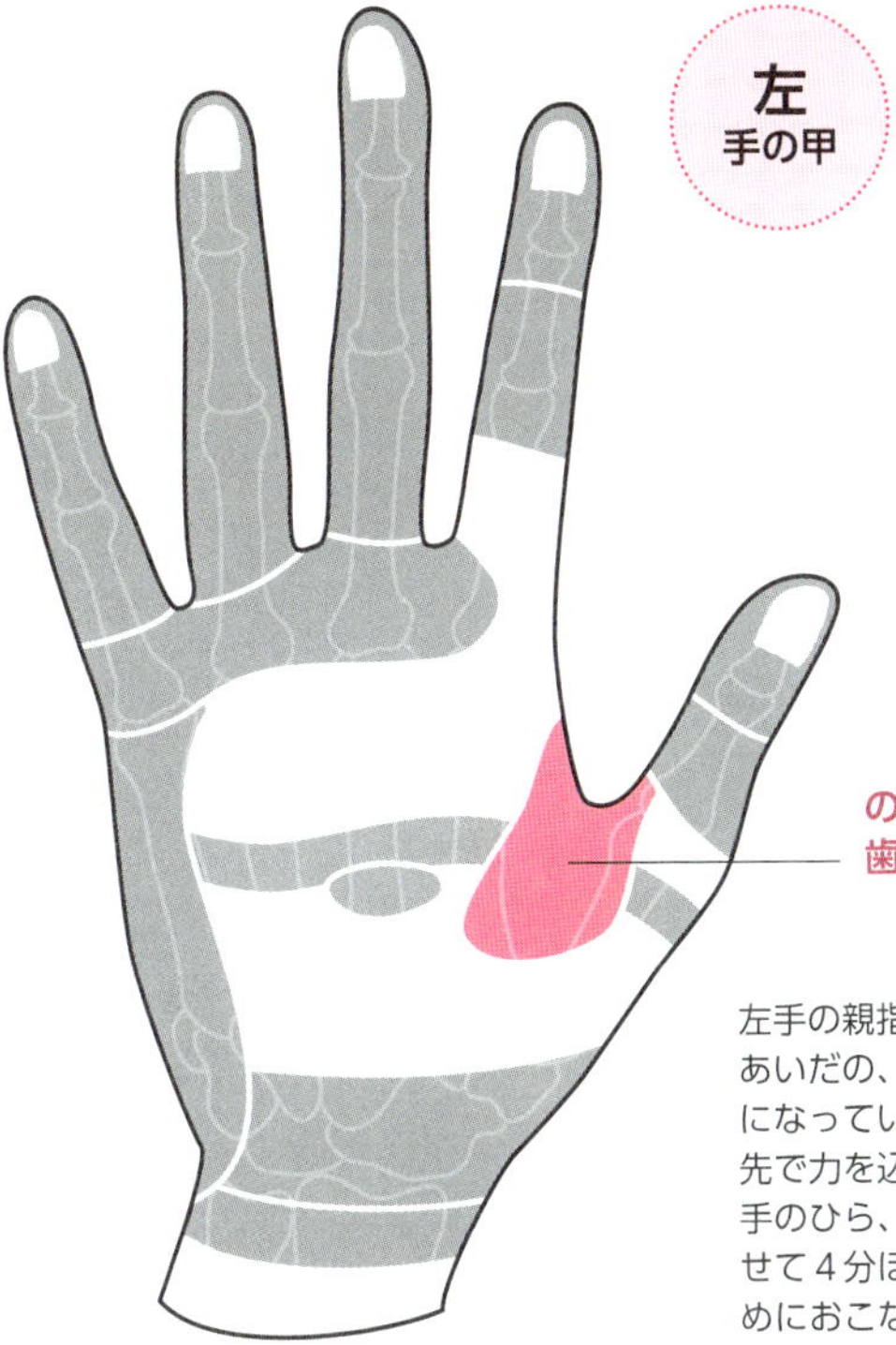

左手の親指と人差し指のあいだの、水かきのようになっている部分を、爪先で力を込めて押す。両手のひら、左手の甲合わせて４分ほど、かなり強めにおこなう。

体調が悪いと歯が痛くなったり、歯ぐきが腫れたりする人がいます。年齢とともにだ液の分泌量が減り、口内環境が悪化するのが虫歯の原因のひとつです。健康なときは口のなかのpH（ペーハー）はつねに中性ですが、加齢や寝不足によって酸性になり、虫歯を進行させます。反射刺激法は体調を整え精神状態をおだやかにして、痛みによるイライラを軽くする効果があります。しかも突然の痛みにも対処でき、予防も兼ねているのです。また虫歯以上に歯を失う原因となるのが歯周病。自覚症状が少なく、気づかないうちに悪化している場合もあるので、歯に自信のない人は普段から歯の反射ゾーンを刺激するようにしましょう。

慢性化しやすい頑固な頭痛を早めに改善

頭痛

❶右手のひら ▶ ❷左手のひら ▶ ❸右手の甲 ▶ ❹左手の甲

刺激法	力加減	目安のもみ時間
手のひら／手の甲	強 手のひらと手の甲	手のひら左右で 2分 手の甲左右で 2分

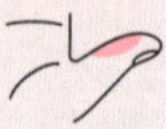
手のひら

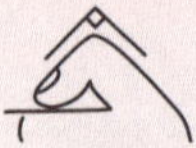
手の甲

両手
のひら

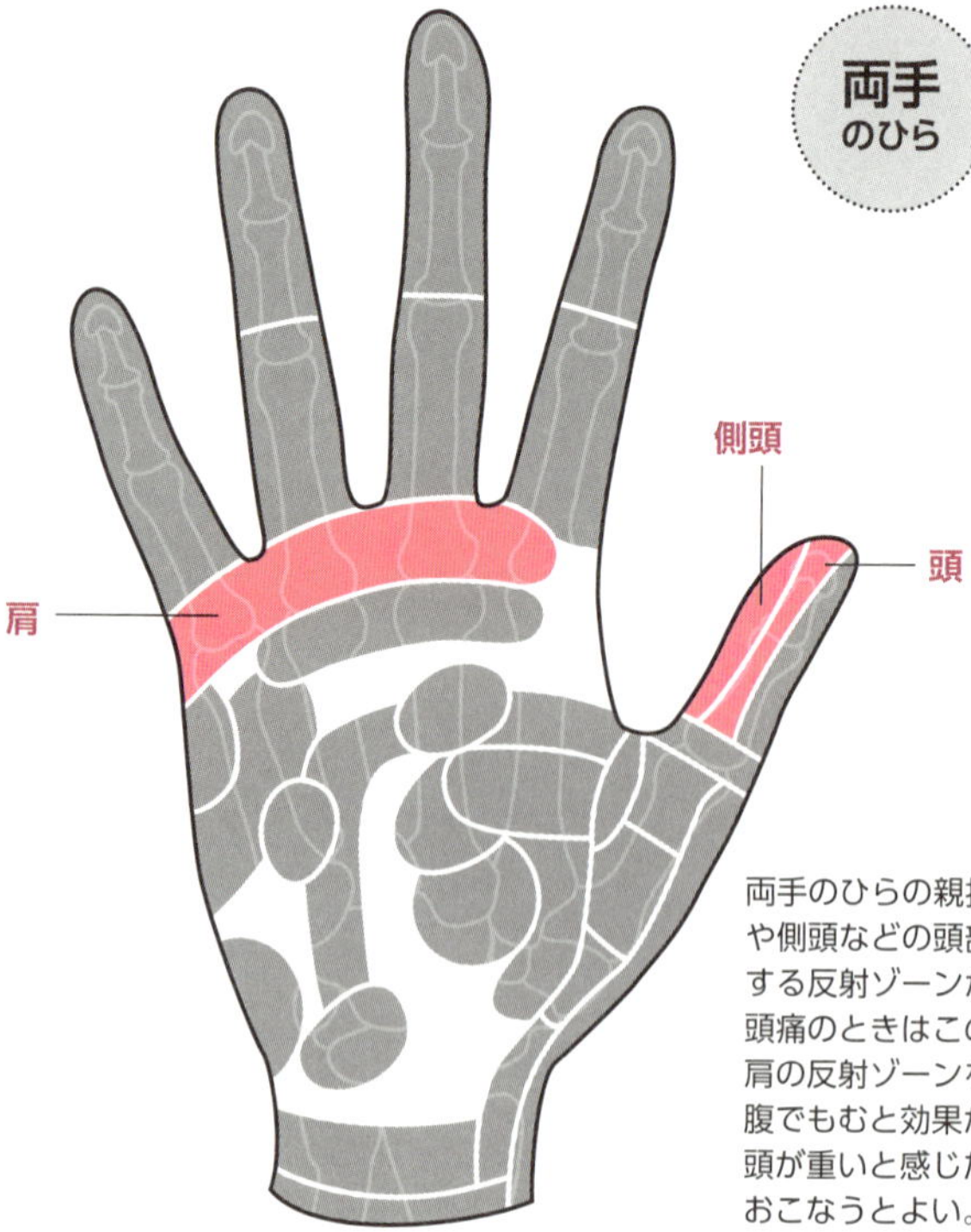

両手のひらの親指には頭や側頭などの頭部に関係する反射ゾーンがあり、頭痛のときはこの場所や肩の反射ゾーンを親指の腹でもむと効果がある。頭が重いと感じたときにおこなうとよい。

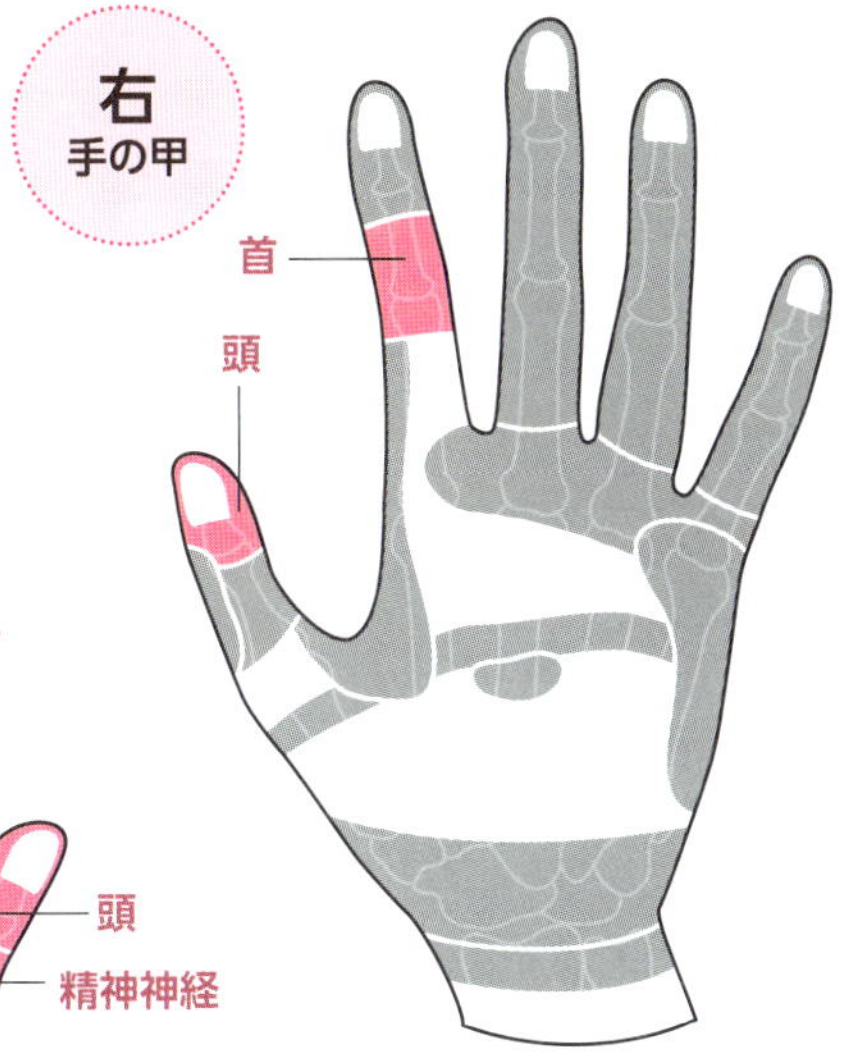

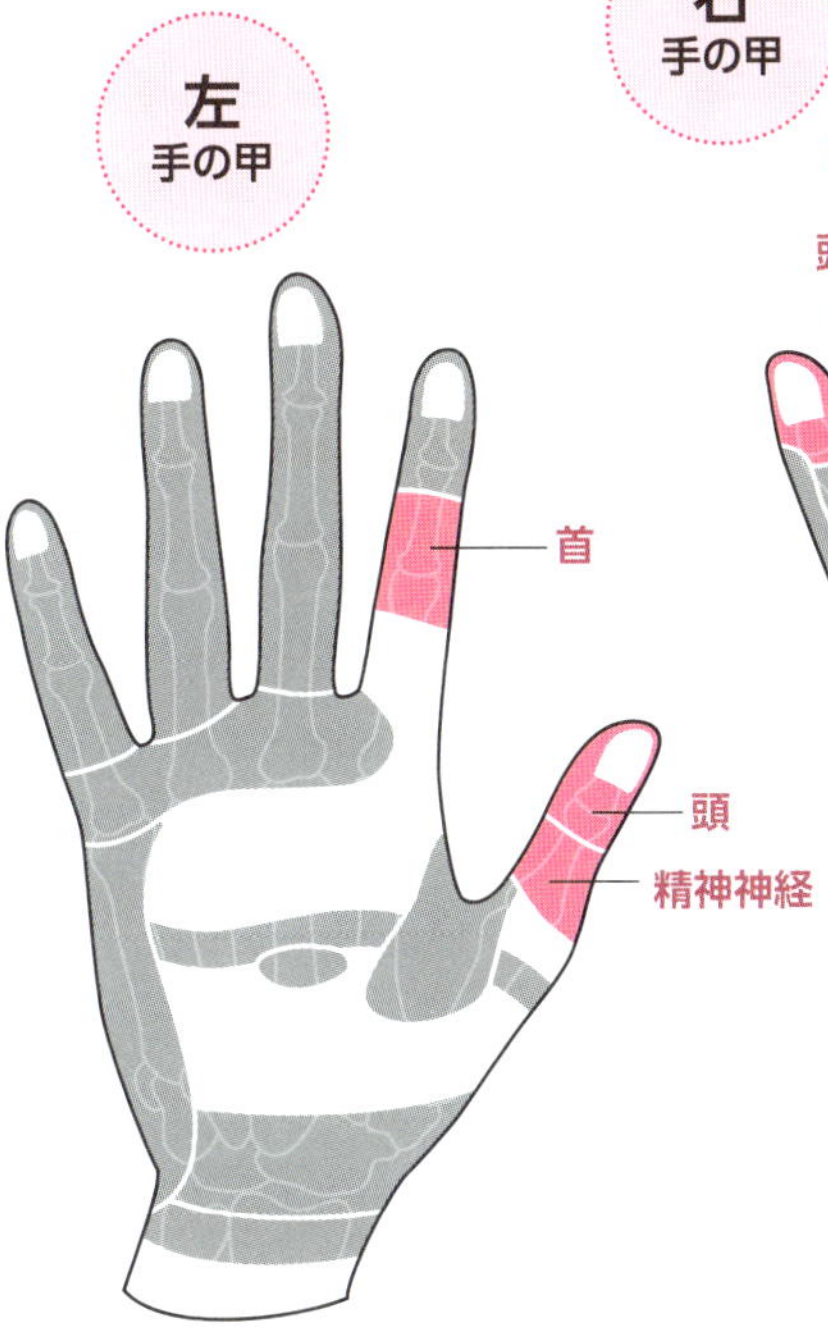

頭と首の反射ゾーンと左手の精神神経の反射ゾーンを爪先で押す。手のひらも手の甲も、少し強めにもみほぐすと効果がある。両手のひら、両手の甲で合計４分ほどおこなうとよい。

人間の脳にはたくさんの酸素が必要です。その消費量はとり込んだ酸素の約30％にもなります。頭痛は、歯痛や過労、悩みなどからくる心因性のものや度数の合わないメガネなど、原因は多種多様です。同じ周期で頭痛になる人は月経と関係しているかもしれません。もしひどい吐き気をともなうならほかの病気の可能性もあるので、受診したほうがよいでしょう。合わない靴をはいたときにも頭痛が起こるように、足の親指や小指が圧迫されると頭痛になります。頭痛は慢性化しやすいもの。軽度なうちに、日頃から反射刺激をおこなうことで慢性化を防げます。慢性の頭痛がある人には、ウォーキングがおすすめです。

肝臓を強化し二日酔いになりにくい体質づくり

二日酔い

❶右手のひら ▶ ❷左手のひら ▶ ❸右手の甲 ▶ ❹左手の甲

刺激法	力加減	目安のもみ時間
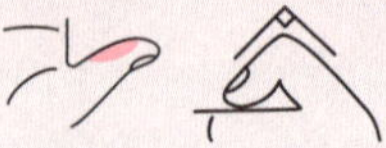 手のひら　手の甲	中 手のひらと手の甲	手のひら左右で　2分 手の甲左右で　1分

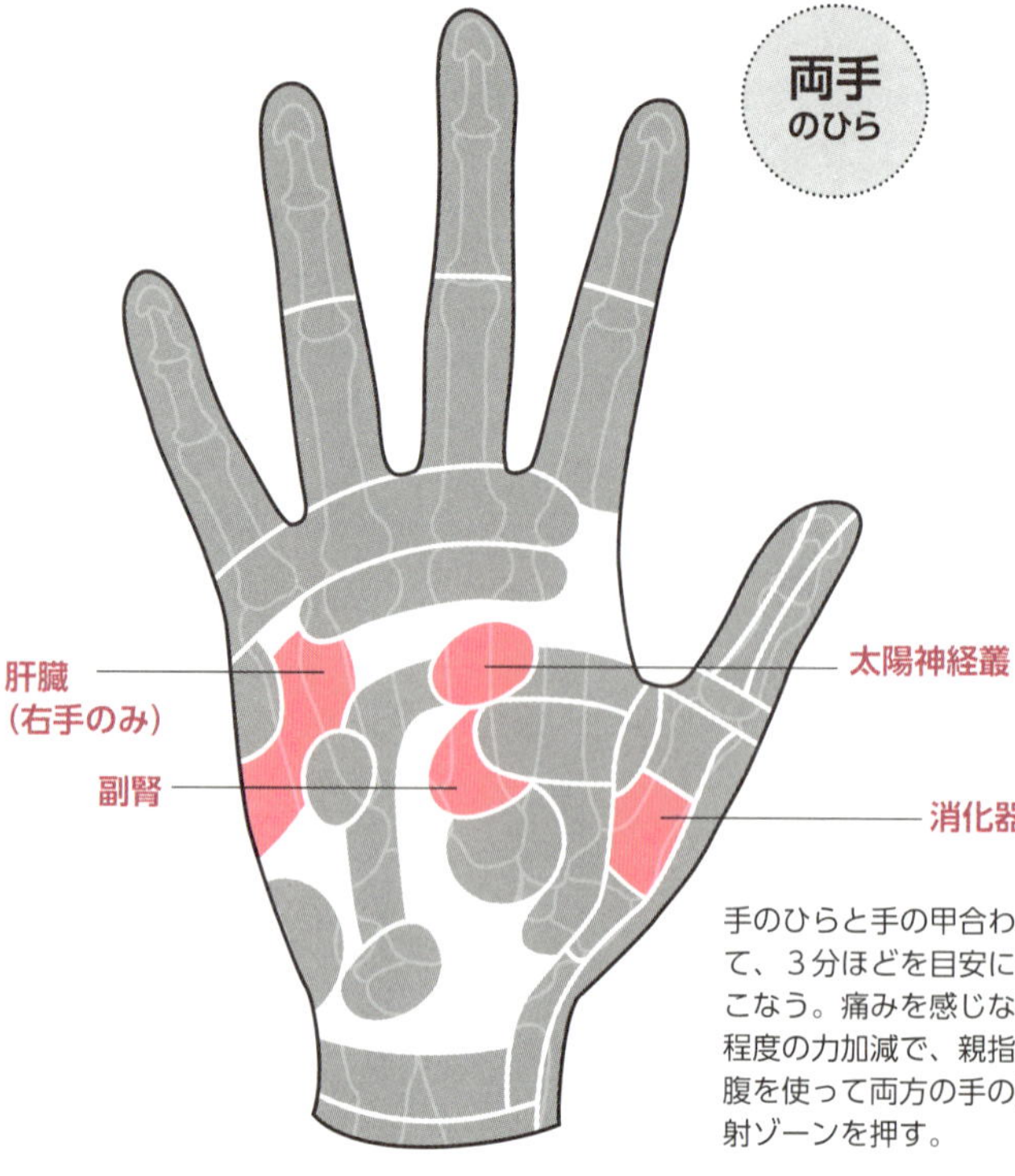

手のひらと手の甲合わせて、3分ほどを目安におこなう。痛みを感じない程度の力加減で、親指の腹を使って両方の手の反射ゾーンを押す。

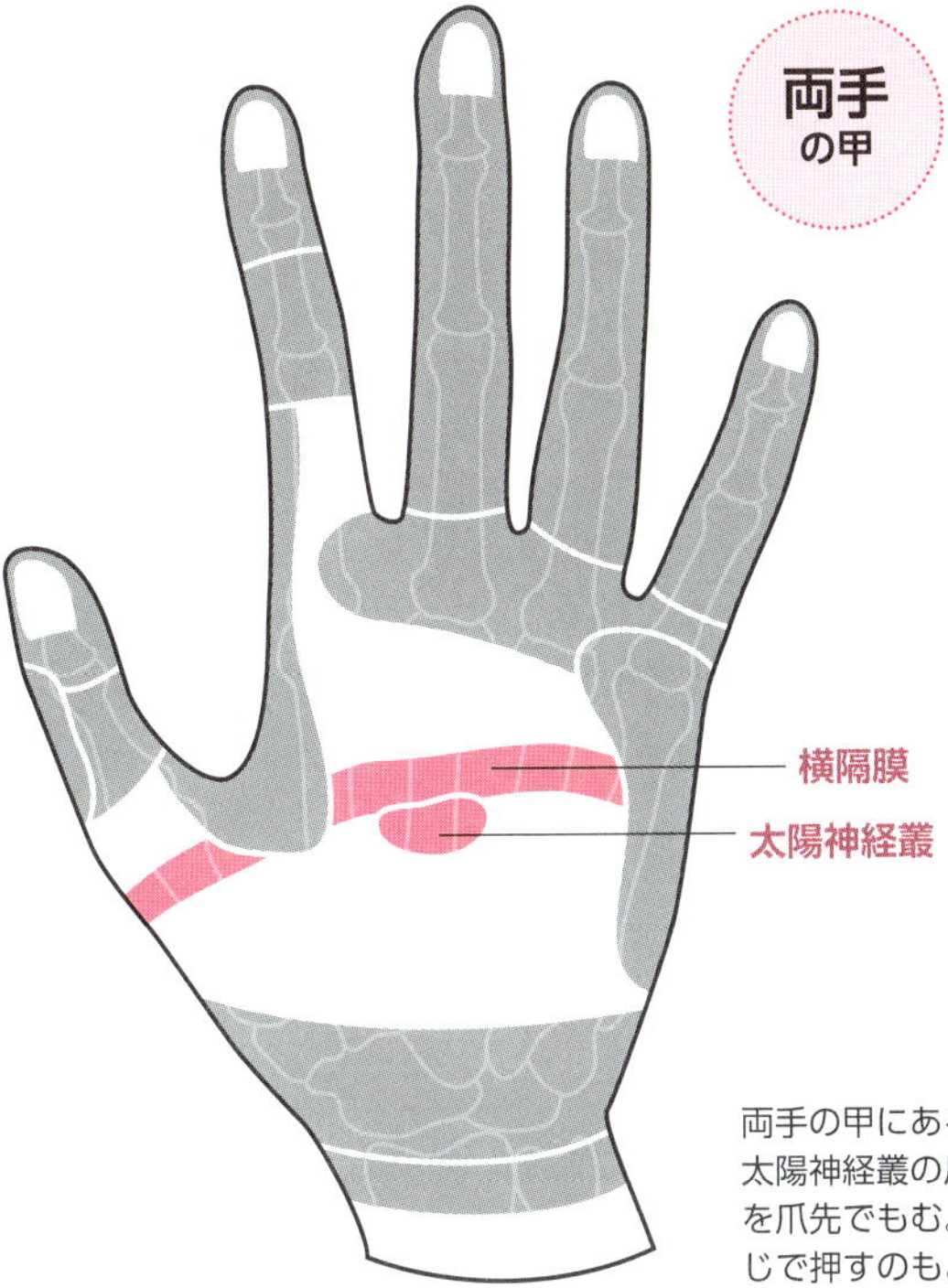

両手の甲にある横隔膜と太陽神経叢の反射ゾーンを爪先でもむ。つまようじで押すのもよい。

頭痛、吐き気、腹痛、下痢など、アルコールの飲みすぎによって起こるのが二日酔いです。胃がむかむかして胸やけのような症状になるのは、アルコールが胃酸の分泌を促進するためです。むかむかがひどい人は、右手にある肝臓ゾーンをしっかり刺激し、同時に消化器のゾーンも刺激します。この刺激は、飲む前におこなうのも効果的で、二日酔いを予防することができます。アルコールは利尿作用があり、飲酒後にのどが渇くのはそのためです。脱水が原因の頭痛や、血中に残ったアルコールが血管を拡張するために起こる片頭痛も二日酔いの症状です。飲酒中、水分をしっかり補給しておくと頭痛を軽減させることができます。

免疫力を高め、かぜを素早く退治する

かぜ

❶右手のひら ▶ ❷左手のひら ▶ ❸右手の甲 ▶ ❹左手の甲

刺激法		力加減		目安のもみ時間	
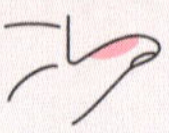	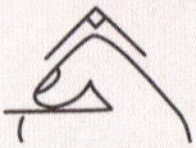	強	中	手のひら左右で	2分
手のひら	手の甲	手のひら	手の甲	手の甲左右で	2分

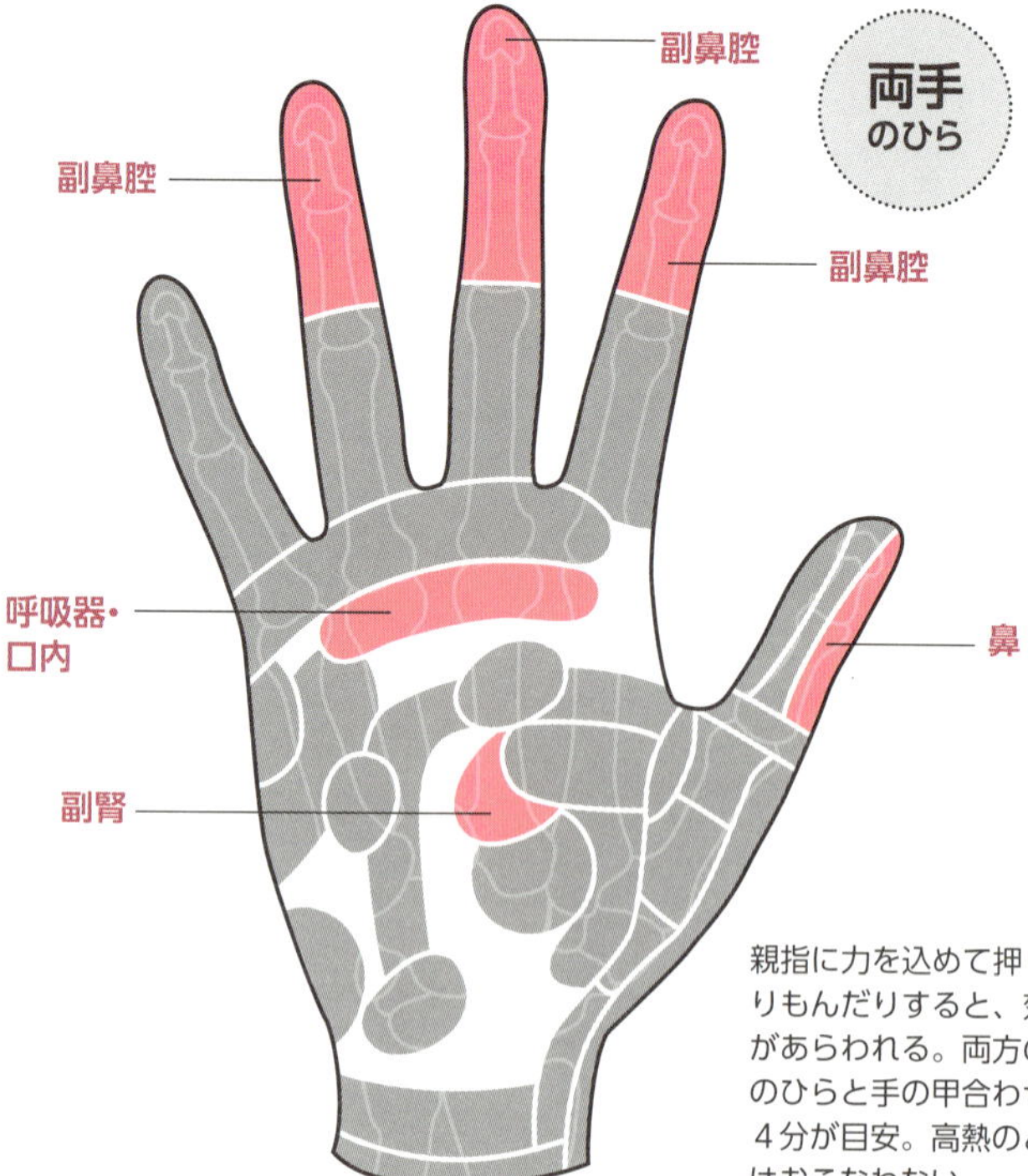

親指に力を込めて押したりもんだりすると、効果があらわれる。両方の手のひらと手の甲合わせて４分が目安。高熱のときはおこなわない。

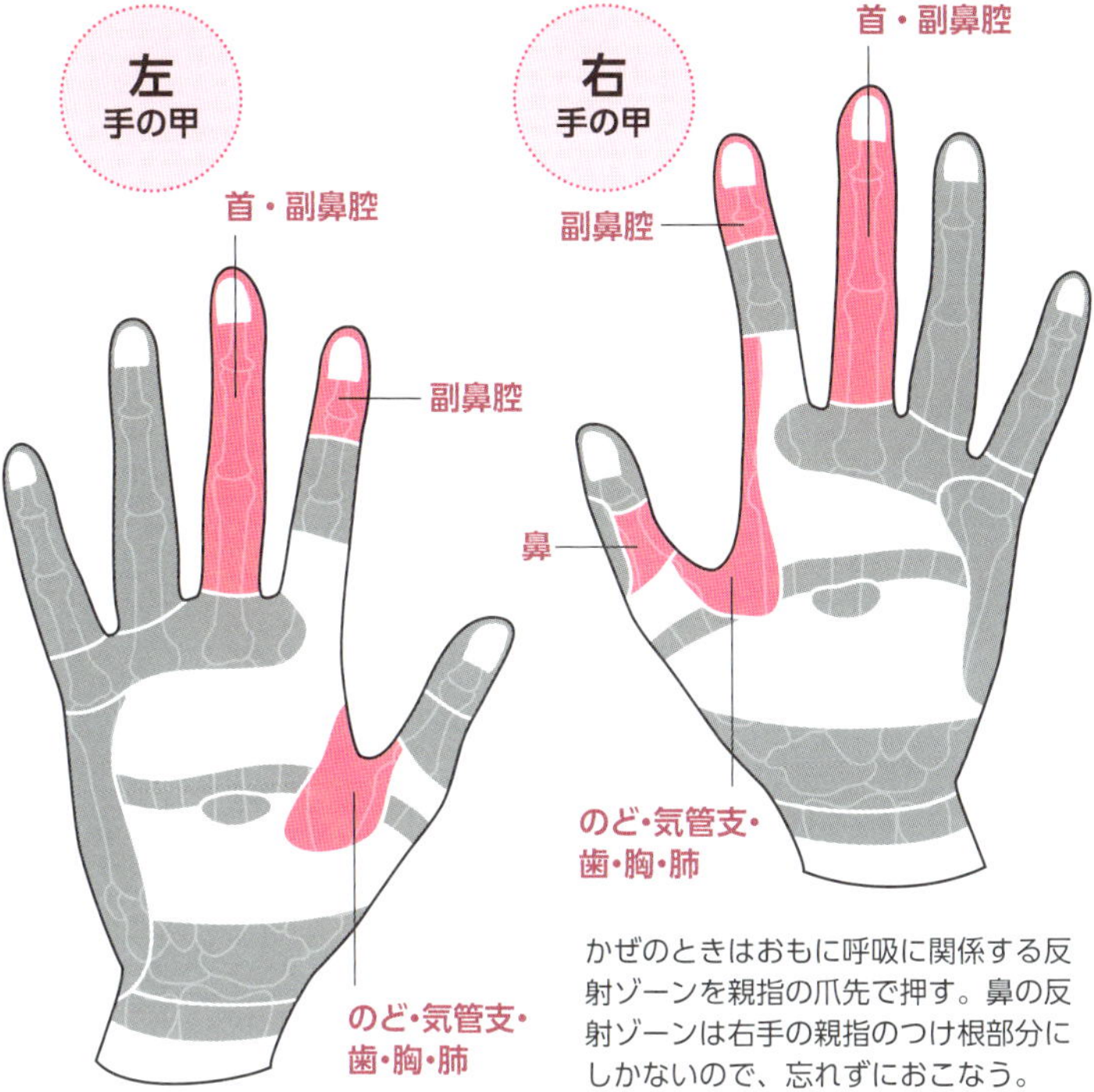

かぜのときはおもに呼吸に関係する反射ゾーンを親指の爪先で押す。鼻の反射ゾーンは右手の親指のつけ根部分にしかないので、忘れずにおこなう。

高熱をともなうかぜにはウイルス性のものや気管支炎などもあり、症状も悪寒、せき、関節の痛みなどさまざまです。呼吸器系が炎症を起こすと、せきやたん、鼻水などがみられます。かぜは万病のもと。やはりひきはじめが肝心です。調子が悪い、だるいなど、かぜかなと思ったら、すぐに反射刺激法をおこないましょう。免疫力を高め、それ以上の悪化を防ぐ効果があります。東洋医学では、かぜは胃の疲れからくる病気と考えます。かぜをひくと、嘔吐や下痢をともなうのはそのためで、からだが浄化を必要としているからです。食欲がないときは、無理に栄養を摂ろうとはせず、水分をしっかり補給して胃を休めましょう。

扁桃腺の炎症を抑え、細菌の侵入を防ぐ

のどの痛み

❶右手のひら ▶ ❷左手のひら ▶ ❸右手の甲 ▶ ❹左手の甲

刺激法	力加減	目安のもみ時間
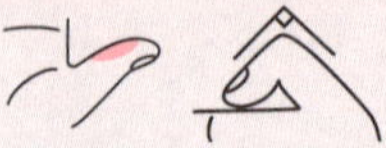 手のひら 手の甲	強 手のひらと手の甲	手のひら左右で 2分 手の甲左右で 1分

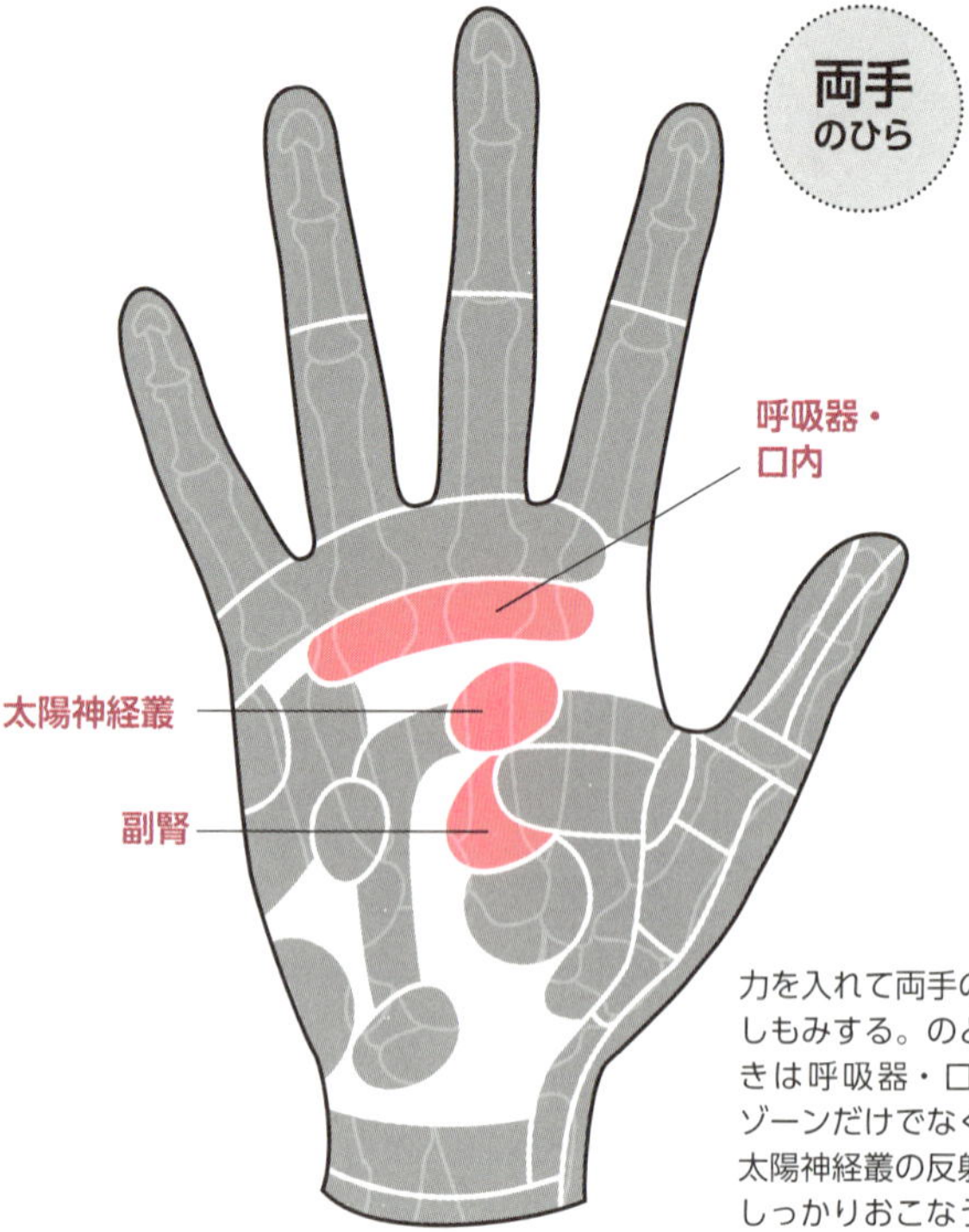

力を入れて両手のひらを押しもみする。のどが痛いときは呼吸器・口内の反射ゾーンだけでなく、副腎と太陽神経叢の反射ゾーンもしっかりおこなう。

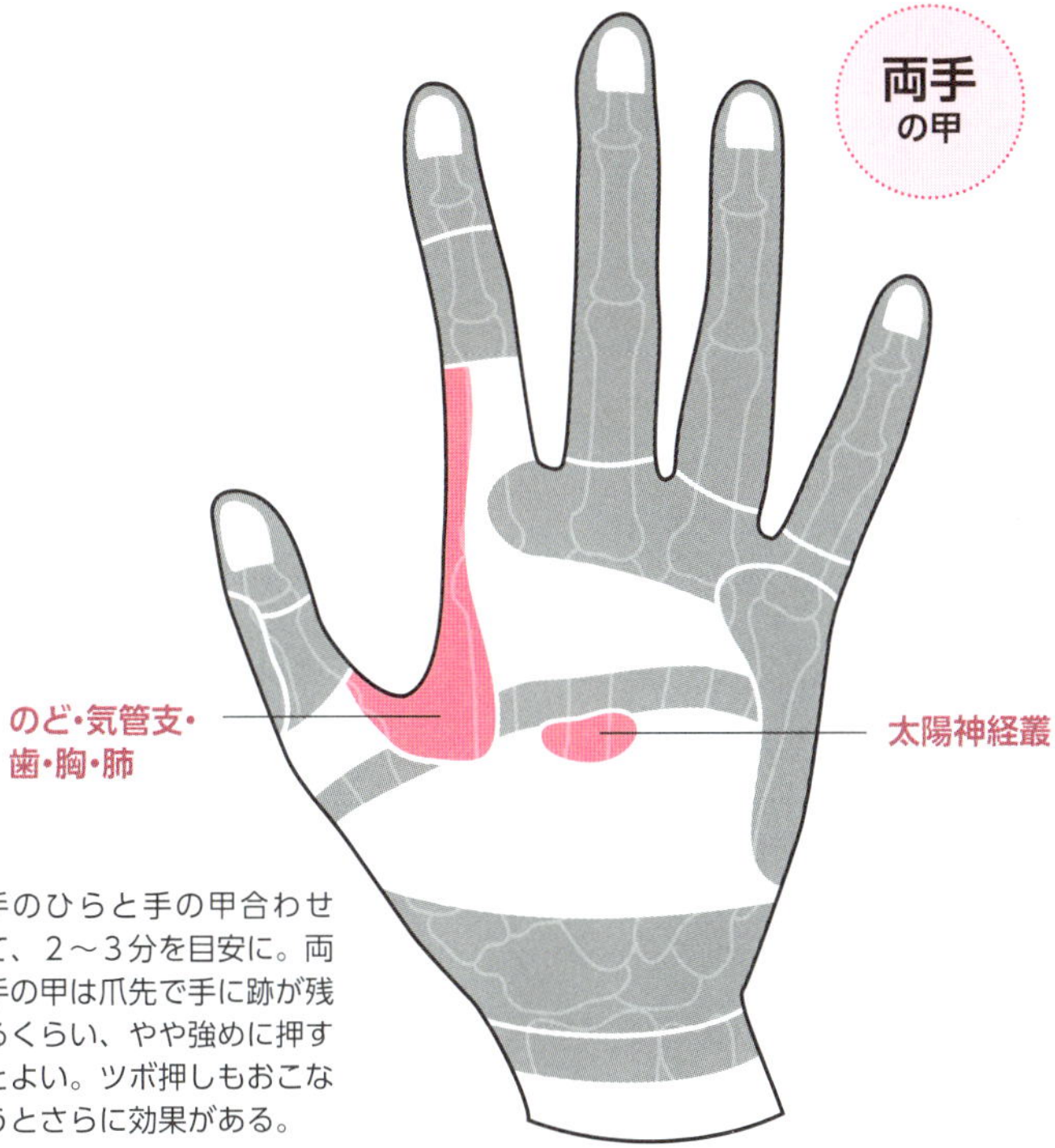

手のひらと手の甲合わせて、2～3分を目安に。両手の甲は爪先で手に跡が残るくらい、やや強めに押すとよい。ツボ押しもおこなうとさらに効果がある。

のどの痛みのおもな原因は、花粉症や扁桃炎によるものです。よくうがいすることで予防することができます。また睡眠中のいびきや口呼吸をするクセのある人も、のどが痛くなることがあります。のどの使いすぎで声帯が炎症を起こすカラオケ症候群という症状もあります。かぜをひいたり、疲れがたまっていたりすると、細菌やウイルスの体内への侵入を防ぐ扁桃腺の働きが弱まって、扁桃炎になりやすくなります。手にある呼吸器・口内の反射ゾーンを刺激すれば、赤く腫れてしまった炎症を抑えます。この刺激には扁桃腺の働きを高める作用もあるので、よくのどを使う人はこのゾーンを刺激するようにしましょう。

生体防衛反応を強め、たんをだしやすくする

せき・たん

❶右手のひら ▶ ❷左手のひら ▶ ❸右手の甲 ▶ ❹左手の甲

刺激法

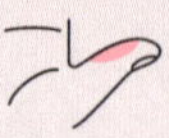

手のひら

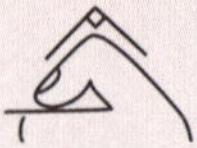

手の甲

力加減

中

手のひらと手の甲

目安のもみ時間

手のひら左右で　1分

手の甲左右で　1分

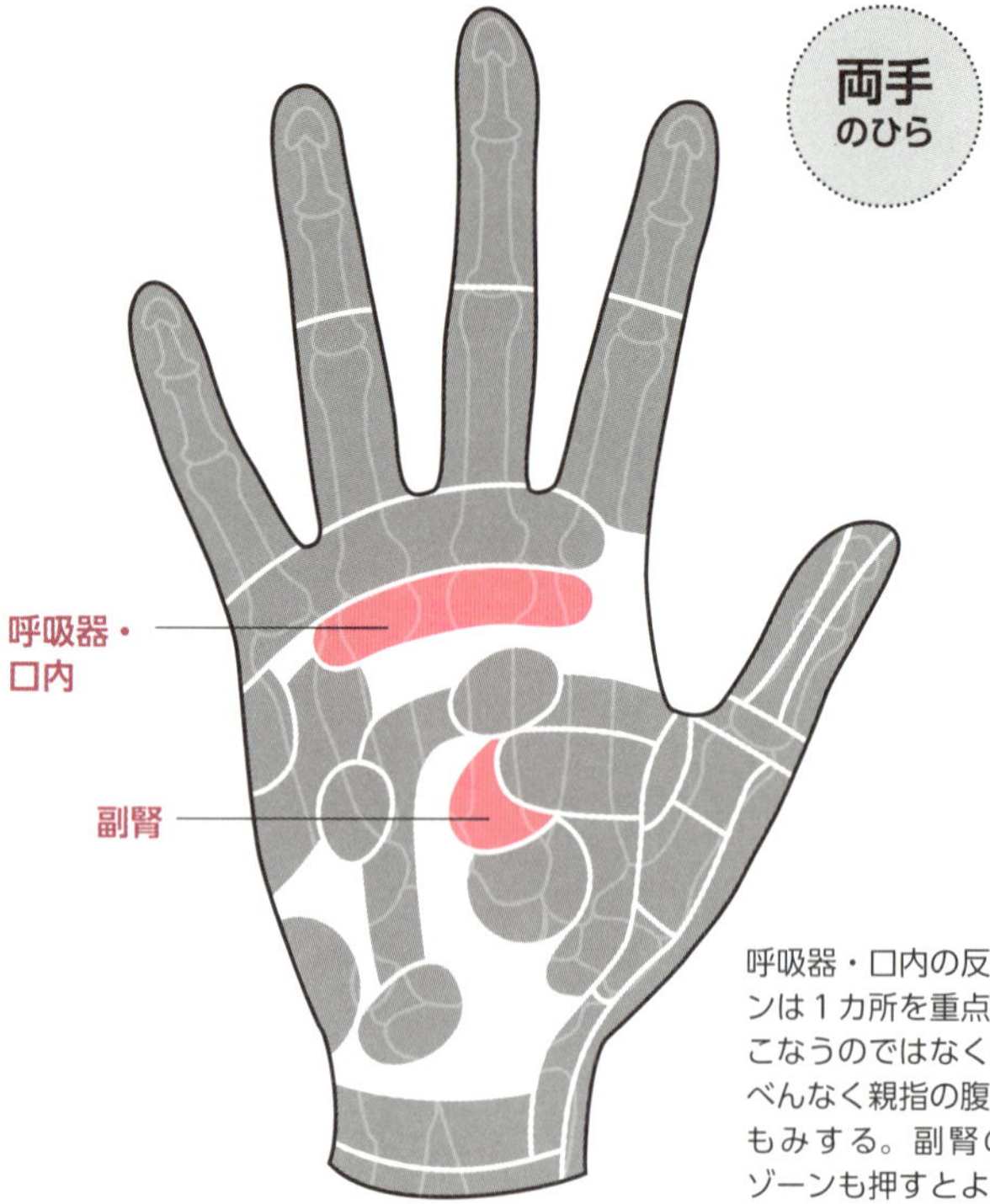

呼吸器・口内の反射ゾーンは１カ所を重点的におこなうのではなく、まんべんなく親指の腹で押しもみする。副腎の反射ゾーンも押すとよい。

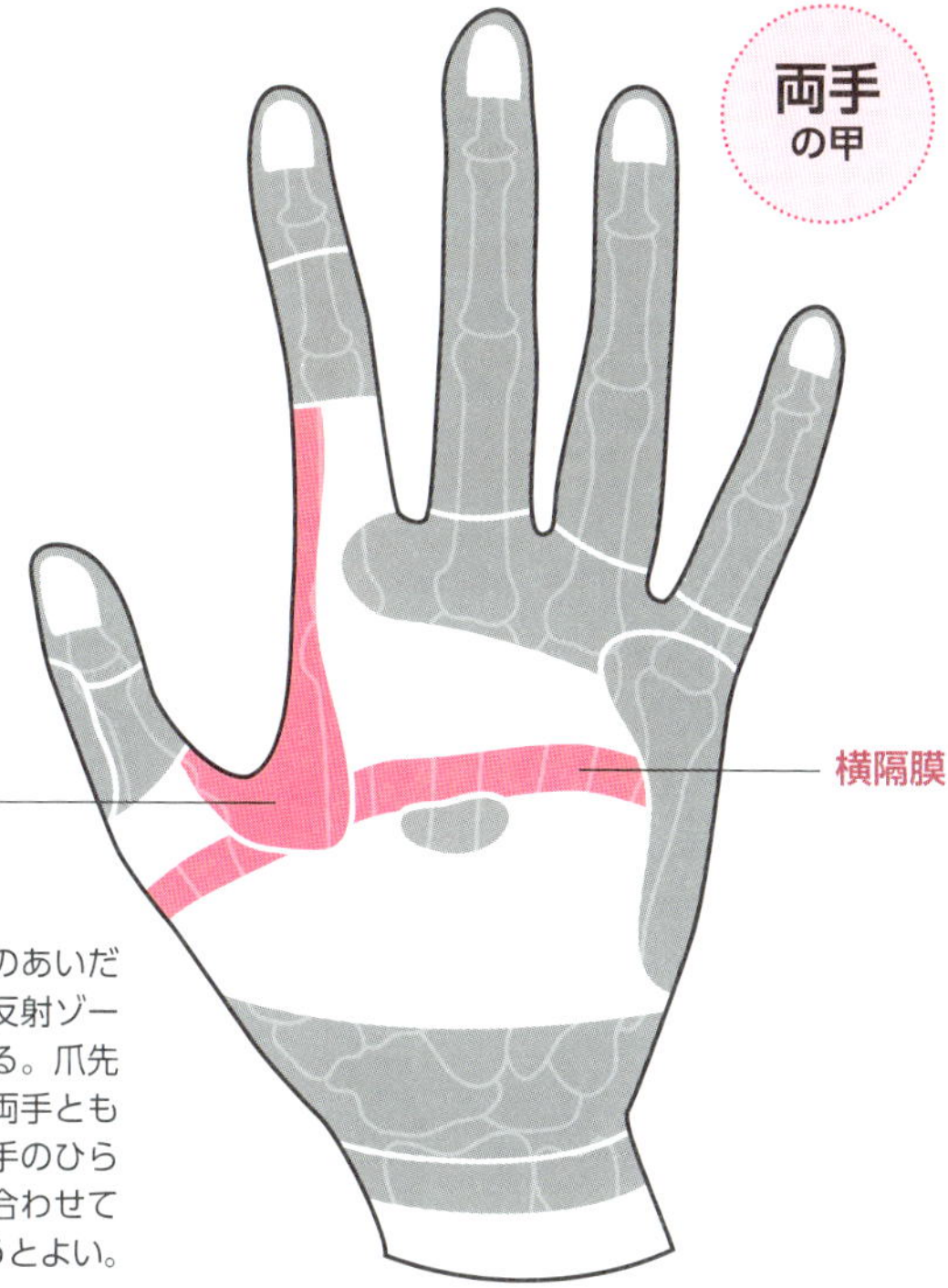

人差し指と親指のあいだにはたくさんの反射ゾーンが集まっている。爪先を押しあてて、両手ともしっかり押す。手のひらと手の甲、両手合わせて2〜3分おこなうとよい。

からだには本来自然治癒力が備わっているので、反射ゾーンを刺激することでせきやたんを鎮め、気管支と肺の働きを高める作用が期待できます。コンコンという乾いたせきは、気道に侵入したホコリやゴミなどの異物を追いだそうとする反応で、のどに絡むような湿ったせきは、気道内の分泌物（たん）を排出しようとして起こる反応です。どちらもからだを守るための生体防衛反応です。気管支が弱い人は気管支炎になりやすく、この病気は少しずつ進行して慢性化しやすく、かぜもひきやすくなります。せきがとまらないと体力を消耗し、ますます悪化させてしまうことにもなりかねません。早めに退治しておきましょう。

花粉などのアレルギーを根本的に改善

鼻水・鼻づまり

❶右手のひら ▶ ❷左手のひら ▶ ❸右手の甲 ▶ ❹左手の甲

刺激法	力加減	目安のもみ時間
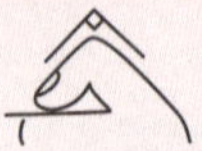 手のひらと手の甲	中 手のひらと手の甲	手のひら左右で　1分 手の甲左右で　1分

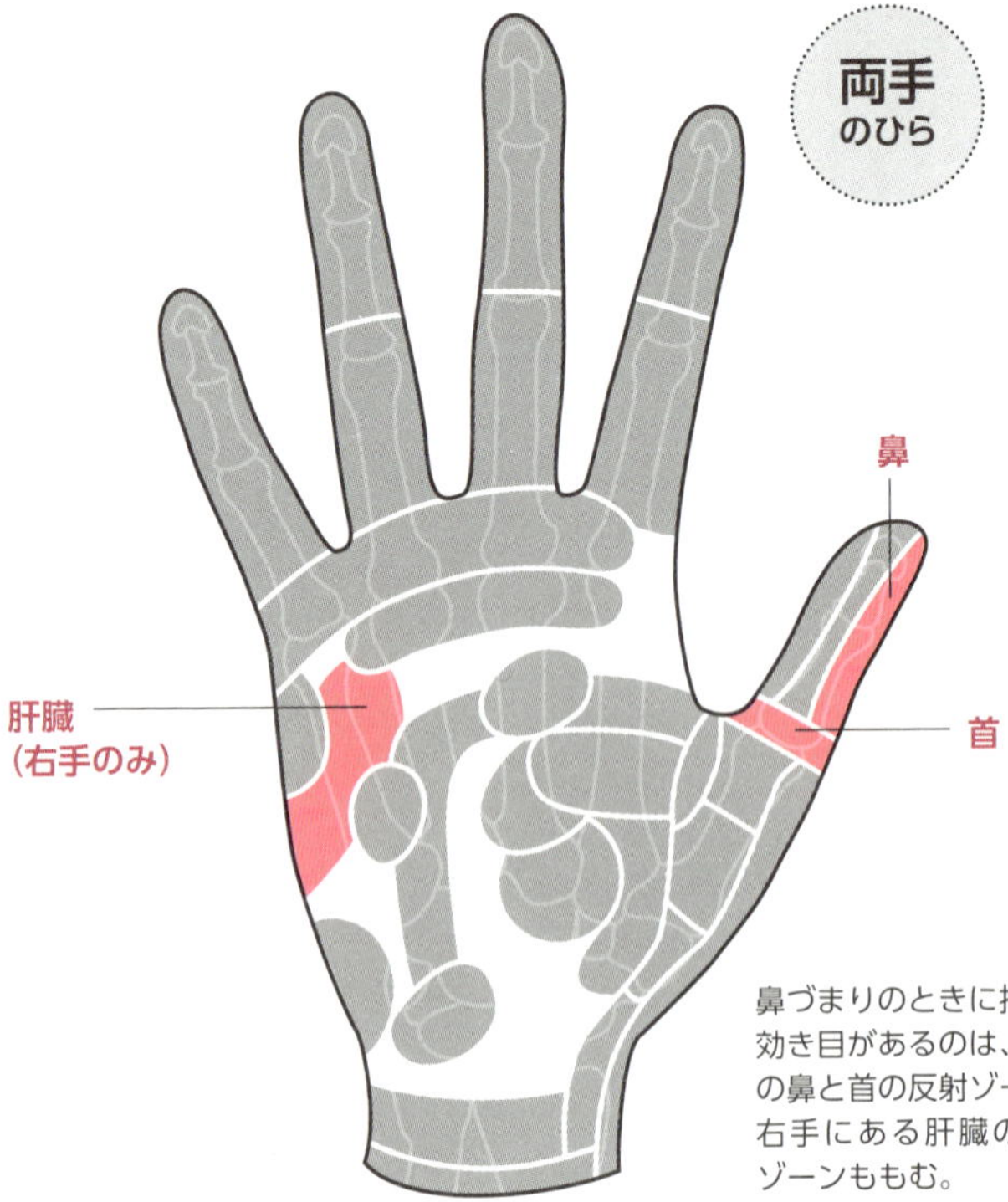

鼻づまりのときに押すと効き目があるのは、両手の鼻と首の反射ゾーン。右手にある肝臓の反射ゾーンももむ。

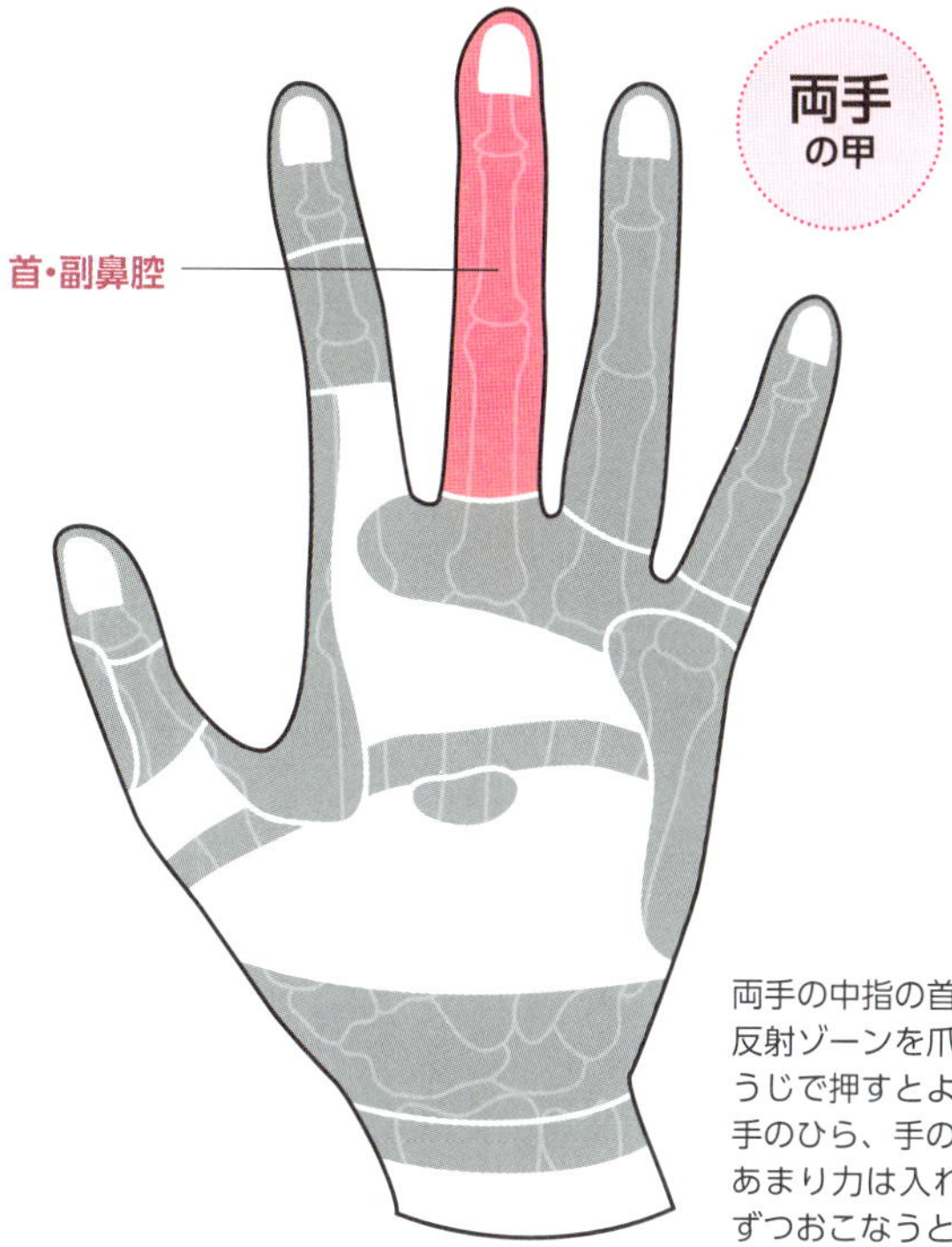

両手の中指の首・副鼻腔の反射ゾーンを爪先やつまようじで押すとよい。両方の手のひら、手の甲どちらもあまり力は入れずに、1分ずつおこなうとよい。

鼻には酸素のだし入れをする役目があるだけではなく、空気に適度な湿り気を与えてゴミや雑菌の侵入を防ぐ働きがあります。鼻づまりになるのは、鼻粘膜が炎症を起こして腫れているためです。鼻炎、蓄膿《ちくのう》症、副鼻腔炎などが原因です。心因性のものもあり、気温の変化や環境の変化でくしゃみや鼻水がでやすい人は、変化に敏感な体質といえるでしょう。鼻の通りが悪いと酸素欠乏症になり、集中力も落ちるので、手足のダブル刺激法をすればやる気アップにもつながります。一緒に、鼻のマッサージをするとより効果的です。鼻の両脇を下から上にマッサージすると、鼻腔の血液循環が促進され、鼻の通りがよくなります。

胃液の分泌を正常に戻し疲れた胃を癒す

胸やけ

❶右手のひら ▶ ❷左手のひら ▶ ❸左手の甲 ▶ ❹右手の甲

刺激法	力加減	目安のもみ時間
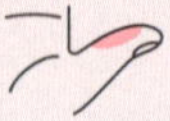 手のひらと手の甲	弱 手のひらと手の甲	手のひら左右で 1分 手の甲左右で 1分

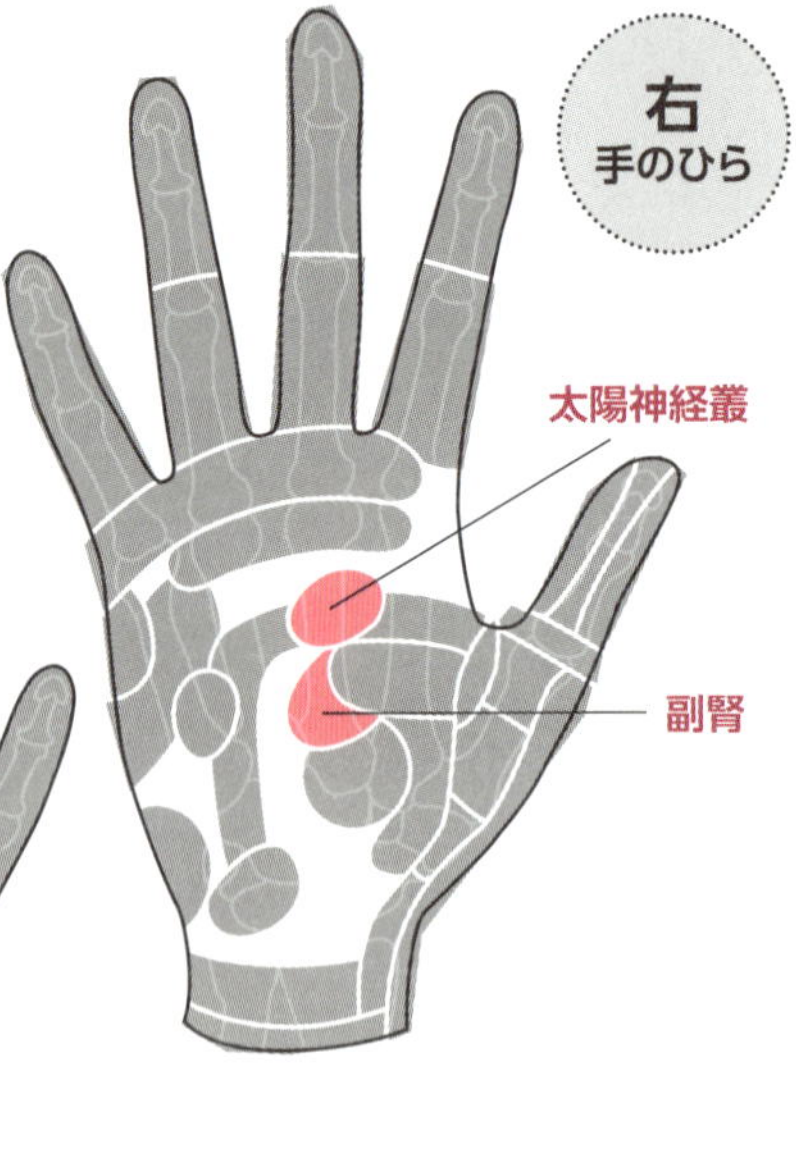

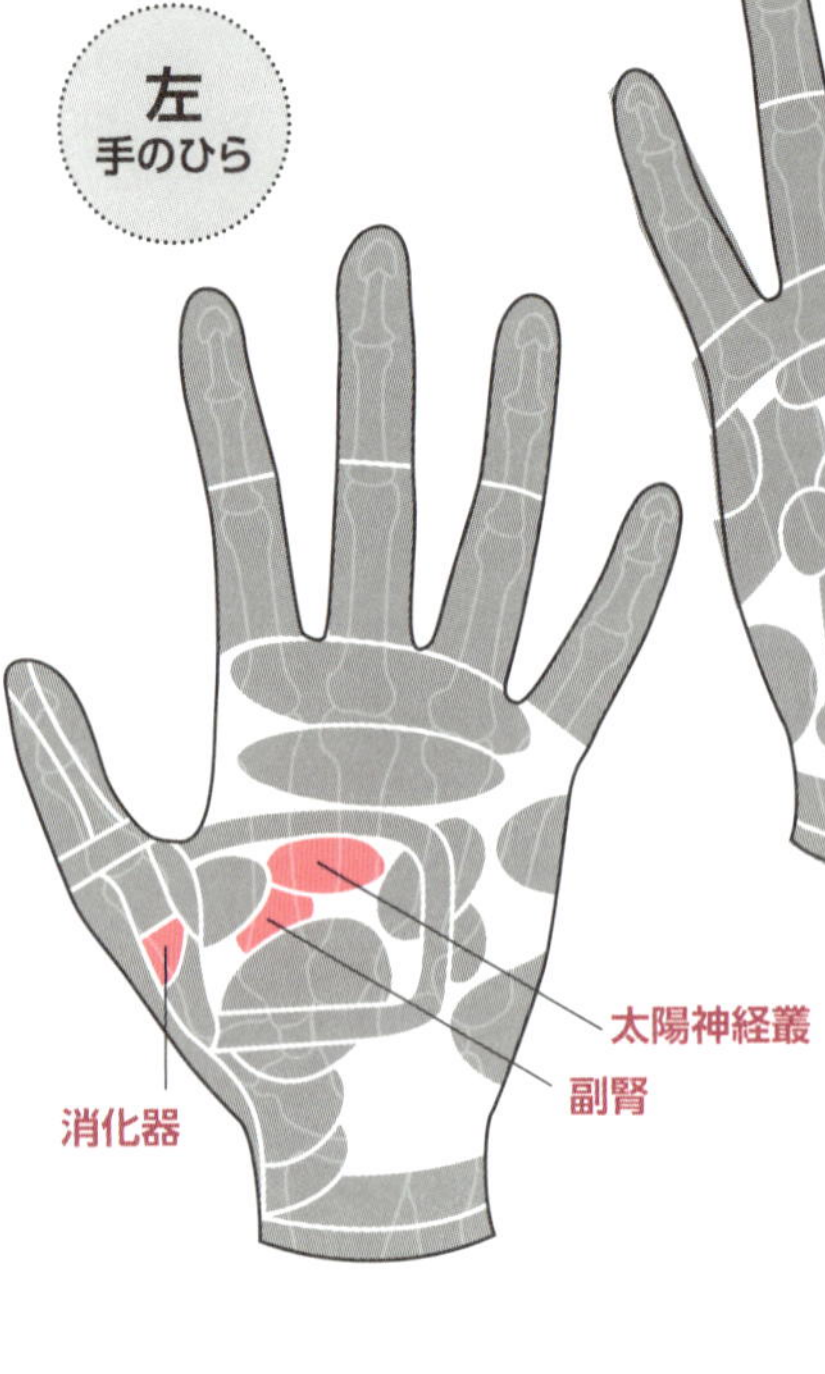

胸やけには、太陽神経叢や副腎と消化器の反射ゾーンが効果的。消化器の反射ゾーンは両手にあるが、左手のほうが胸やけに効く。

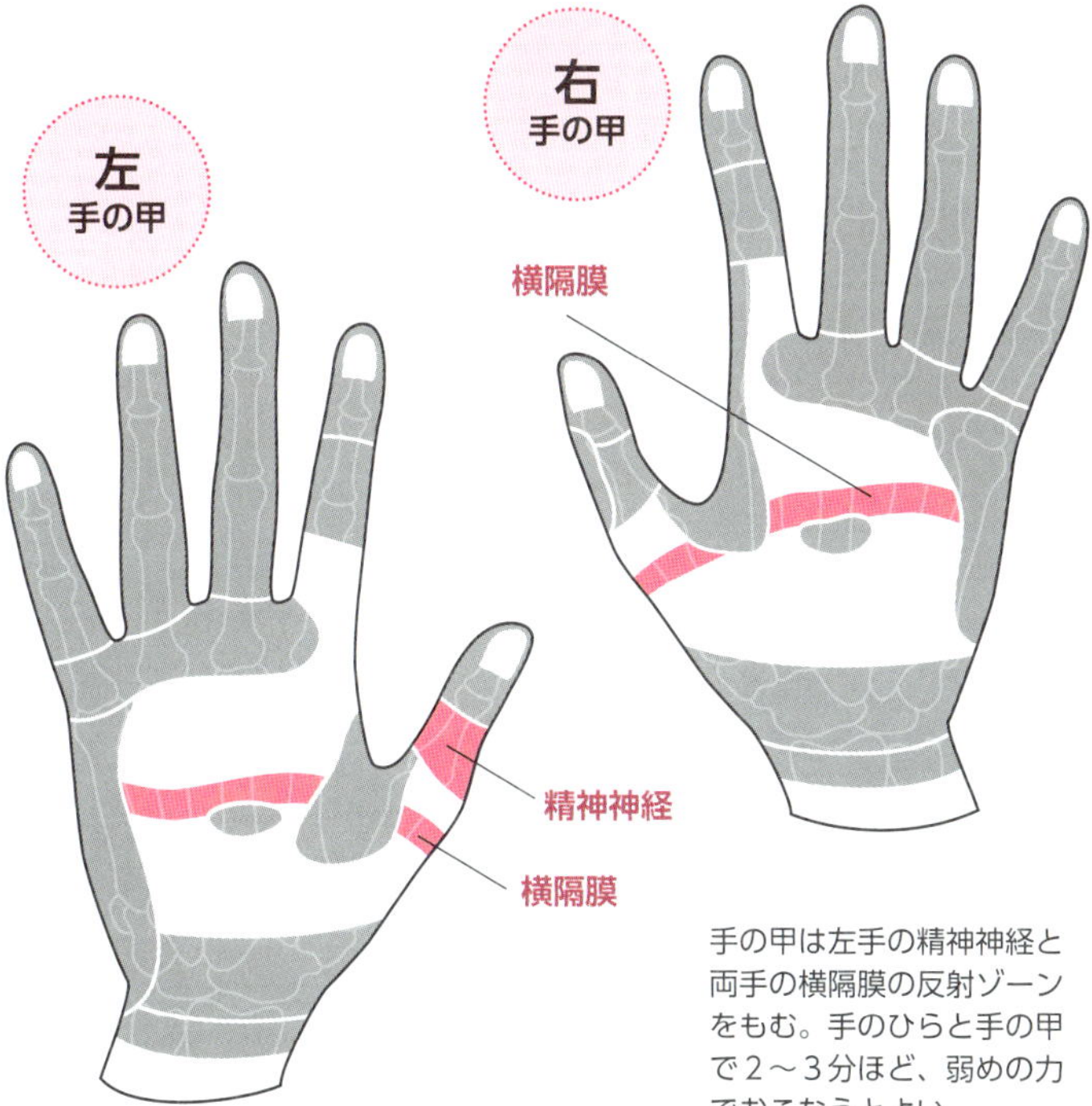

手の甲は左手の精神神経と両手の横隔膜の反射ゾーンをもむ。手のひらと手の甲で2～3分ほど、弱めの力でおこなうとよい。

二日酔いの症状のひとつに胸やけがあるように、原因の多くは食べすぎ、飲みすぎです。肉食が続くとからだが酸性になって胸やけを引き起こします。酸味の強い食べ物やコーヒー、香辛料なども胸やけの原因になることがあります。人間関係などのストレスが原因で自律神経のバランスがくずれると、胃酸の分泌も乱れ、胸やけを起こすこともあります。

また、太りすぎも大きな要因のひとつです。妊婦がよく胸やけを起こすように、肥満などによって腹圧が上昇し、胃の一部が横隔膜に絡んで胃の内容物や胃酸が逆流してしまうからです。胃炎や十二指腸潰瘍などの病気も考えられますが、まずは暴飲暴食を避けましょう。

自律神経のバランスを整え、胃液分泌量を正常化

食欲不振

❶右手のひら ▶ ❷左手のひら ▶ ❸右手の甲 ▶ ❹左手の甲

刺激法	力加減	目安のもみ時間
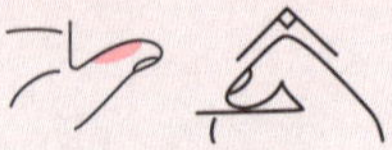 手のひらと手の甲	中 手のひらと手の甲	手のひら左右で 2分 手の甲左右で 1分

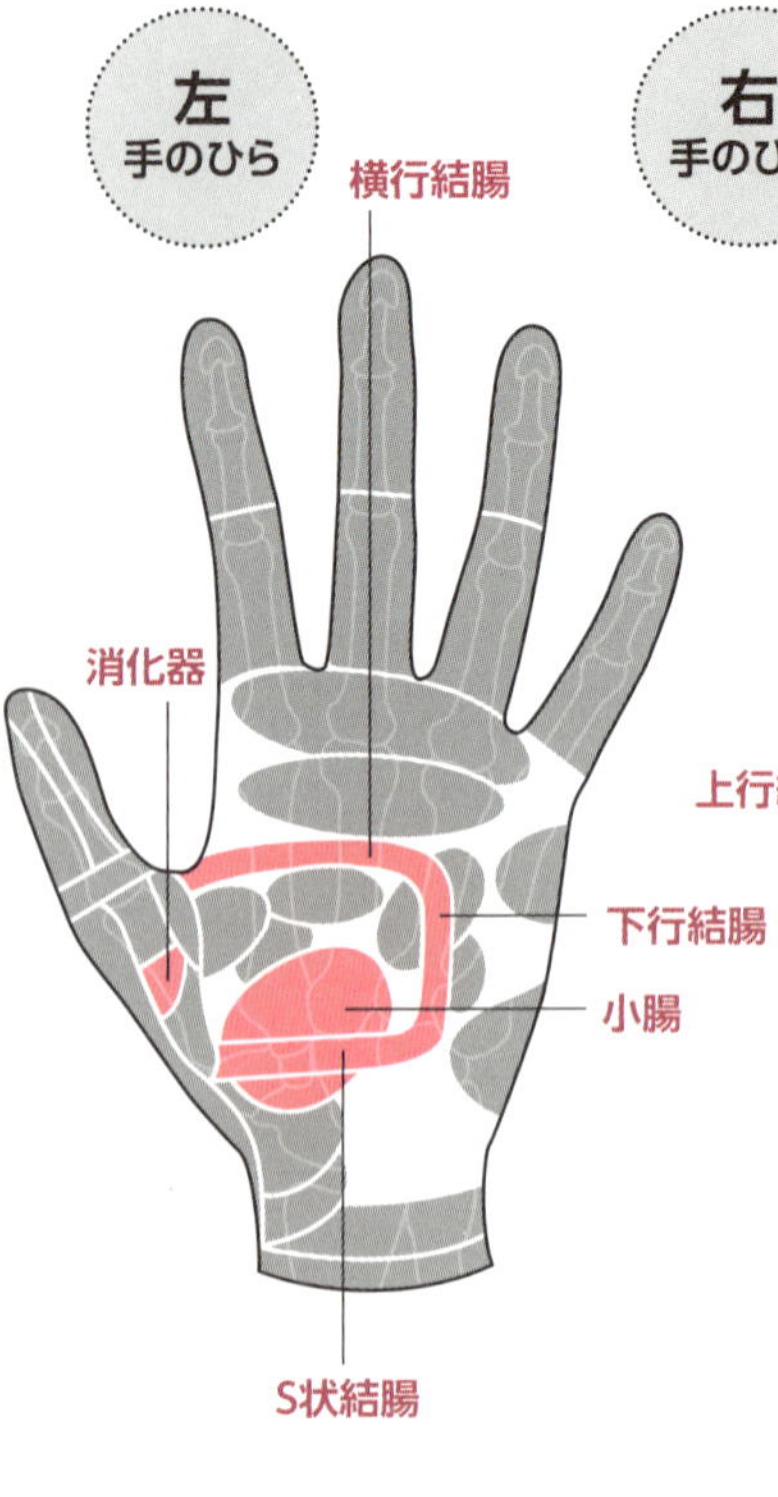

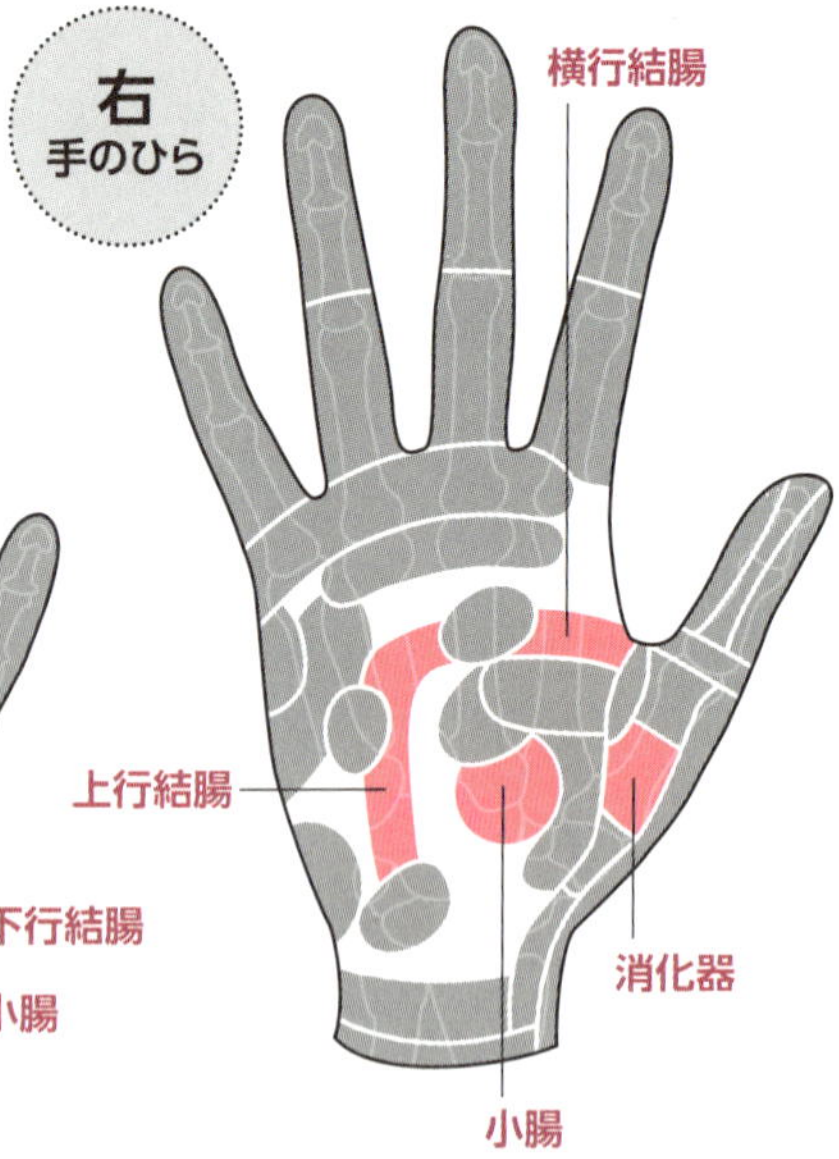

まずは消化器の反射ゾーンを爪先で押すとよい。次に腸に関連するゾーンを親指の腹で押す。あまり力を入れる必要はない。

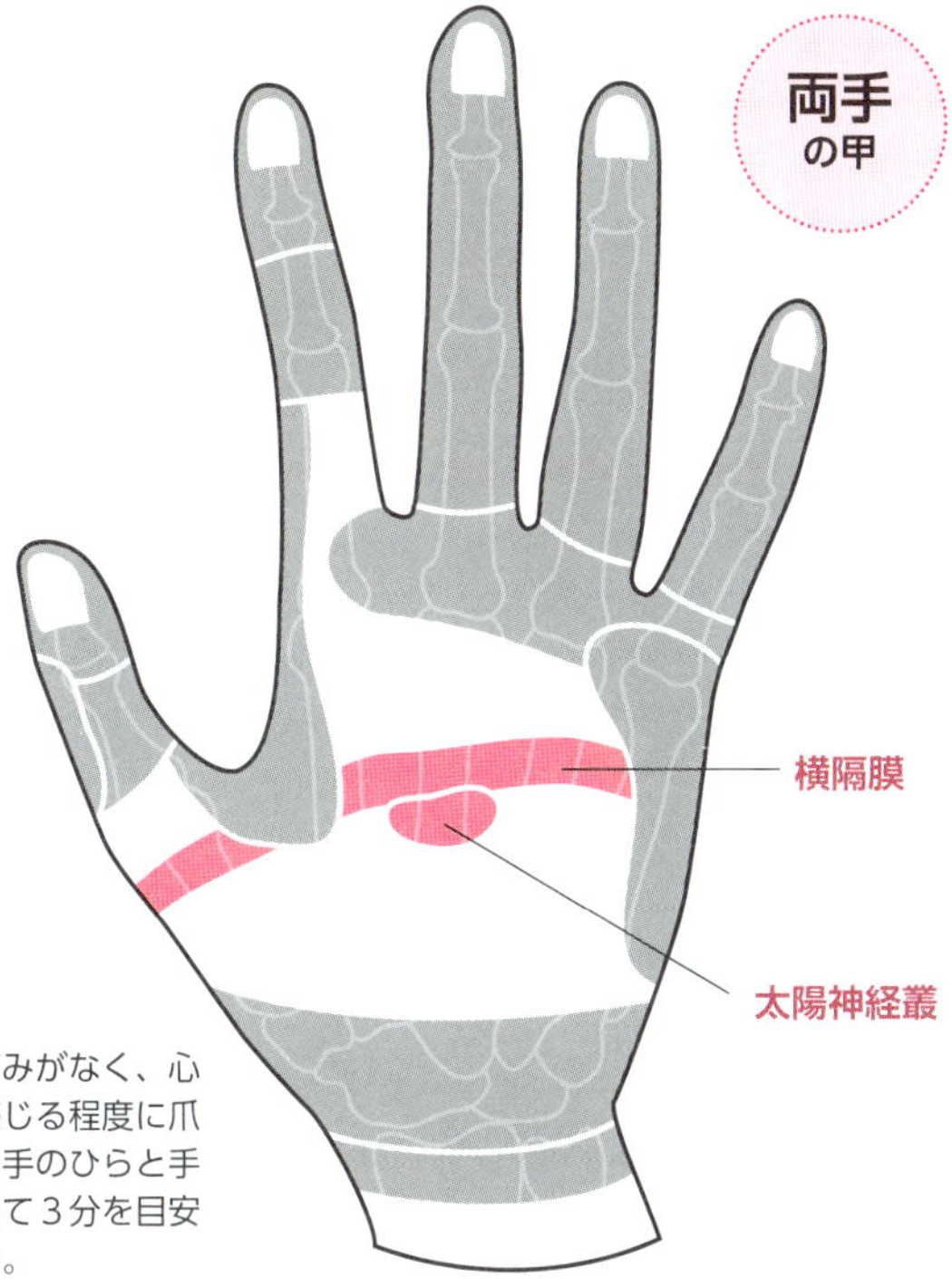

力加減は痛みがなく、心地よいと感じる程度に爪先で押す。手のひらと手の甲合わせて３分を目安におこなう。

心身ともに元気なのに食欲がないときは、膵炎や甲状腺機能の低下などの病気も考えられますが、失恋のような精神的ショックがあると食欲がなくなります。気分が落ち込むと、なにを食べてもおいしくない、食欲がないといった症状があらわれます。それは感情の乱れや緊張、不安などによって、胃液の分泌をつかさどる自律神経のバランスが乱れるからです。イライラしていると胃液の分泌が抑えられ、食べたものが消化されずに胃にとどまるため食欲が減退します。体調が悪いときの食欲不振は、胃腸が食事を必要としていないサイン。消化にはかなりのエネルギーを消耗するので、食べたくないときは胃腸を休ませましょう。

肩関節の運動も一緒にやると効果倍増

四十肩・五十肩

❶右手のひら ▶ ❷左手のひら ▶ ❸右手の甲 ▶ ❹左手の甲

刺激法		力加減		目安のもみ時間	
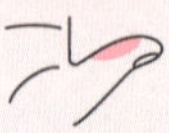	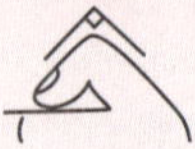	強	中	手のひら左右で	1分
手のひら	手の甲	手のひら	手の甲	手の甲左右で	1分

両手のひら

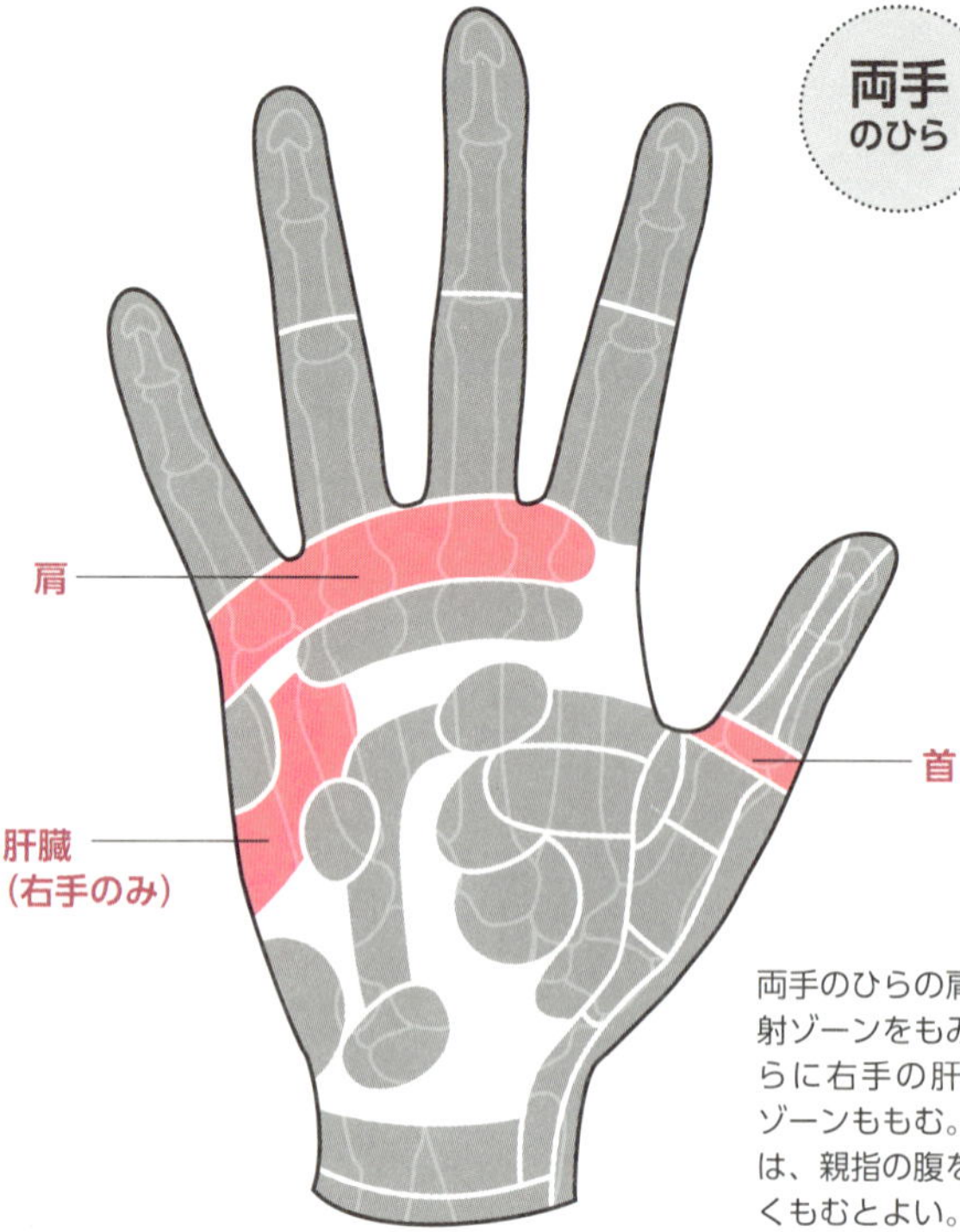

両手のひらの肩と首の反射ゾーンをもみ込み、さらに右手の肝臓の反射ゾーンももむ。手のひらは、親指の腹を使って強くもむとよい。

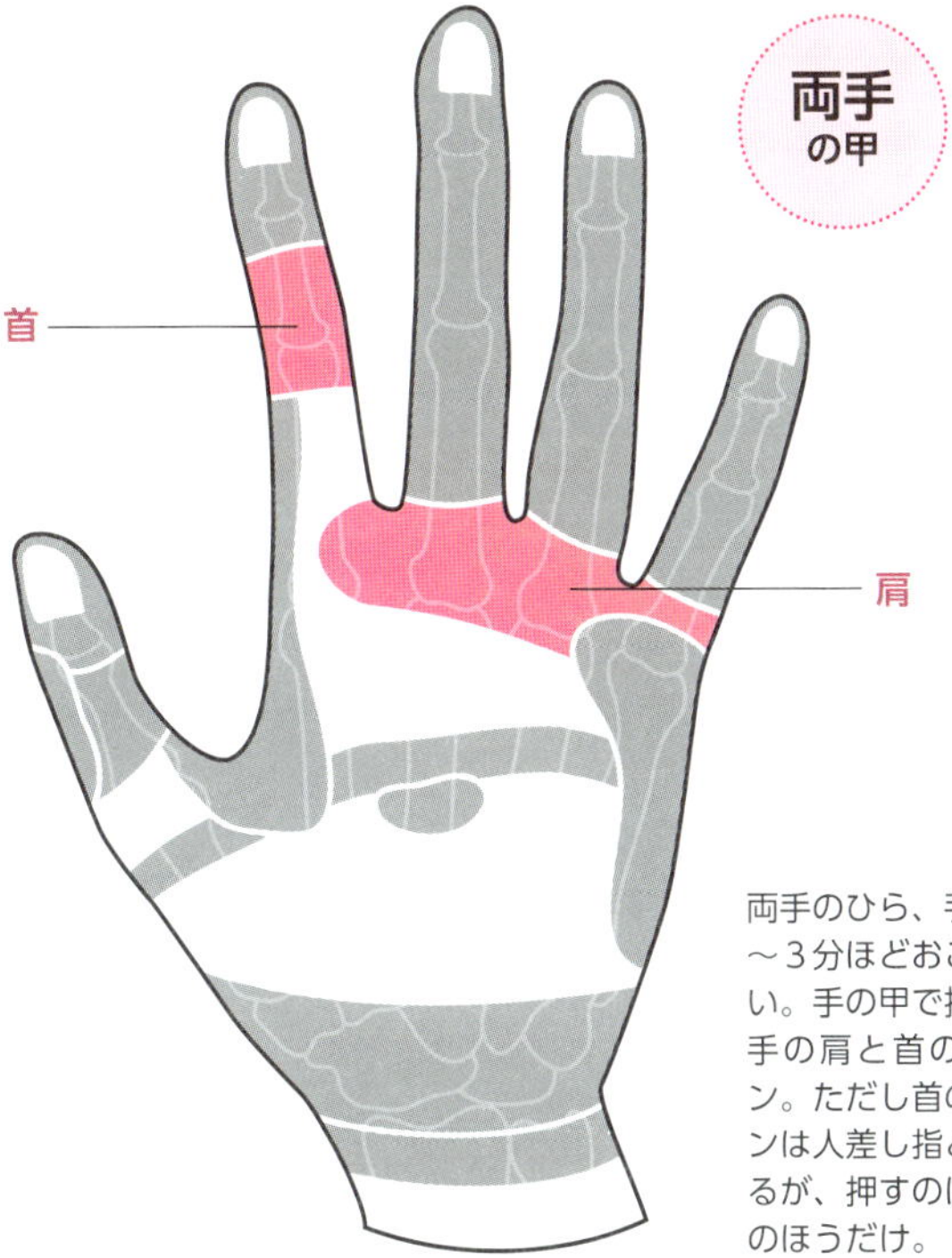

両手のひら、手の甲で2〜3分ほどおこなうとよい。手の甲で押すのは両手の肩と首の反射ゾーン。ただし首の反射ゾーンは人差し指と中指にあるが、押すのは人差し指のほうだけ。

胃の不調や、心理的に不安な状態にある人は右肩に痛みが、肝臓や胆のうに不調がある人は左肩に痛みがあらわれるという傾向があります。体型的にはなで肩の人や貧血の人がなりやすく、痛くて腕が肩よりあがらない、後ろに腕をまわせないといった症状がみられます。加齢によって肩関節の周囲組織がすり切れ、炎症を起こすためといわれていますが、実際にははっきりとは解明されていません。しかし水泳選手は、肩関節をよく動かすので四十肩・五十肩にはなりにくいようです。肩や腕をあまり動かさないと、かたまって炎症を起こしやすいので、日頃から肩関節まわりをよく動かすようにすると予防につながります。

腸機能を正常化し、心因性の下痢も改善

下痢

❶右手のひら ▶ ❷左手のひら ▶ ❸右手の甲 ▶ ❹左手の甲

刺激法

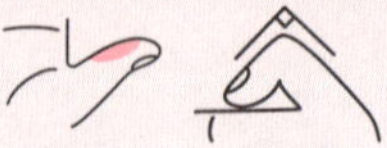

手のひら　手の甲

力加減

強

手のひらと手の甲

目安のもみ時間

手のひら左右で	2分
手の甲左右で	1分

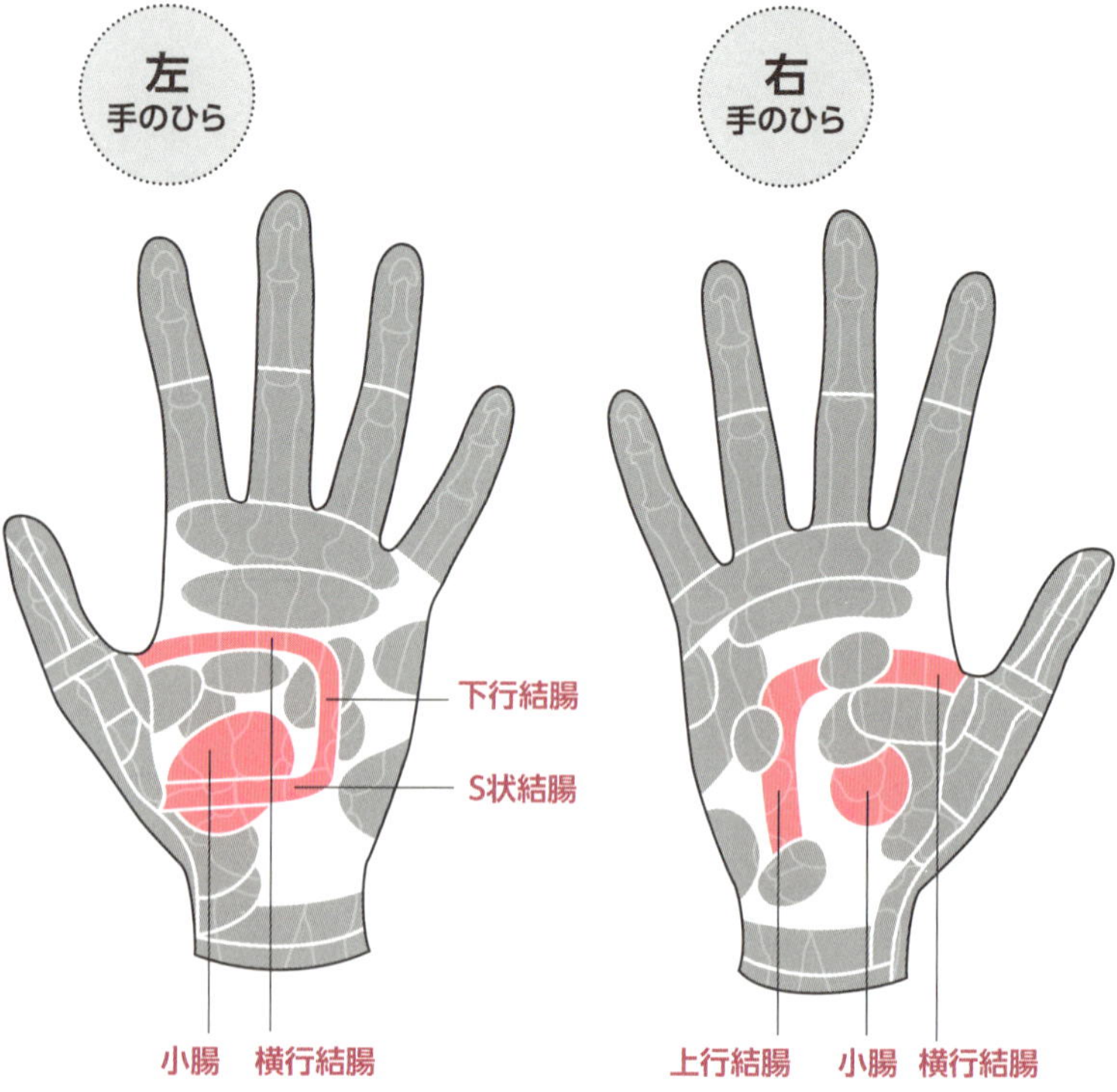

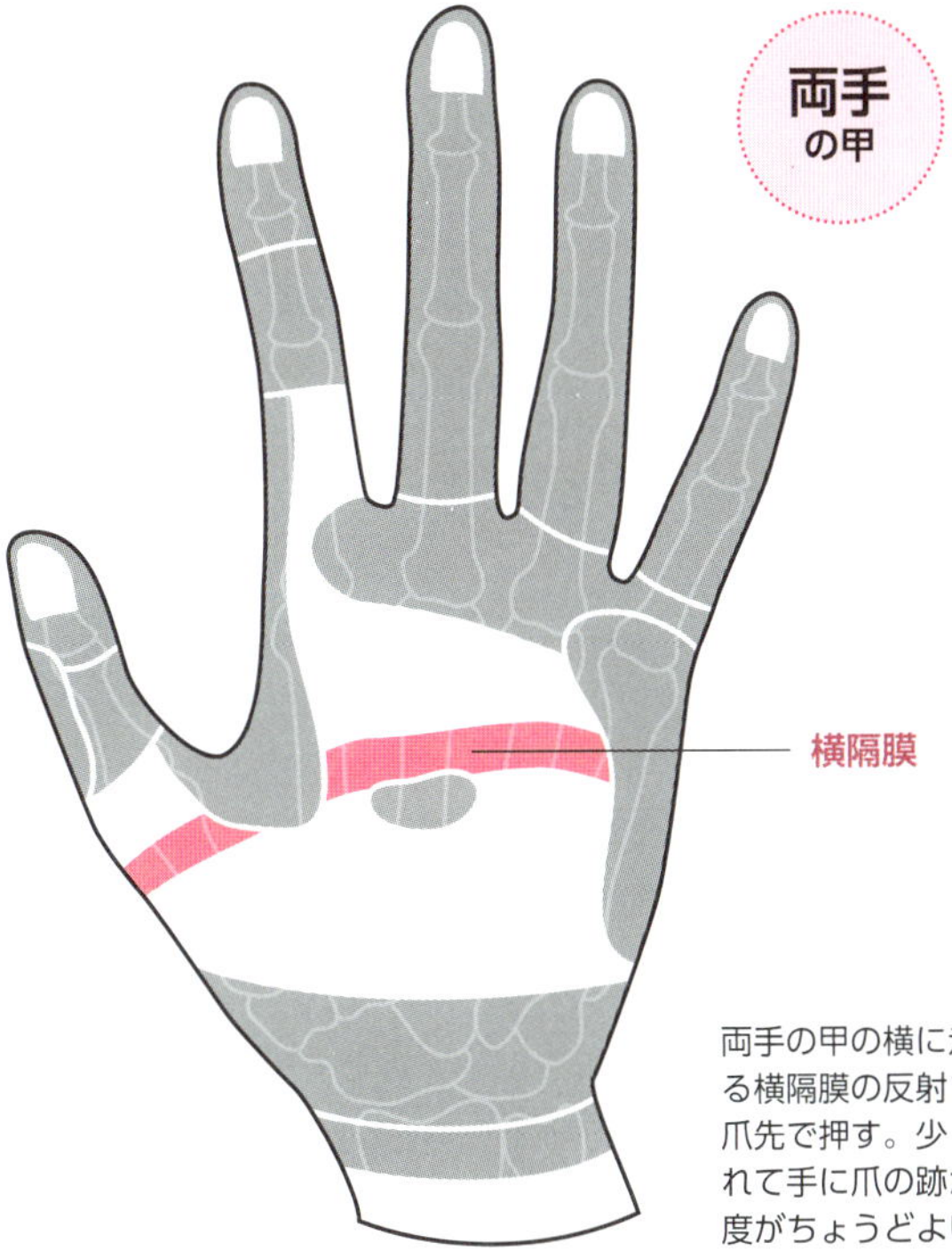

両手の甲の横に走っている横隔膜の反射ゾーンを爪先で押す。少し力を入れて手に爪の跡が残る程度がちょうどよい。

細菌やウイルスなどを退治するためにからだは免疫力を備えていますが、その約8割は腸にあるといわれています。下痢の原因はいくつかありますが、ひとつは食あたり、食べすぎ、飲みすぎ、刺激物などの「食事要因」です。ほかには過労、かぜ、からだの冷えによる「身体的要因」、緊張や精神的な不安、対人関係、環境の変化などによる「精神的要因」があげられます。腸のぜん動運動は自律神経によって支配されているため、自分の意思ではコントロールできません。反射刺激法では、下痢をとめるというより、腸機能を正常に戻すのに効果的です。熱や嘔吐をともなう下痢は危険信号なので、病院で受診しましょう。

胃弱体質を改善し、不安からくる酔いも防ぐ

乗りもの酔い

❶右手のひら ▶ ❷左手のひら ▶ ❸右手の甲 ▶ ❹左手の甲

刺激法	力加減	目安のもみ時間
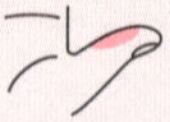 手のひらと手の甲	弱 手のひらと手の甲	手のひら左右で　2分 手の甲左右で　2分

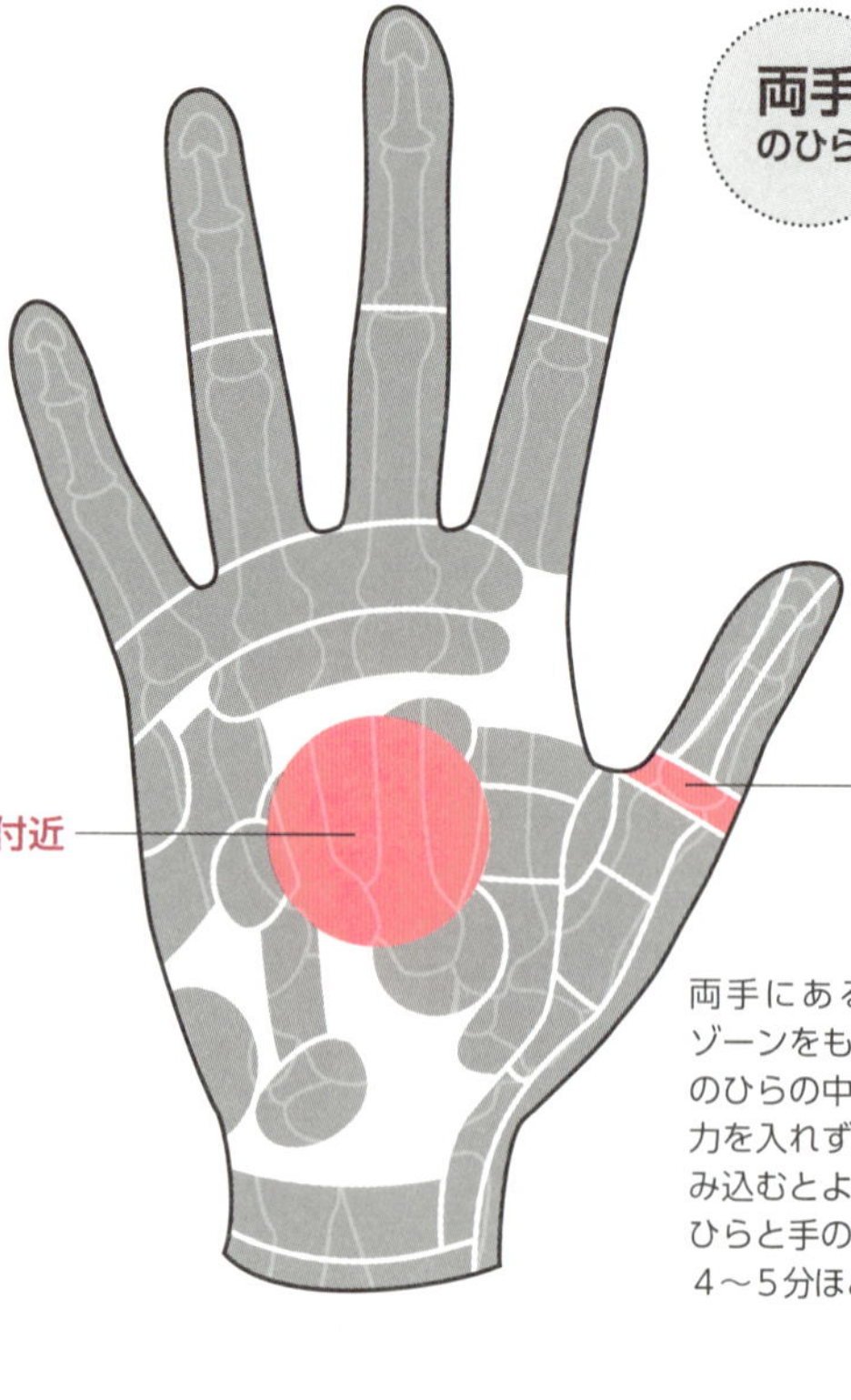

両手にある首の反射ゾーンをもんだら、手のひらの中心付近を、力を入れず指の腹でもみ込むとよい。両手のひらと手の甲でおよそ4～5分ほどおこなう。

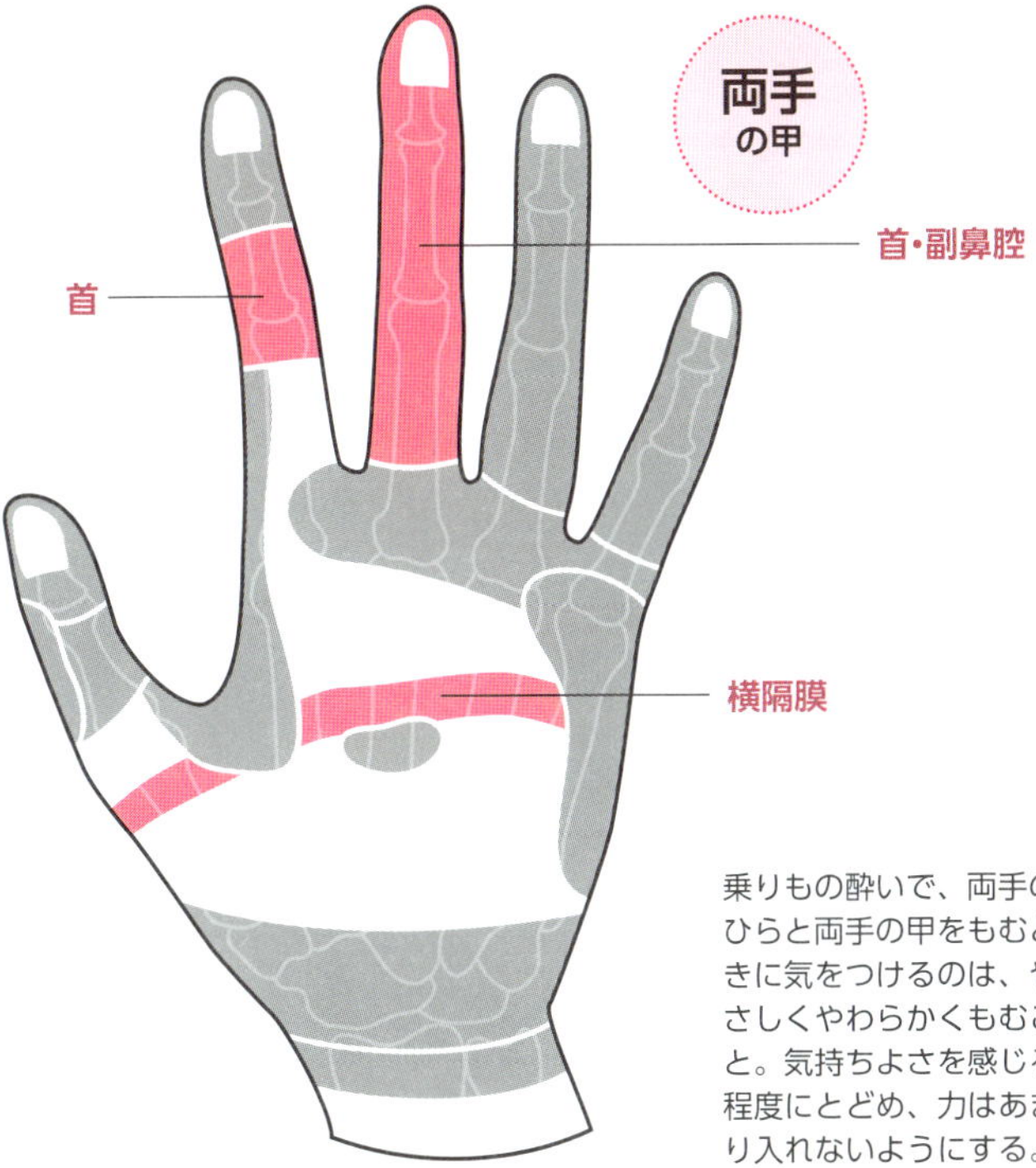

乗りもの酔いで、両手のひらと両手の甲をもむときに気をつけるのは、やさしくやわらかくもむこと。気持ちよさを感じる程度にとどめ、力はあまり入れないようにする。

乗りもの酔いは三半規管に関係し、揺れやスピードによって平衡感覚がくるってしまうのが原因です。乗る場所は、船なら真んなか、バスや飛行機なら前のほうが比較的揺れません。寝不足だったり、疲れがたまっていたり、暴飲暴食したあとは酔いやすくなります。空腹時、満腹時も酔いやすいので、長時間乗りものに乗るときは、当日まで十分体調を整えておくことが大切です。一度酔うとまた酔うのではないかと不安になり、それが原因でますます酔いやすくなります。神経質な人や胃弱体質の人がなりやすく、過保護に育った子どもほど酔いやすい傾向があります。「絶対に酔わない」と自己暗示をかけるのも効果的です。

暴飲暴食による胃の痛みをやさしく緩和

胃の痛み

❶右手のひら ▶ ❷左手のひら ▶ ❸右手の甲 ▶ ❹左手の甲

刺激法	力加減	目安のもみ時間
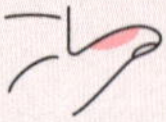 手のひらと手の甲	中 手のひらと手の甲	手のひら左右で　2分 手の甲左右で　2分

両手
のひら

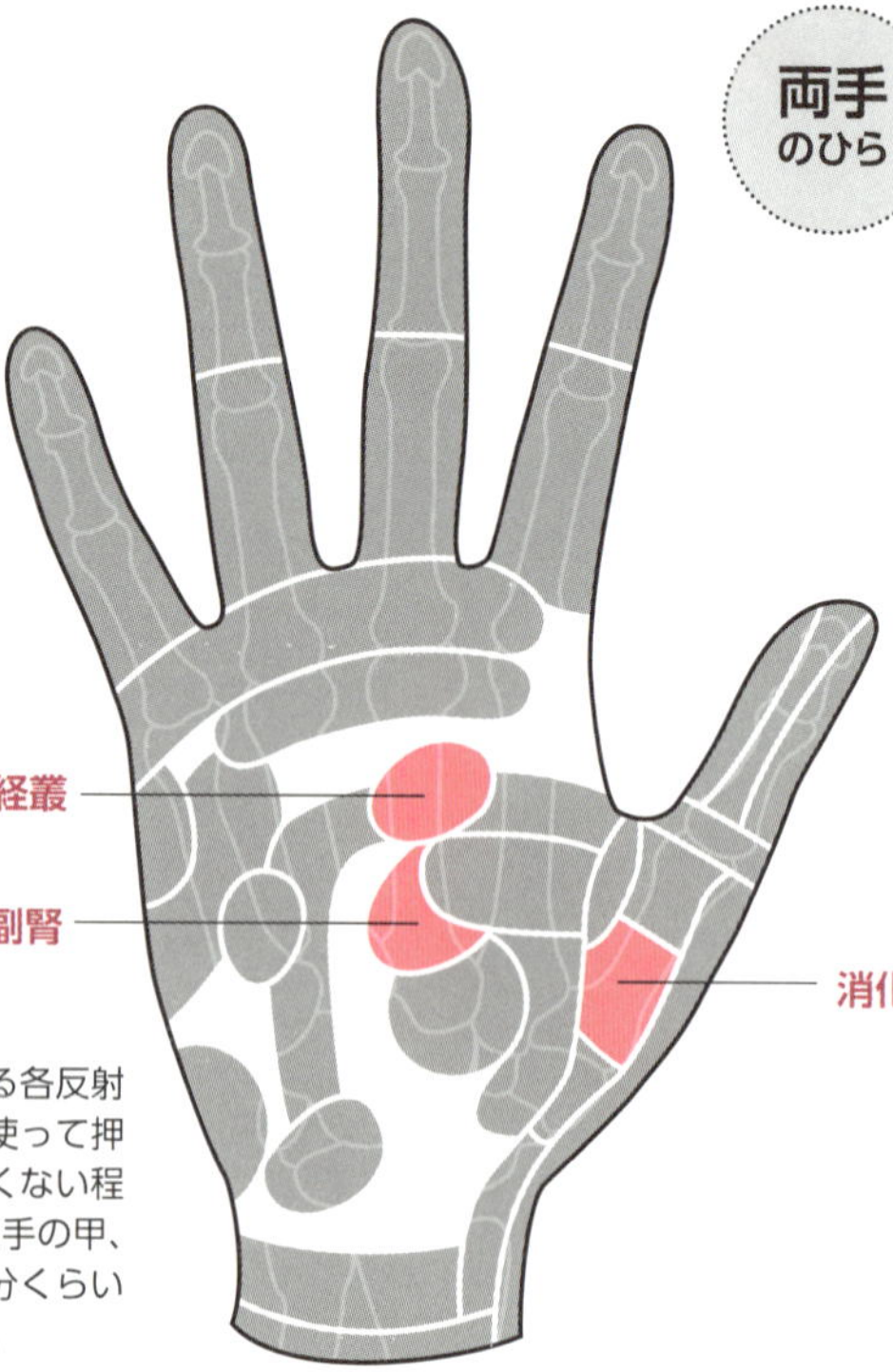

両手のひらにある各反射ゾーンを親指を使って押す。力加減は痛くない程度で、手のひらと手の甲、合わせて１回４分くらいおこなうとよい。

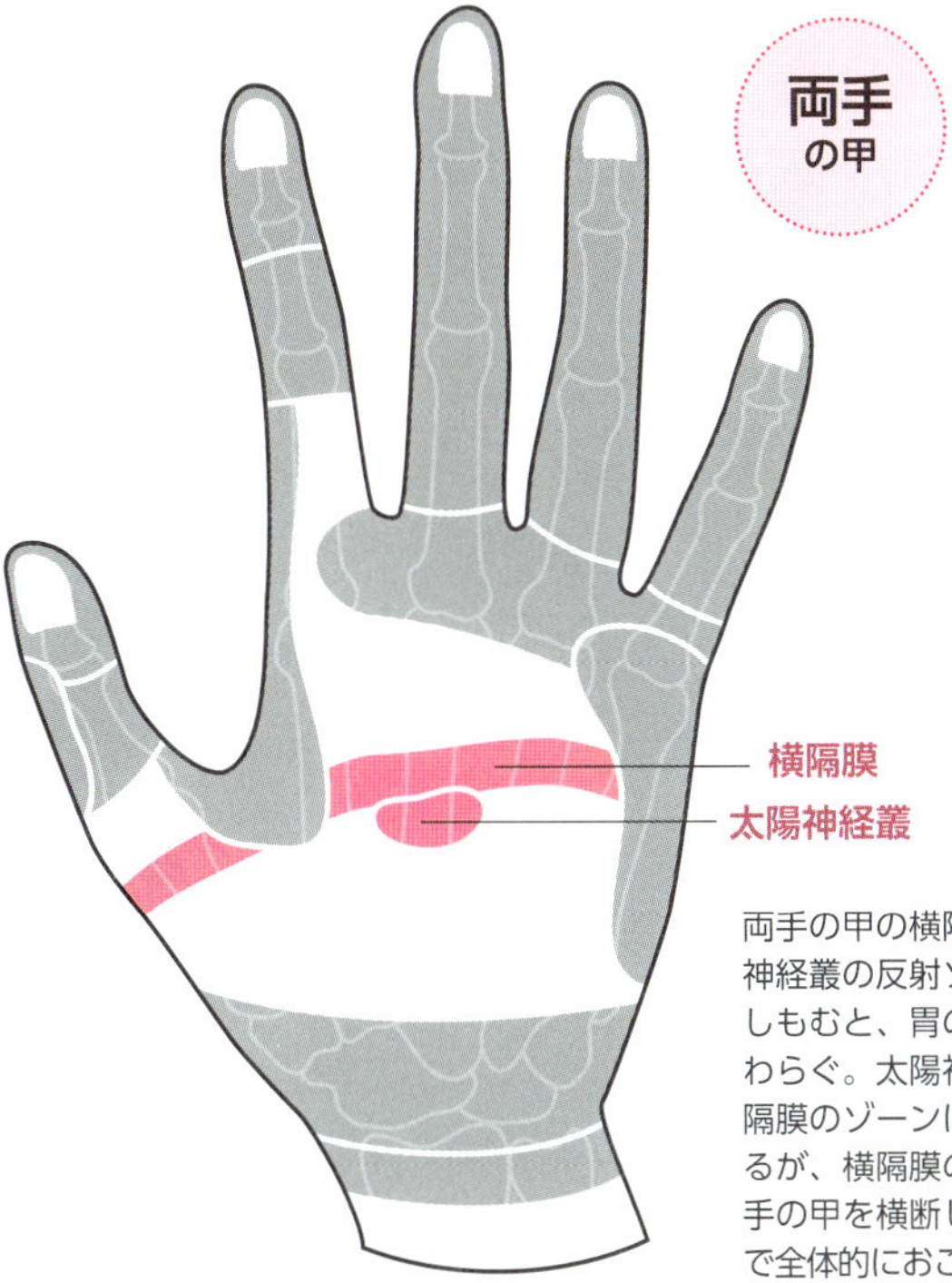

両手の甲の横隔膜と太陽神経叢の反射ゾーンを押しもむと、胃の痛みがやわらぐ。太陽神経叢と横隔膜のゾーンは近くにあるが、横隔膜のゾーンは手の甲を横断しているので全体的におこなうこと。

胃痛は、胃の粘膜や胃の筋肉のけいれんによるもので、空腹時や食後、夜間に起こりやすいのが特徴です。おもな原因は暴飲暴食や過度のダイエット。ギューッと重い痛みを感じるのは、油っこいもの、刺激物、味の濃いもの、冷たいものの食べすぎです。古い中国の文献に「胃の病は精神から」という記述があり、胃壁の色は顔の色と同じといわれています。胃の調子が悪い人は、顔色がさえません。胃が腫れてつっぱるような痛みは、ストレスが原因によるものです。慢性胃炎になると、肌荒れ、舌苔《ぜったい》、口臭もともないます。手足の反射ゾーンを刺激したときに生ツバがでたら、それは快方に向かっている好転反応です。

頭をスッキリさせ、やる気もでてくる刺激法

眠気覚まし

❶右手のひら ▶ ❷左手のひら ▶ ❸右手の甲 ▶ ❹左手の甲

刺激法	力加減	目安のもみ時間
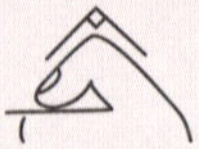 手のひらと手の甲	強 手のひらと手の甲	手のひら左右で 1分 手の甲左右で 1分

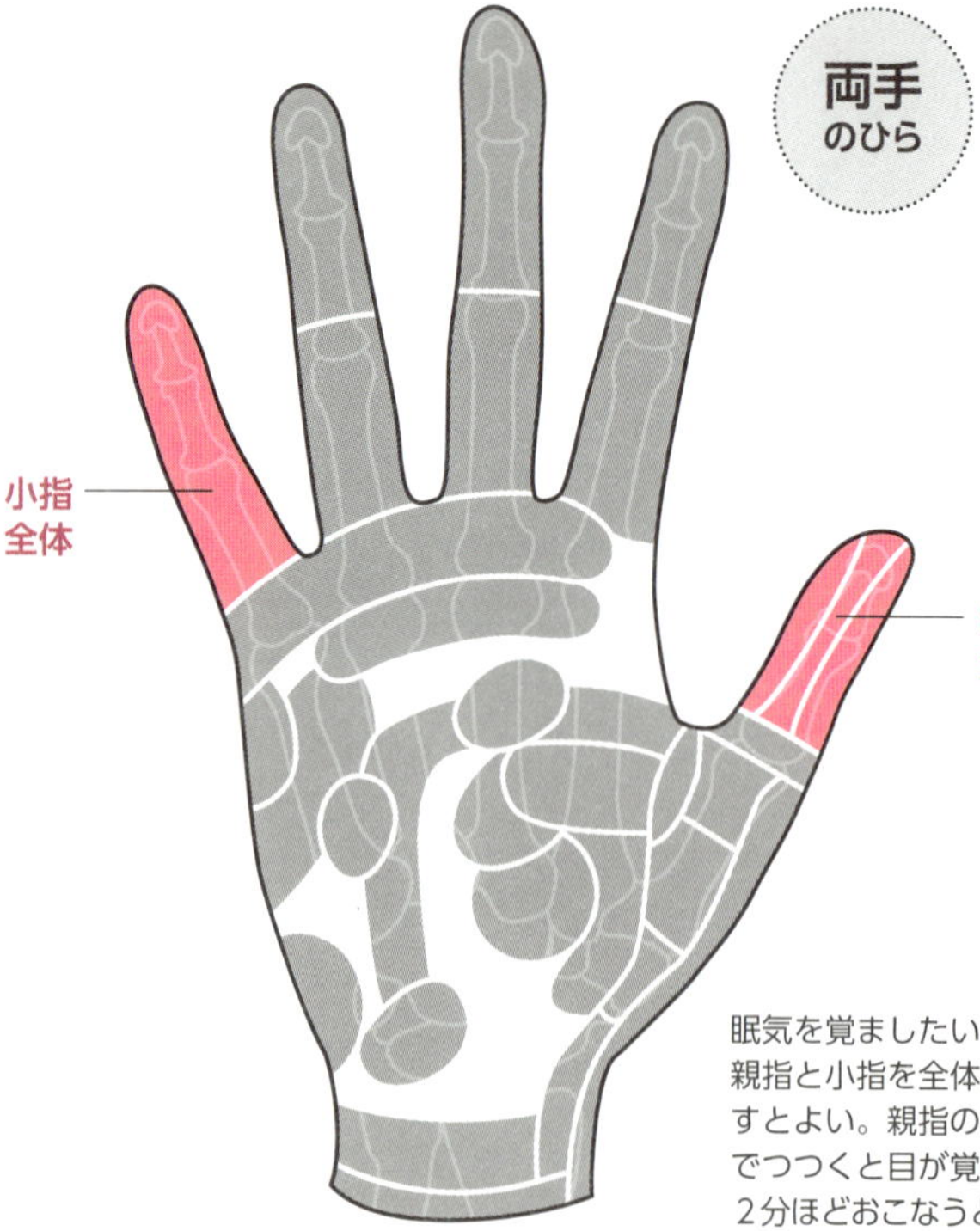

眠気を覚ましたいときは親指と小指を全体的に押すとよい。親指の先を爪でつつくと目が覚める。２分ほどおこなうとよい。

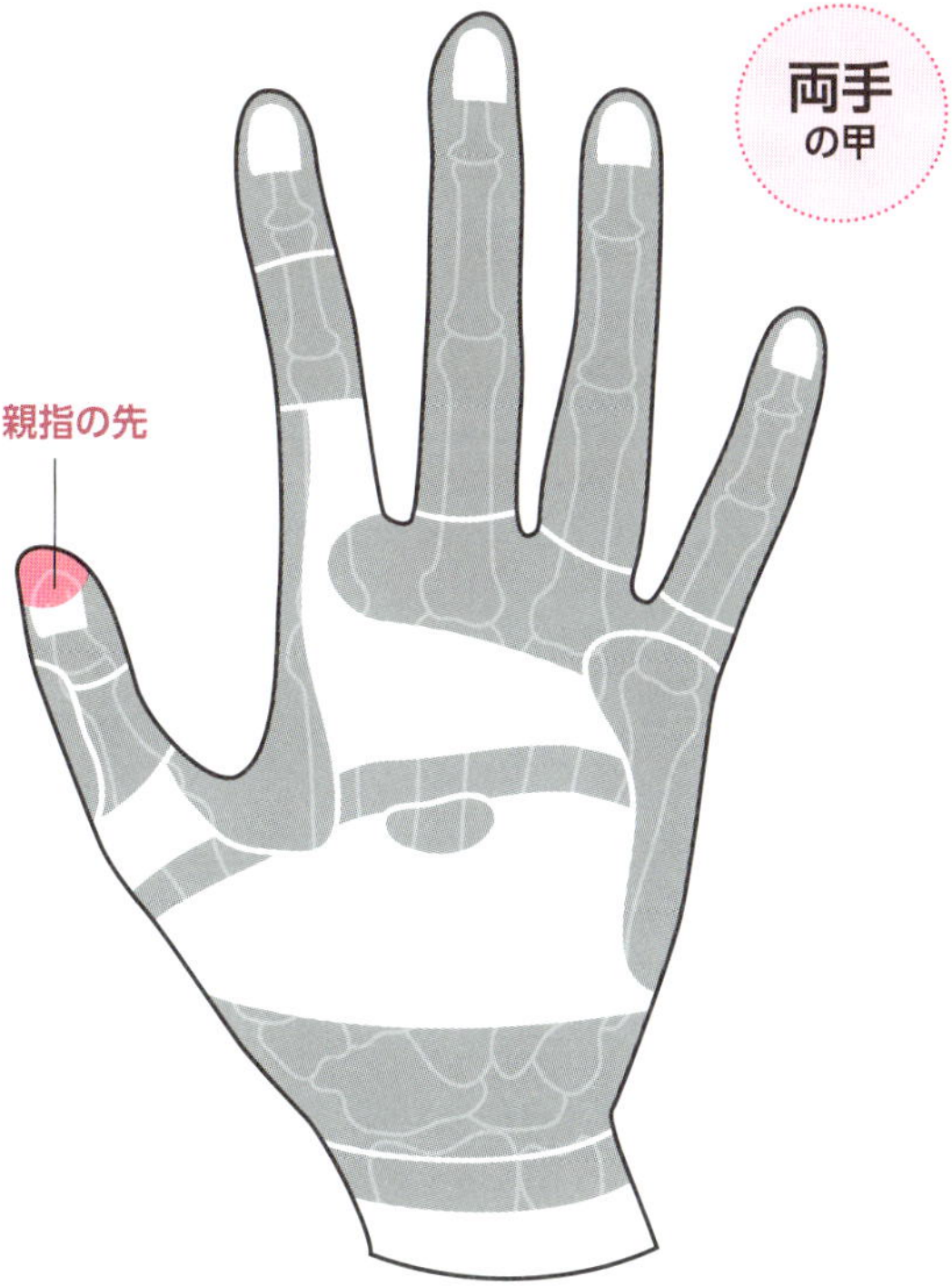

日中眠くなってしまう原因のひとつは睡眠不足。夜に質の高い眠りが得られないと、翌日は眠くなってしまいます。昼食後の眠気は、からだの生理的な反応です。午後2時くらいに眠くなるのは、体内リズムとしてからだに組み込まれているからです。大切な用事があるときは、昼食を軽めに摂るとよいでしょう。睡眠中、いびきがひどい、朝起きたときにのどが渇いているなどといった症状がある場合は、睡眠時無呼吸症候群が考えられます。本人の意思とは関係なく突然眠ってしまうナルコレプシーという病気もあります。すぐに眠気を追い払いたいときは、反射刺激法がとても効果的です。覚醒作用が高くやる気もでます。

血管系の自律神経が乱れを整え冷えも解消

ほてり・のぼせ

❶右手のひら ▶ ❷左手のひら ▶ ❸右手の甲 ▶ ❹左手の甲

刺激法	力加減	目安のもみ時間
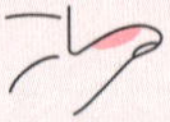 手のひらと手の甲	中 手のひらと手の甲	手のひら左右で　2分 手の甲左右で　2分

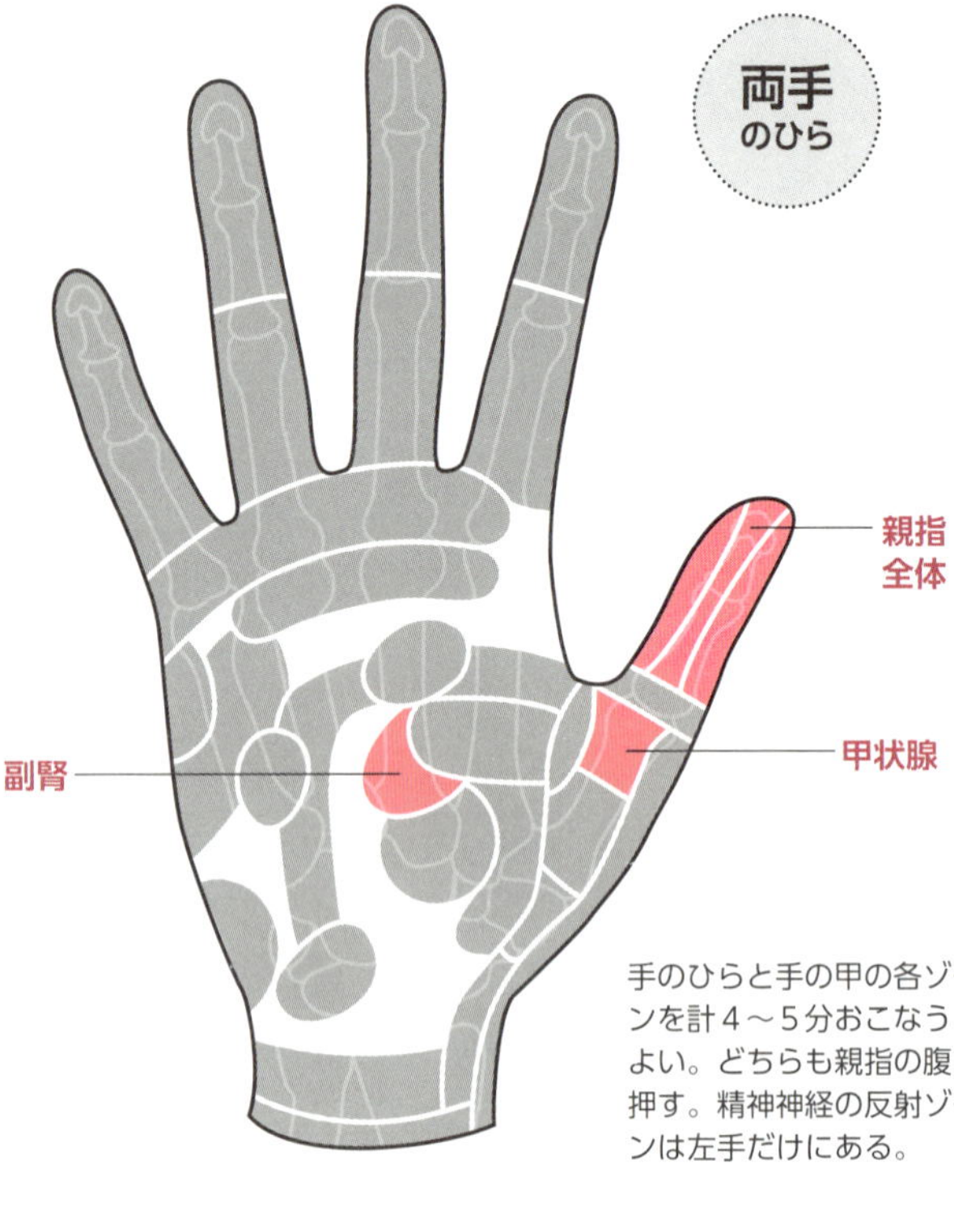

手のひらと手の甲の各ゾーンを計4～5分おこなうとよい。どちらも親指の腹で押す。精神神経の反射ゾーンは左手だけにある。

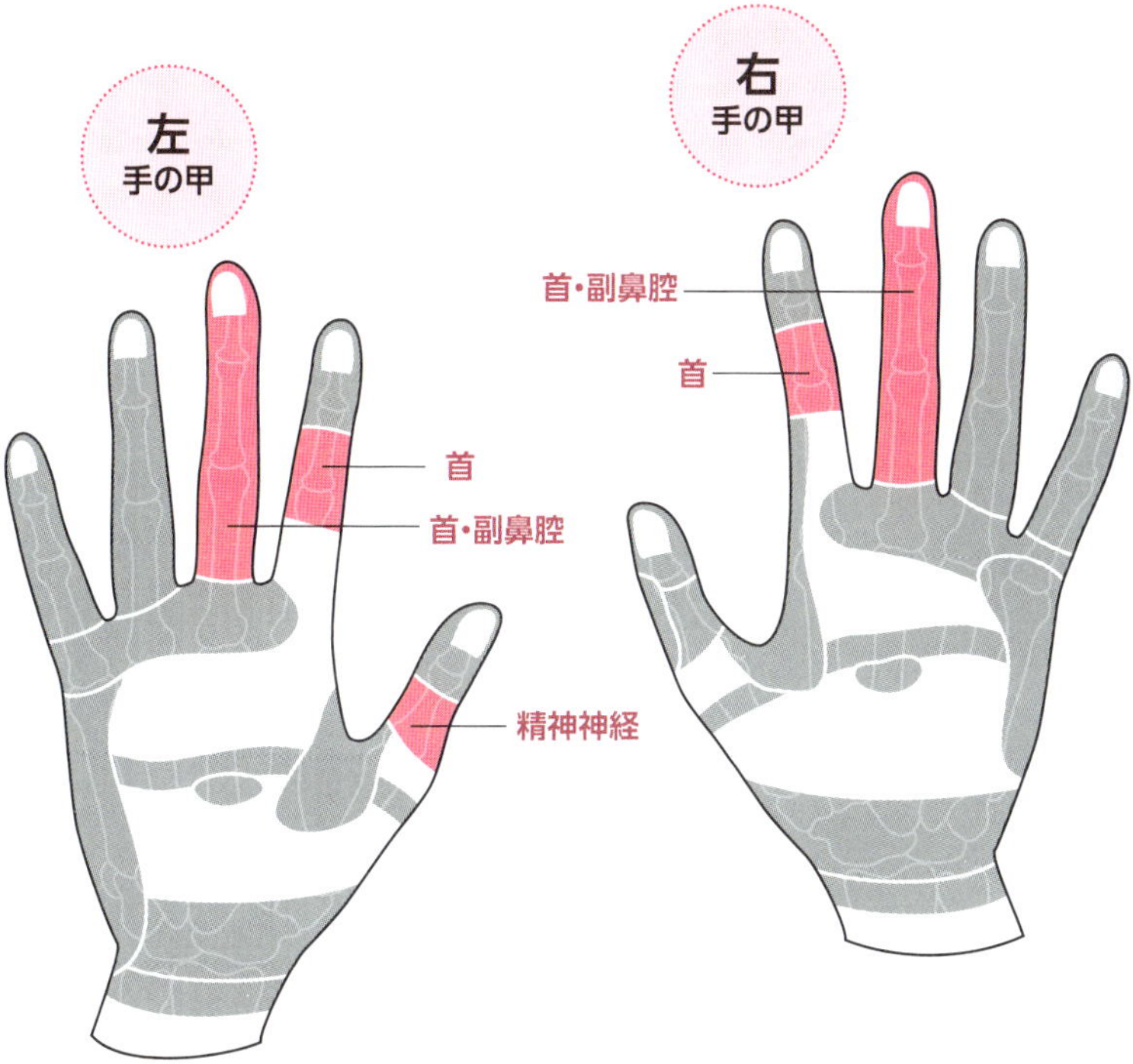

ほてりやのぼせは自律神経やホルモンのバランスの乱れによっておこり、疲労感やイライラもともない、他人にはなかなか理解してもらえないつらさです。自律神経は、血管を拡張、収縮させる働きがあり、血管系の自律神経が乱れると、発汗、冷え、息切れなどが起こります。のぼせがひどくなると、動悸、めまい、肩こり、頭痛などほかの症状もあらわれることがあります。しかし、更年期はけっして悪いものではありません。妊娠と出産の負担から解放され、新しいバランスをとろうとする女性のからだの自然な反応です。顔はほてるのに手や足などの末端が冷たいことが多いので、反射刺激で血行を促進すると改善されます。

むかむかを緩和し、胃をスッキリさせる刺激法

吐き気

❶右手のひら ▶ ❷左手のひら ▶ ❸左手の甲 ▶ ❹右手の甲

刺激法	力加減	目安のもみ時間
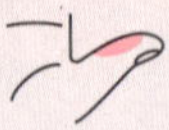 手のひらと手の甲	強 手のひら　中 手の甲	手のひら左右で 2分 手の甲左右で 2分

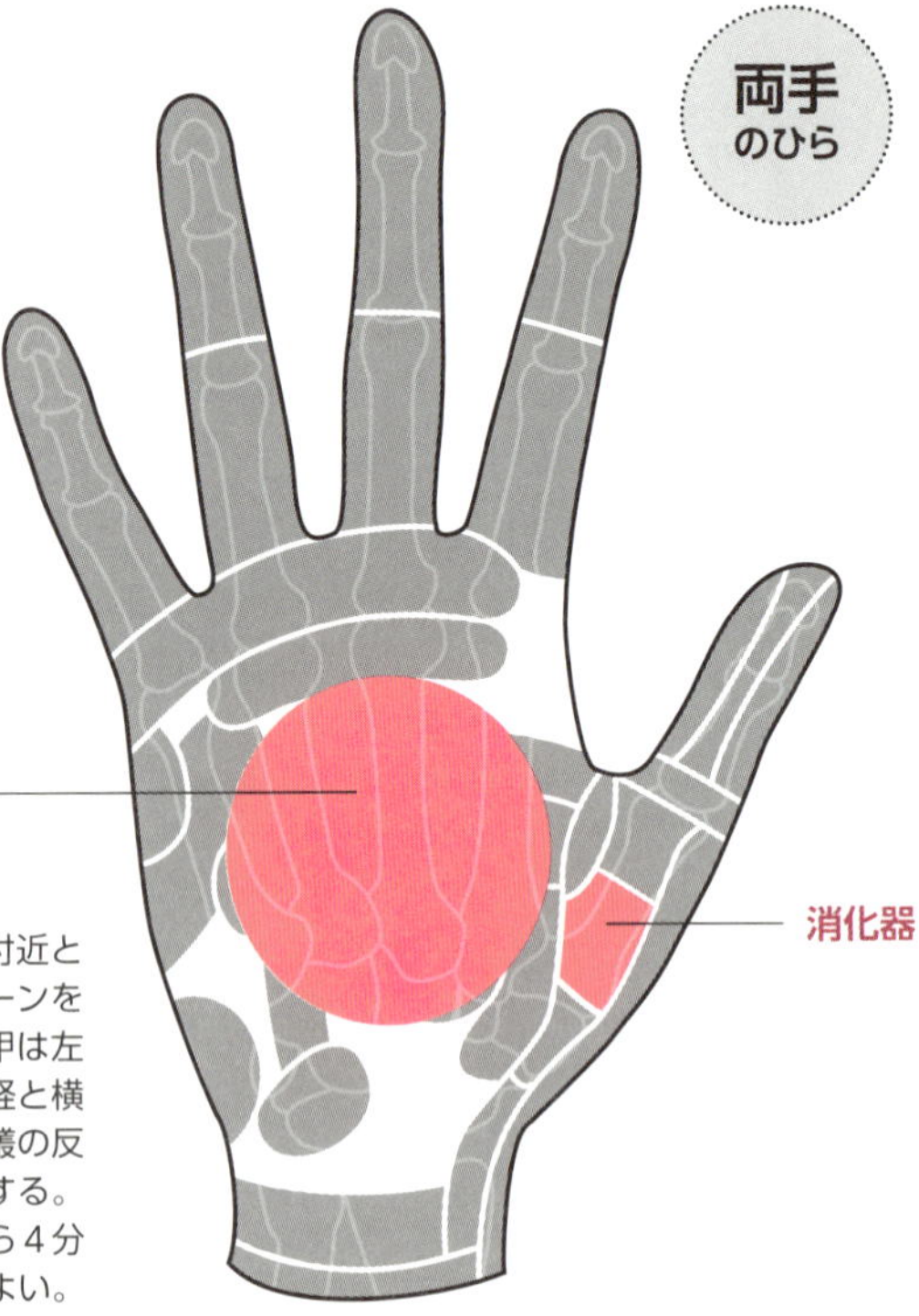

手のひらの中心付近と消化器の反射ゾーンをよくもむ。手の甲は左手にある精神神経と横隔膜、太陽神経叢の反射ゾーンを刺激する。吐き気を感じたら4分ほどおこなうとよい。

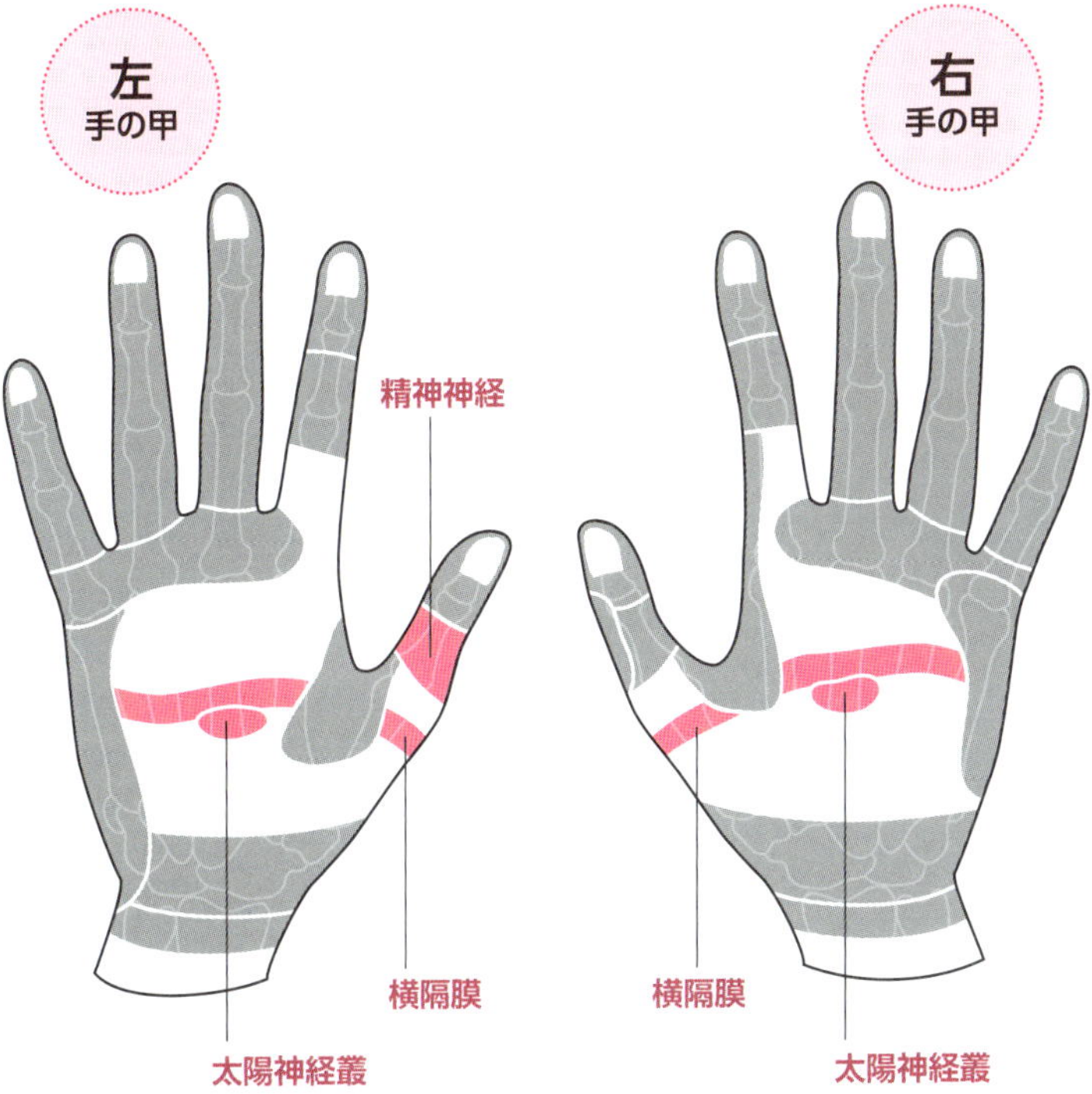

嘔吐は、冬と夏に流行するウイルス性のものから、夏場に増える細菌性の大腸炎（食あたり）などがありますが、有害なものが体内に入ったときに、それを排出しようとするからだの生理反応です。しかし、緊張しただけでも吐き気をもよおす人がいます。これはストレスによる精神的なもので、胃炎に進行する場合もあります。頭痛、めまい、発熱、腹痛などの症状もあるようなら、一度病院で受診してみましょう。虫垂炎やくも膜下出血など、すぐに治療が必要なケースもあり、食中毒や胃潰瘍など、嘔吐の原因となる病気が潜んでいることも考えられます。吐きたいときは、我慢せずに吐いたほうがラクになります。

粘膜を補修する力を高め、口内炎を予防

口内炎

❶右手のひら ▶ ❷左手のひら ▶ ❸右手の甲 ▶ ❹左手の甲

刺激法

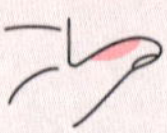

手のひら

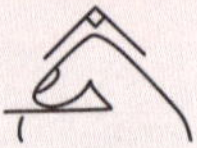

手の甲

力加減

強 手のひら

中 手の甲

目安のもみ時間

手のひら左右で	2分
手の甲左右で	1分

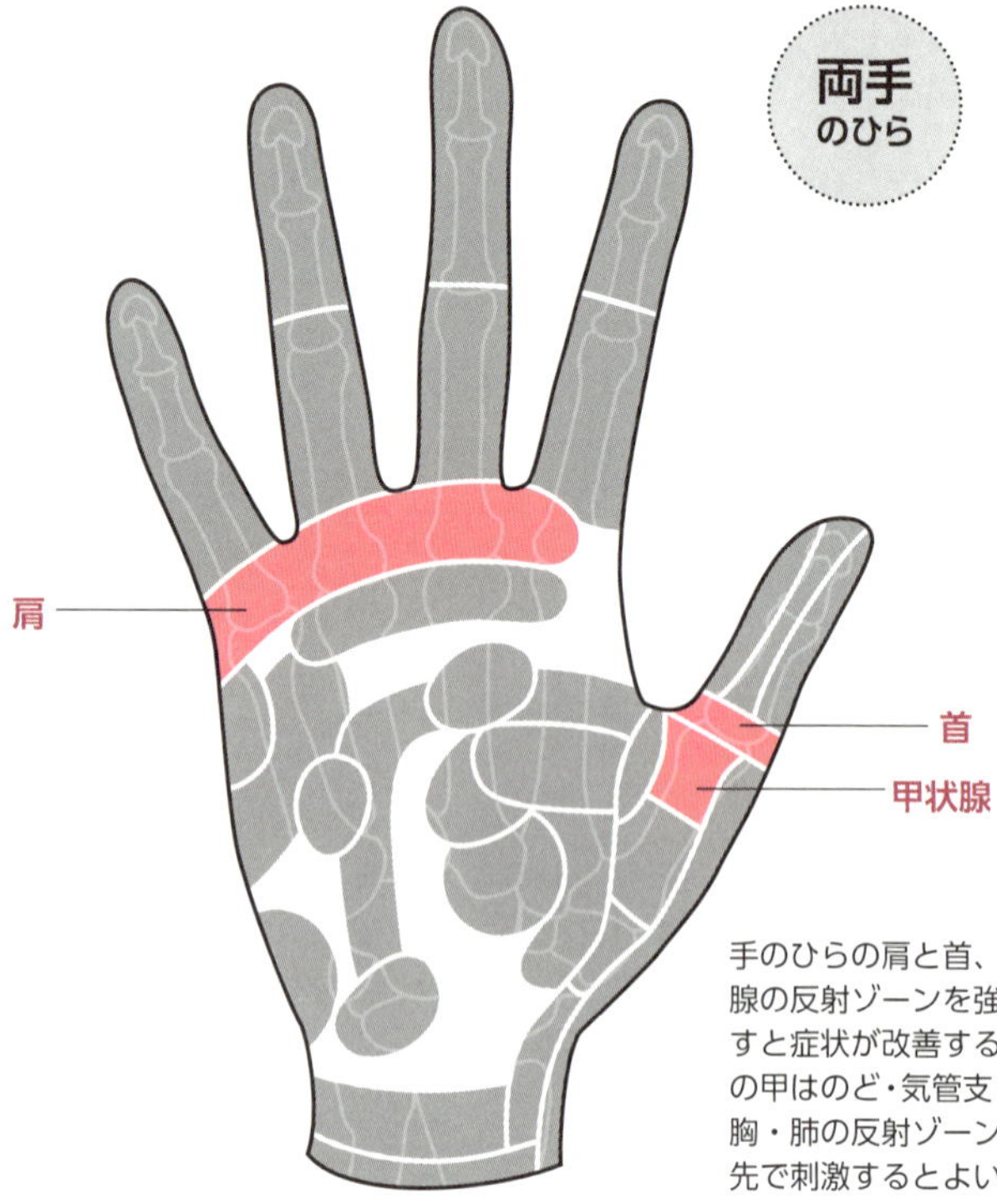

手のひらの肩と首、甲状腺の反射ゾーンを強く押すと症状が改善する。手の甲はのど・気管支・歯・胸・肺の反射ゾーンを爪先で刺激するとよい。

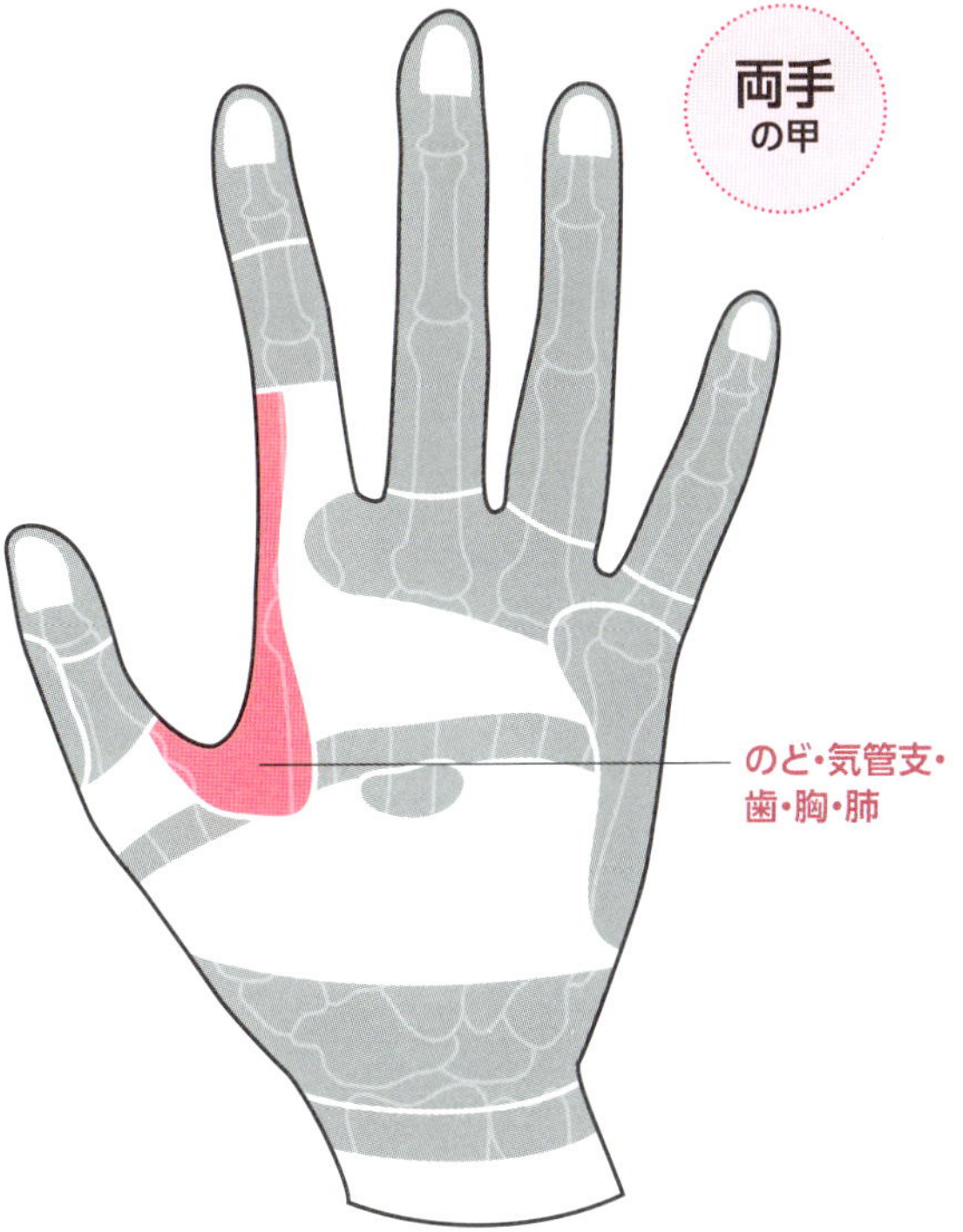

　食生活の乱れや疲労、ストレスのサインとしてあらわれやすいのが口内炎です。口のなかの粘膜であれば、頬の内側、舌、のど、歯ぐきなどどこにでもでき、ひどい場合は食事もとれないほどです。口のなかには細菌が多いので、誤って噛んだり、歯ブラシで傷つけたりしてしまって口内炎になるケースもあります。だ液の分泌量が少ないと口内炎になりやすいので、こまめに口のなかを水分で潤すのもおすすめです。口内炎になりやすい人は、緑黄色野菜をたっぷり摂り、ビタミンCとB群を多めに摂るように心がけましょう。とくにビタミンB_2は、皮膚や粘膜の再生を促進する働きがあるので、口内炎予防にもなります。

手浴でリラックス

時間的に、あるいは精神的に余裕があるときは、自宅で手軽にできる「手浴」がおすすめです。

リラックス効果も高く、手を温めることで滞ったリンパの流れと全身の血液の循環をよくします。冷えを解消し、暑さや寒さに対応する体温調節機能がアップします。

レモンの皮やみかんの皮を浮かべたり、好きなアロマオイルを数滴たらせば、さらにリラックス効果は高まります。

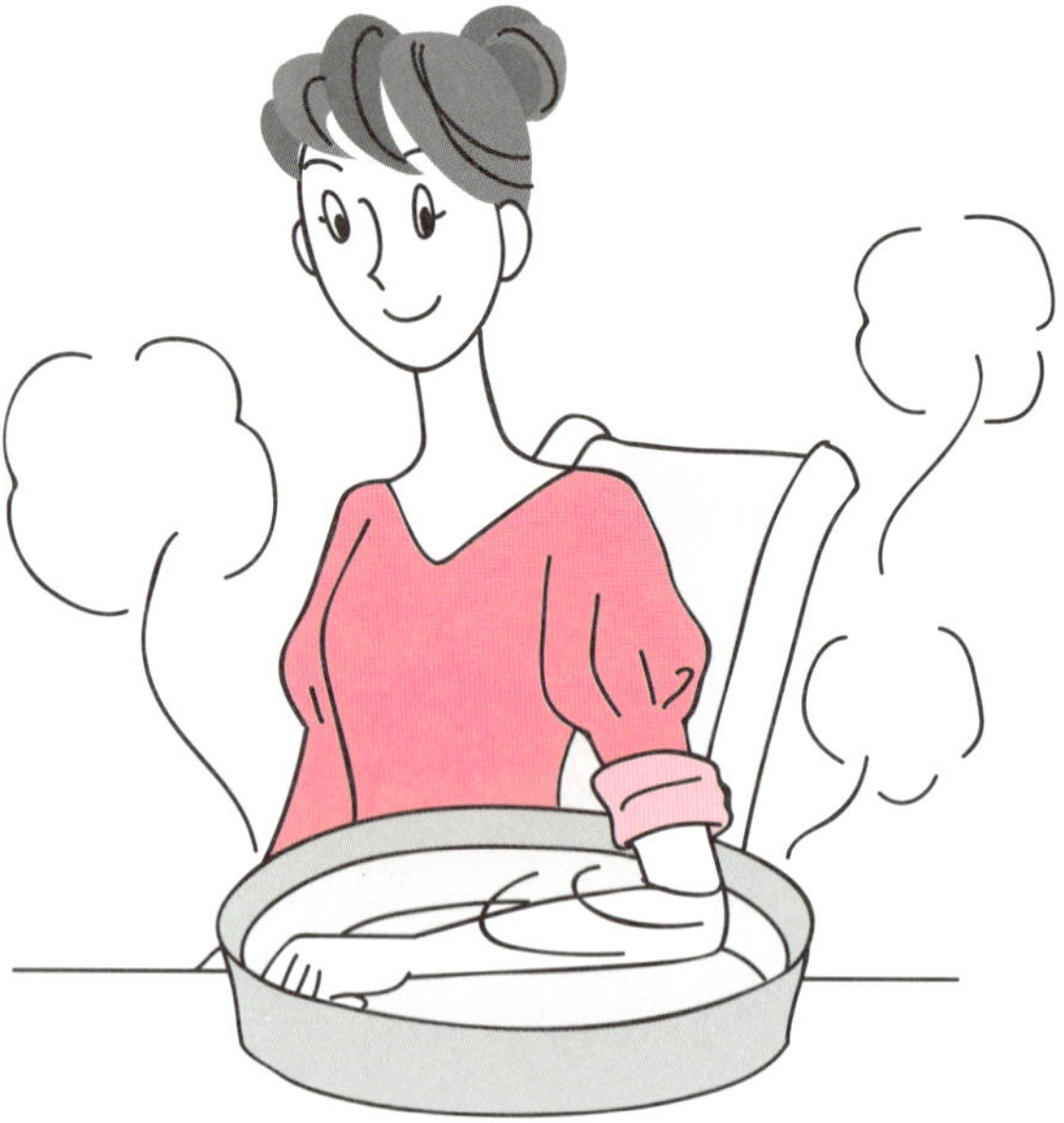

ひじから先をお湯につける。温度が下がったら差し湯をして42℃をなるべくキープ。

第3章

【実践編】
治りにくい症状を改善する手もみ

目の疲れを軽減し、視力回復にも効果的

近視

❶右手のひら ▶ ❷左手のひら ▶ ❸右手の甲 ▶ ❹左手の甲

刺激法	力加減		目安のもみ時間	
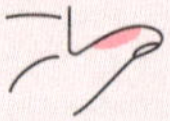 手のひらと手の甲	中 手のひら	強 手の甲	手のひら左右で	2分
			手の甲左右で	1分

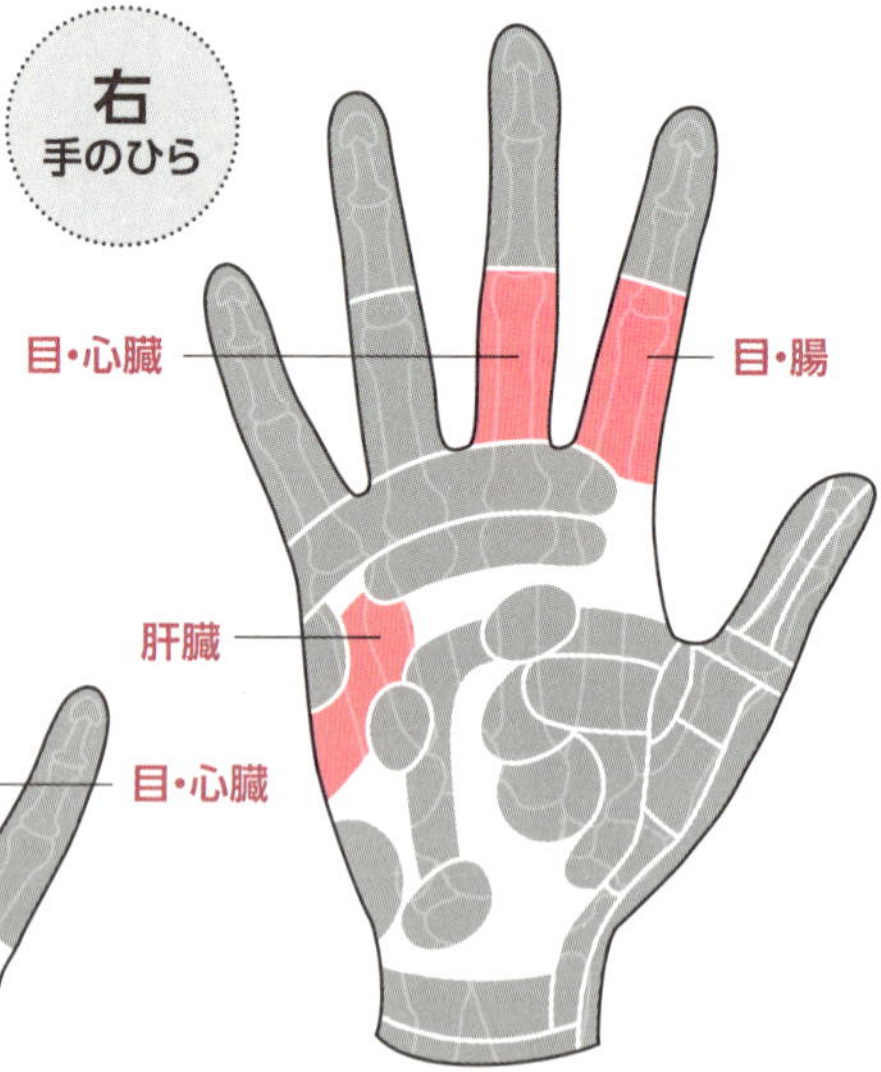

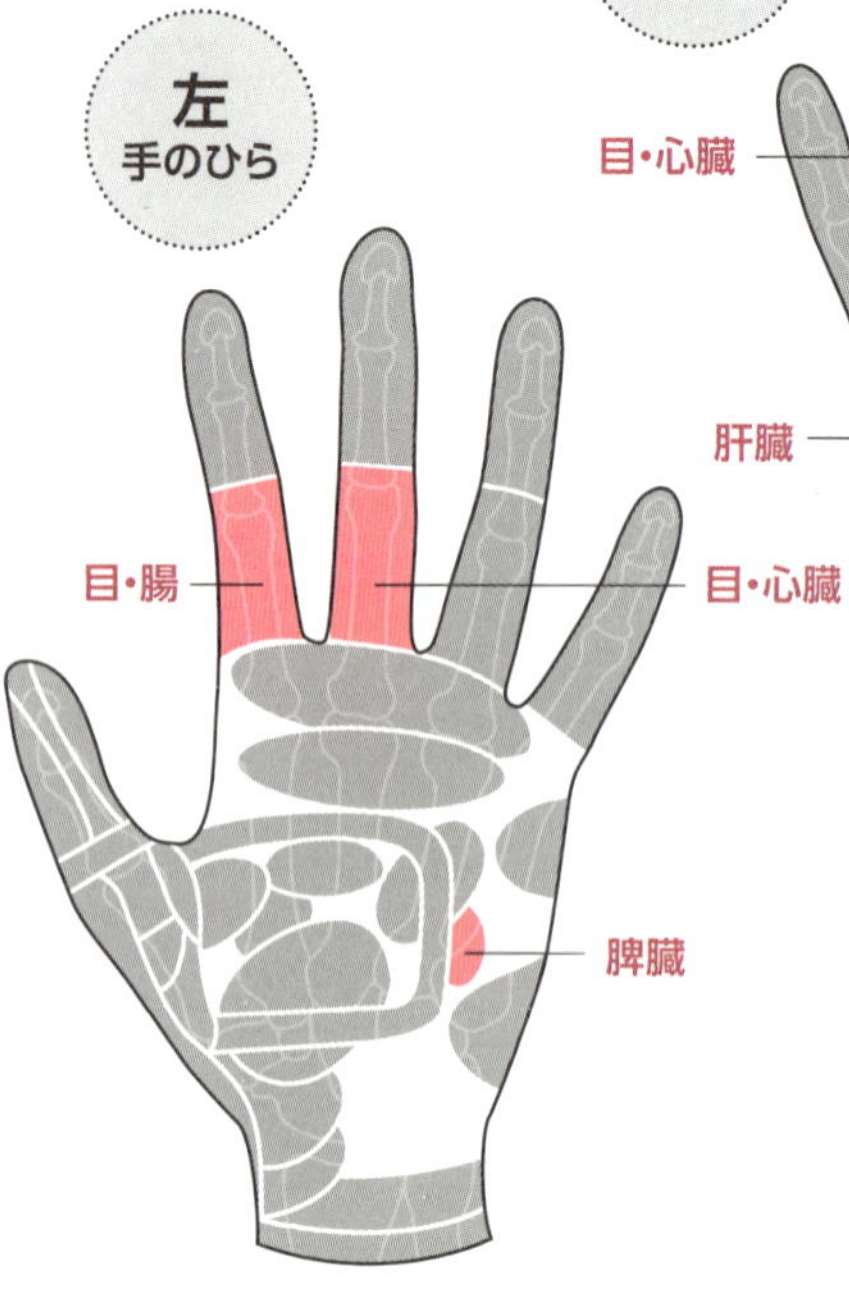

近視に効く反射ゾーンは目と肝臓、脾臓の反射ゾーンだが、肝臓と脾臓のゾーンは右手と左手にひとつずつしかない。よく位置を確認してから押す。

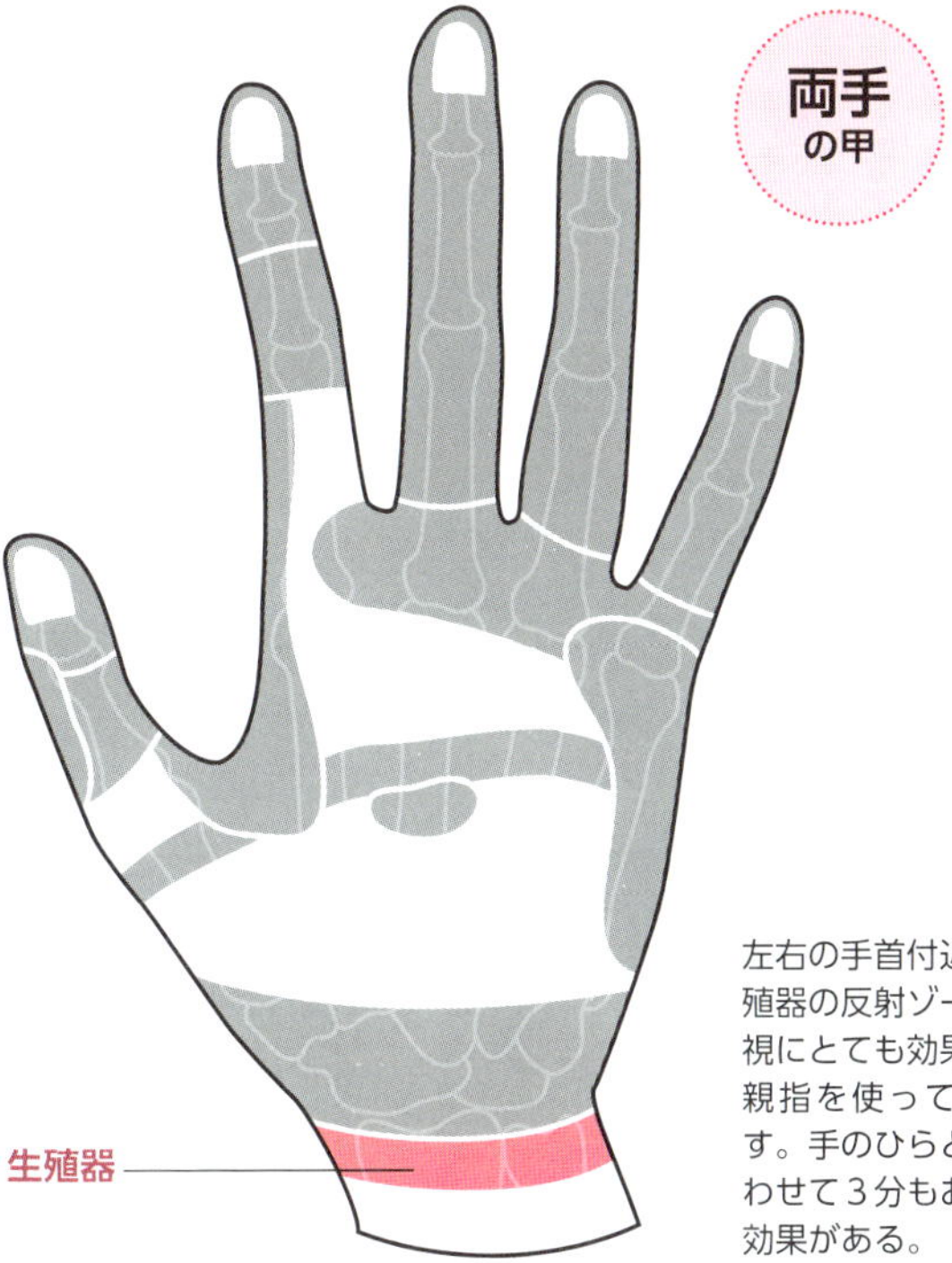

左右の手首付近にある生殖器の反射ゾーンが、近視にとても効果がある。親指を使って強めに押す。手のひらと手の甲合わせて3分もおこなえば効果がある。

近視は遺伝的な影響も大きく、体型的には猫背で姿勢が悪い人によくみられます。サルの実験でも姿勢が悪いと近視になることが実証されています。子どもの成長期、とくに中学、高校の受験時期に急に視力が落ちることがあります。受験勉強による目の使いすぎも原因ですが、ストレスと思春期における性ホルモンのアンバランスも仮性近視を引き起こすようです。目が疲れにくい明るさの照明に替えたり、長時間テレビやパソコンを見ないようにするなど、環境を整えることでも、ずいぶん目の疲れを軽減させます。目は肝臓との関係が深く、目を使いすぎると有害物質を排出する肝臓の働きも弱まり、疲れやすくなります。

腎臓への刺激で、痛みがラクになる

腰痛

❶右手のひら ▶ ❷左手のひら ▶ ❸右手の甲 ▶ ❹左手の甲

刺激法	力加減	目安のもみ時間
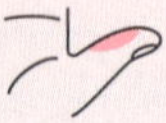 手のひらと手の甲	強 手のひらと手の甲	手のひら左右で 2分 手の甲左右で 1分

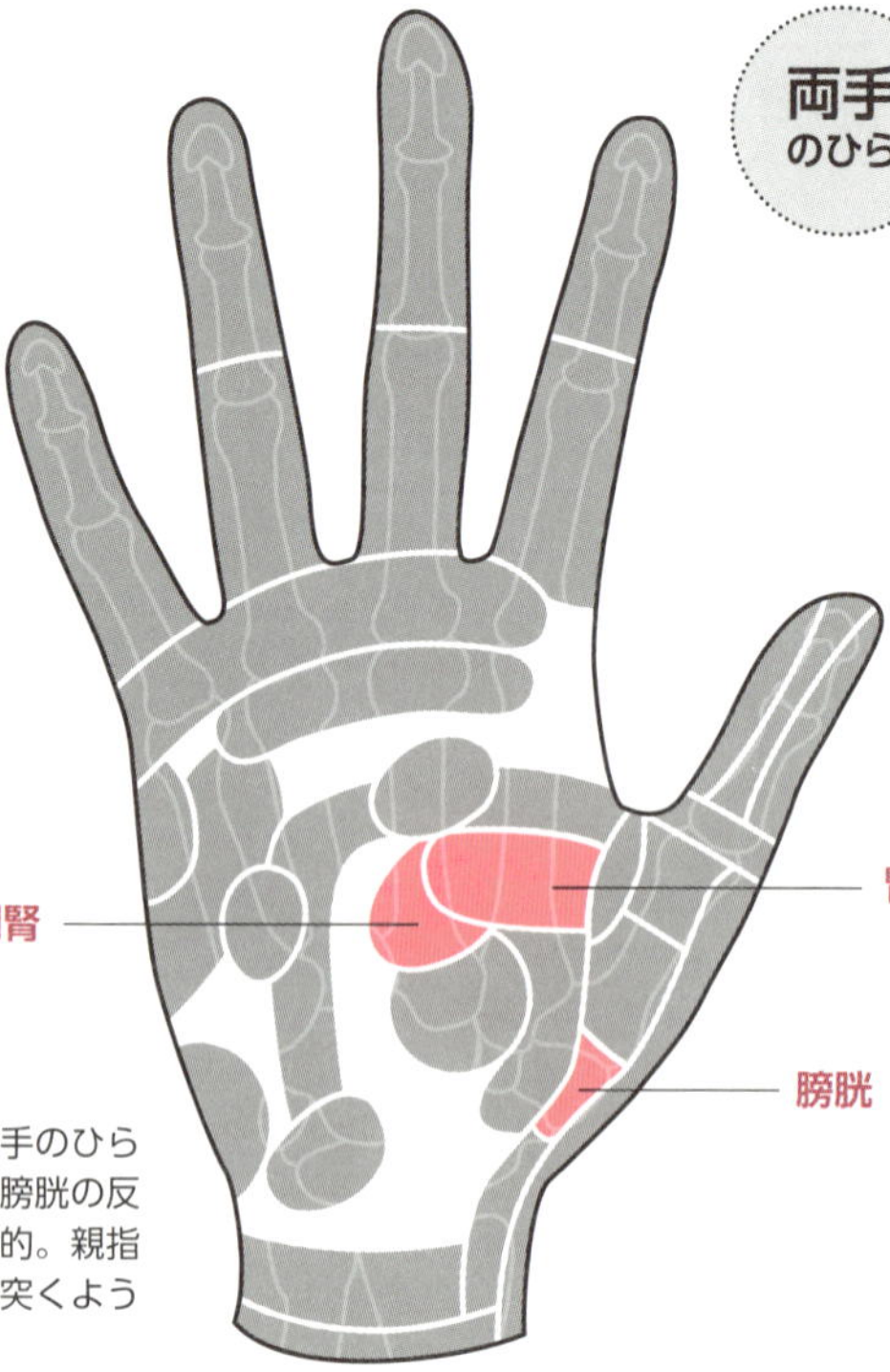

腰の痛みには両手のひらの腎臓と副腎、膀胱の反射ゾーンが効果的。親指を使って、強く突くようにもむとよい。

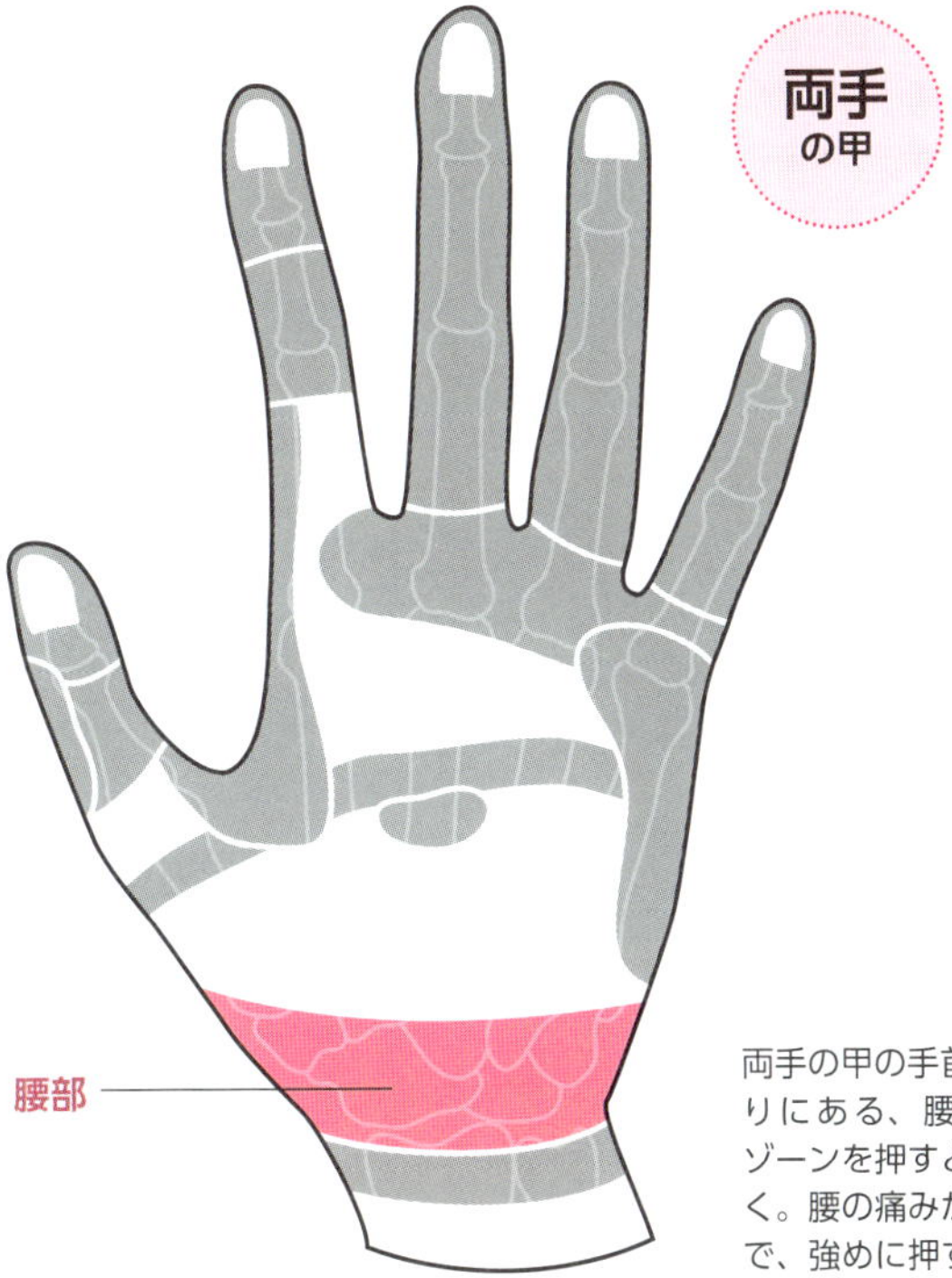

両手の甲の手首の上あたりにある、腰部の反射ゾーンを押すと腰痛に効く。腰の痛みが消えるまで、強めに押すとよい。

腰痛の原因は多種多様ですが、運動不足からくる腹筋と背筋の衰えや姿勢の悪さなどがおもな原因です。また、女性の場合は妊娠や出産をきっかけに慢性的な腰痛に悩まされることもあります。立った姿勢では、体重の約60％もの負荷が腰にかかっています。人類が直立二足歩行をはじめたときから、腰痛がはじまったようです。最近では腰痛に悩まされる若い年齢層の人が増えています。イスに長く座ったままのデスクワークや、立ち仕事の人に多くみられ、現代病のひとつともいえるでしょう。腰への負担を減らすためにも、背筋と腹筋を鍛えることも大切です。腎臓の反射ゾーンを刺激することで改善されるでしょう。

骨盤の反射ゾーンで、からだ全体を整える

ひざの痛み

❶右手のひら ▶ ❷左手のひら ▶ ❸右手の甲 ▶ ❹左手の甲

刺激法	力加減		目安のもみ時間	
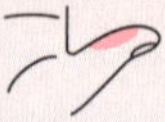 手のひらと手の甲	中 手のひら	強 手の甲	手のひら左右で	2分
			手の甲左右で	1分

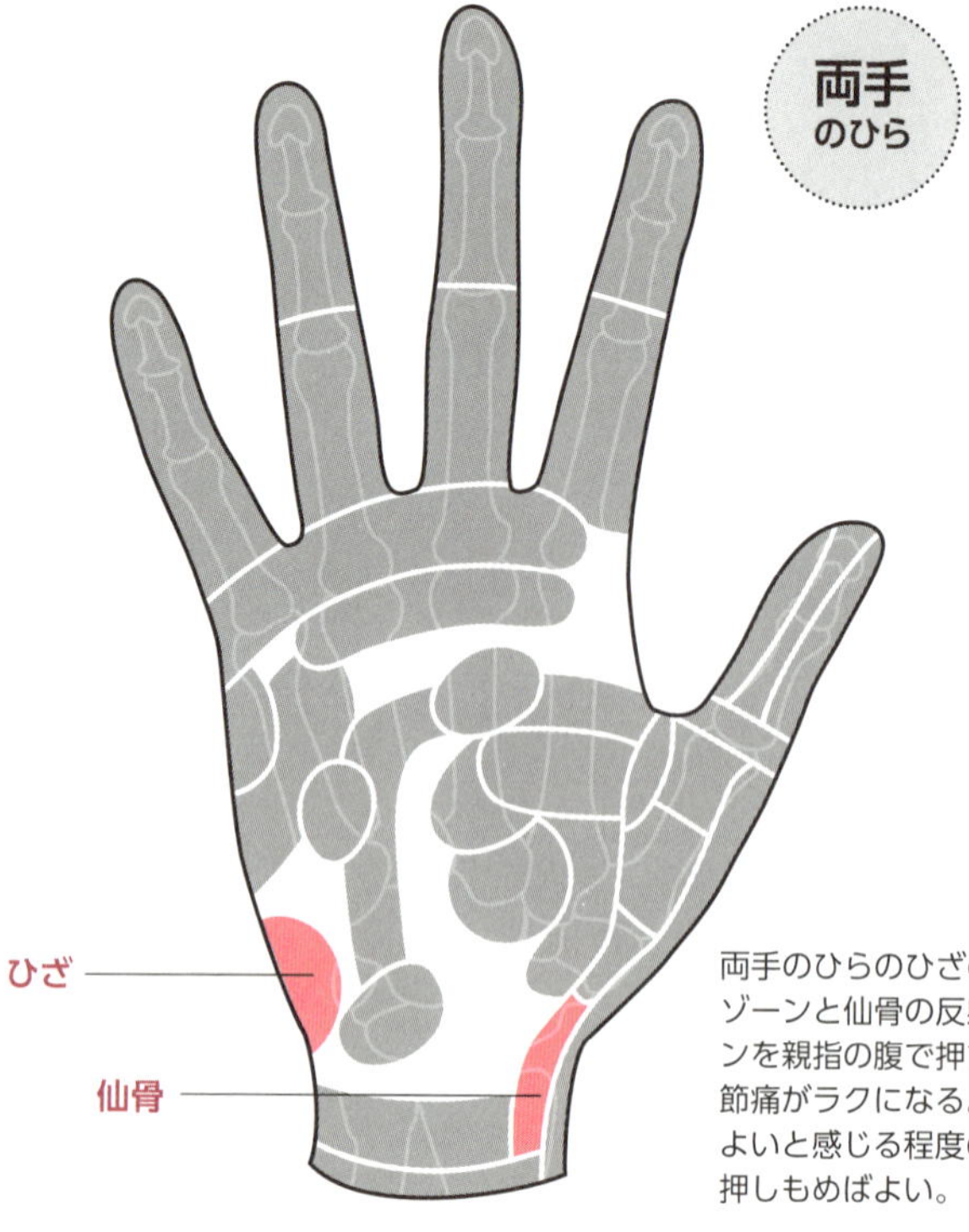

両手のひらのひざの反射ゾーンと仙骨の反射ゾーンを親指の腹で押すと関節痛がラクになる。心地よいと感じる程度の力で押しもめばよい。

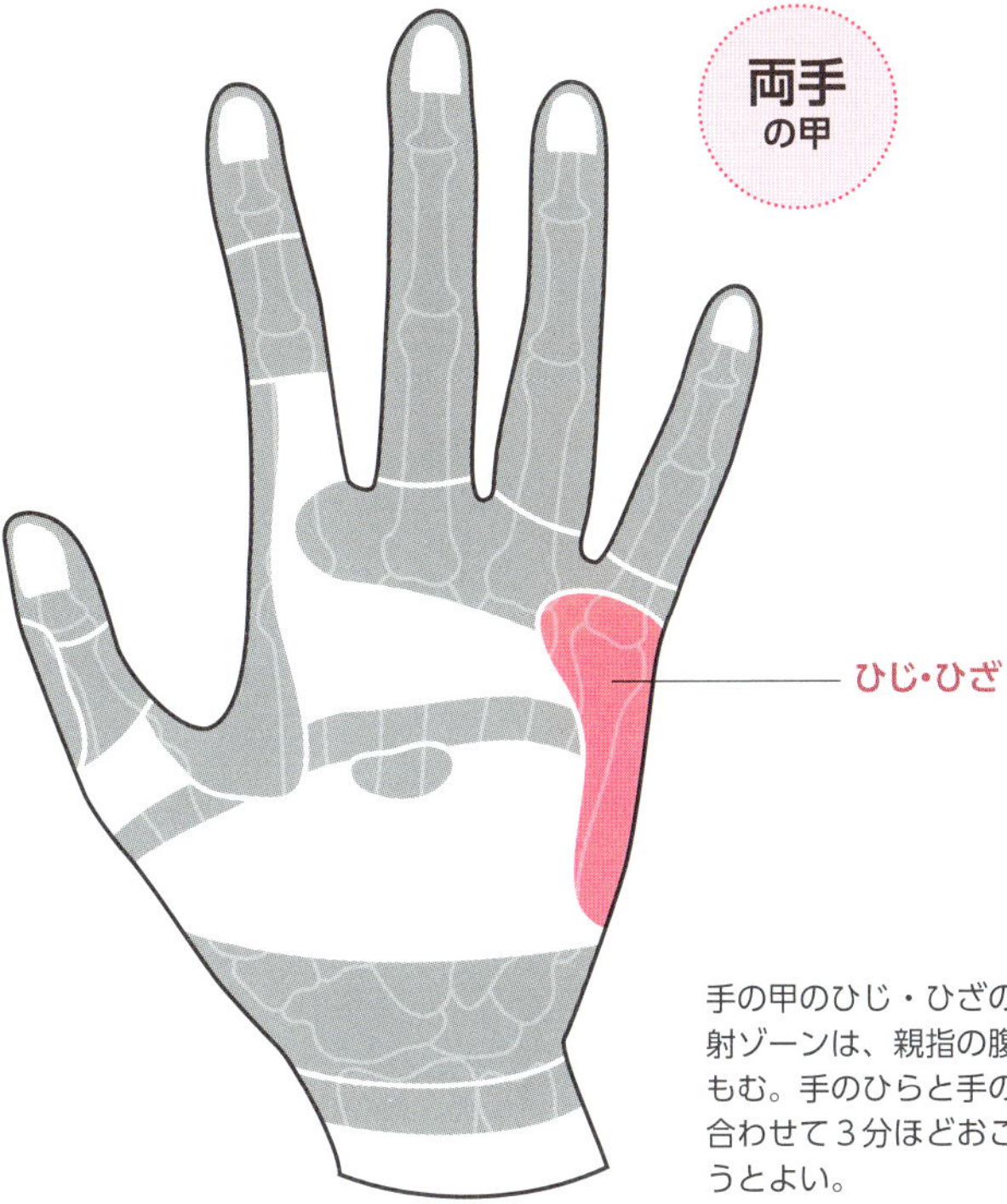

手の甲のひじ・ひざの反射ゾーンは、親指の腹でもむ。手のひらと手の甲合わせて３分ほどおこなうとよい。

年齢が上がるとともにひざの痛みを訴える人が増えていきます。階段の昇り降りがつらく、降りるときにひざに負担がかかります。ひざの痛みがひどくなると、立つ、座るだけの日常の動作でもひざが痛むことがあります。痛みはひざの関節のなかの軟骨がすり減ることで起こるといわれ、日本では男性よりも女性に多くみられます。体重の増加によってもひざに大きな負担がかかるので、まずは食事に気をつけ、カロリーをコントロールしましょう。適度な運動でひざのまわりの筋肉を鍛えることも大切です。ひざの痛みには、骨盤内にある仙骨の反射ゾーンを刺激するのが効果的です。自分の足で歩くことを心がけましょう。

ジンジンとした鈍い痛みをやさしく軽減

坐骨神経痛

❶右手のひら ▶ ❷左手のひら ▶ ❸右手の甲 ▶ ❹左手の甲

刺激法

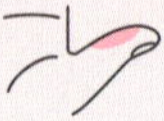

手のひらと手の甲

力加減

強

手のひらと手の甲

目安のもみ時間

手のひら左右で	2分
手の甲左右で	1分

両手のひら

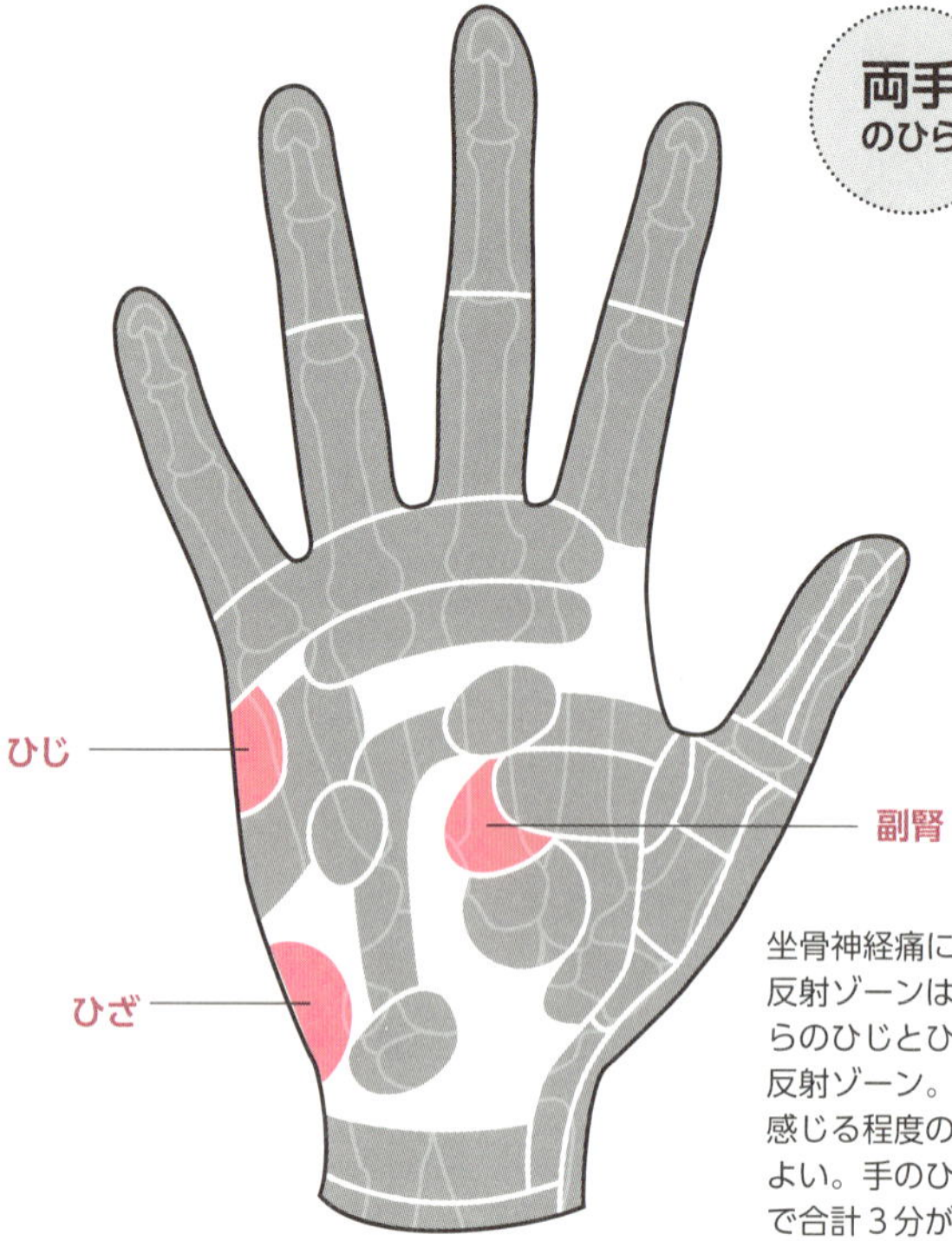

坐骨神経痛に効果がある反射ゾーンは、両手のひらのひじとひざ、副腎の反射ゾーン。少し痛いと感じる程度の力でもむとよい。手のひらと手の甲で合計３分が目安。

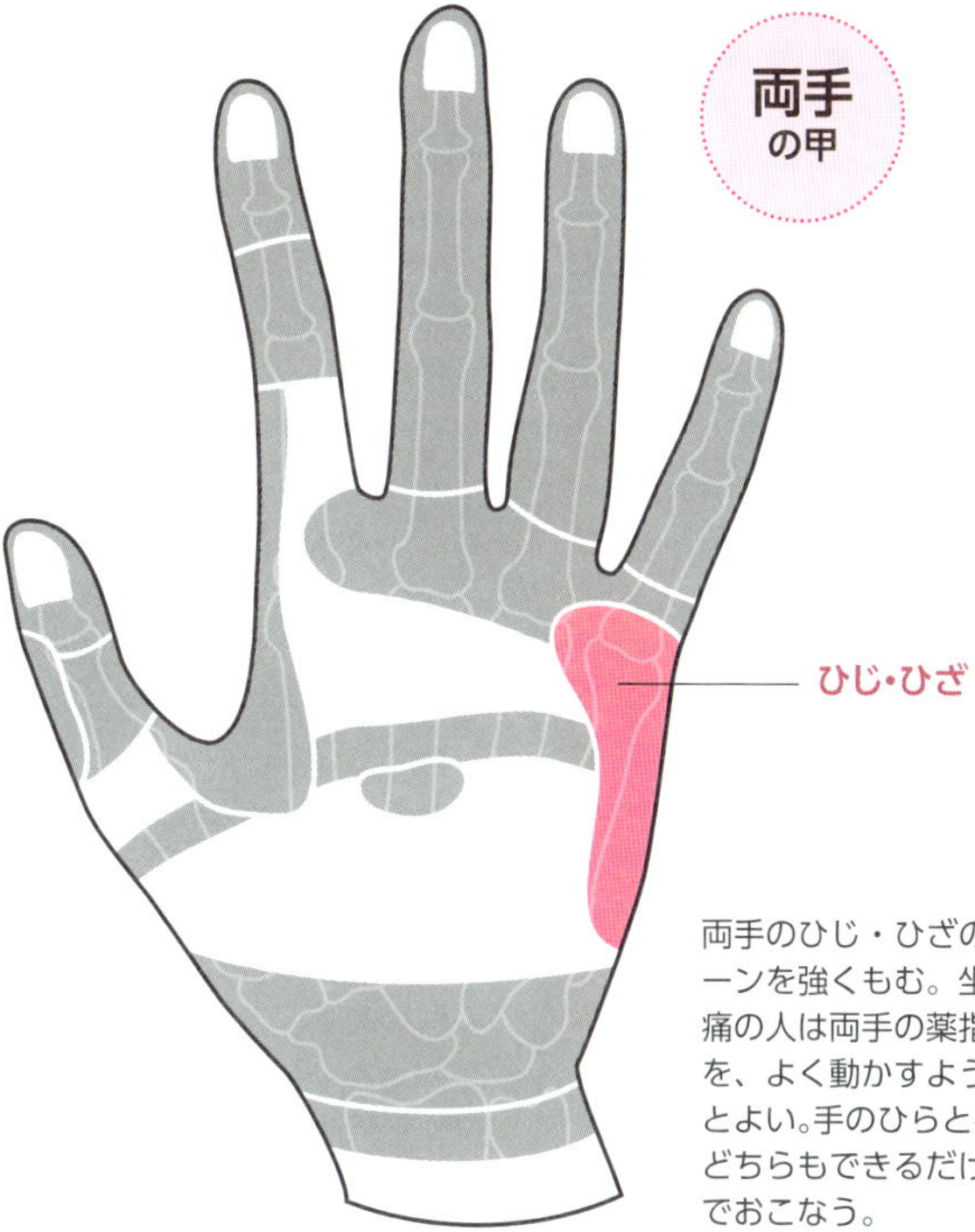

両手のひじ・ひざの反射ゾーンを強くもむ。坐骨神経痛の人は両手の薬指と小指を、よく動かすようにするとよい。手のひらと手の甲、どちらもできるだけ強い力でおこなう。

神経痛には場所によってさまざまあり、三叉神経痛（顔面神経痛）、肋間神経痛、坐骨神経痛が三大神経痛といわれています。なかでも坐骨神経痛は腰痛が悪化した場合にあらわれることが多く、朝起きたら一歩も歩けない、痛みがひどくて夜眠れないという場合もあります。まるで電気が走ったような痛みや、ジンジンと鈍い痛みがいつまでも続いたりと症状はさまざまです。運動不足や冷えなどで脚全体の筋肉が収縮してしまうことが原因にもなるので、筋肉を柔軟にほぐし、入浴で血行をよくしてから、刺激をおこないましょう。手の甲の小指のつけ根あたりにあるひじ・ひざのゾーンや足の裏の反射ゾーンがポイントです。

ストレスを軽減させ、免疫力もアップさせる

花粉症

❶右手のひら ▶ ❷左手のひら ▶ ❸右手の甲 ▶ ❹左手の甲

刺激法	力加減	目安のもみ時間
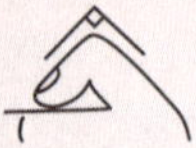 手のひらと手の甲	中 手のひらと手の甲	手のひら左右で　3分 手の甲左右で　2分

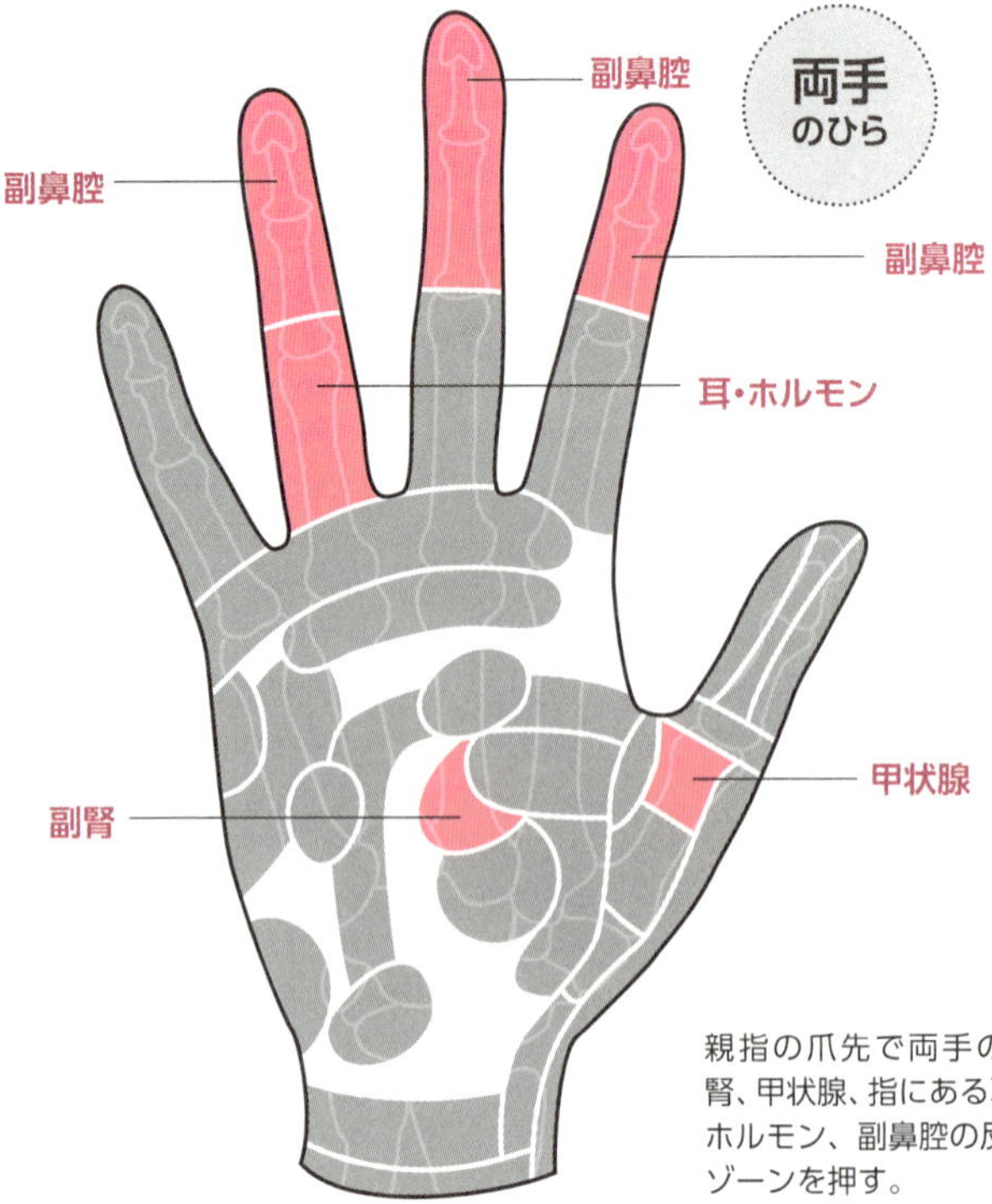

親指の爪先で両手の副腎、甲状腺、指にある耳・ホルモン、副鼻腔の反射ゾーンを押す。

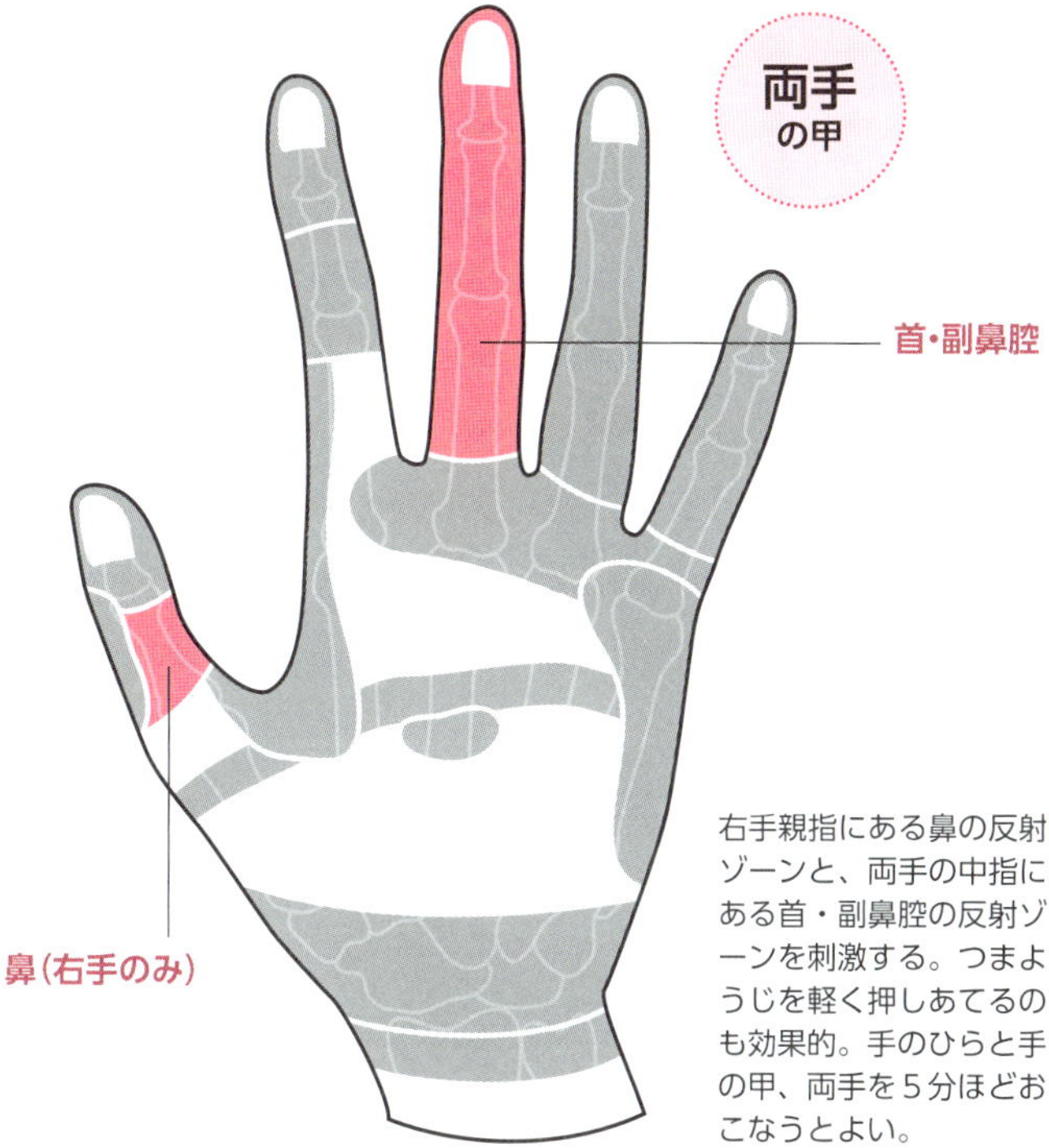

右手親指にある鼻の反射ゾーンと、両手の中指にある首・副鼻腔の反射ゾーンを刺激する。つまようじを軽く押しあてるのも効果的。手のひらと手の甲、両手を５分ほどおこなうとよい。

今や国民病ともいわれる花粉症。3人に1人が苦しんでいるという統計もあります。春はスギやヒノキ、桜、秋はヨモギやブタクサなど、現在までに60種類以上ものアレルゲンが報告されています。おもな症状のくしゃみ、鼻水、鼻づまり、目のかゆみは4大症状ともいわれます。そのほかにも、せきや微熱、全身のだるさなど症状もさまざまです。一度症状が起きると慢性化して、毎年つらい症状に悩まされることが多く、あるとき突然症状があらわれるという人もいます。過労や睡眠不足なども症状を悪化させます。規則正しい生活を心がけましょう。ストレスの調整臓器ともいわれる副腎への刺激で免疫力もアップします。

心をおだやかにし、血圧を安定させる

高血圧

❶右手のひら ▶ ❷左手のひら ▶ ❸右手の甲 ▶ ❹左手の甲

刺激法		力加減		目安のもみ時間	
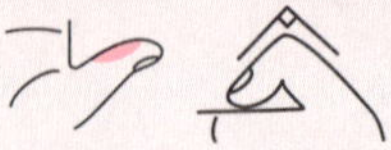		強	中	手のひら左右で	2分
手のひら	手の甲	手のひら	手の甲	手の甲左右で	2分

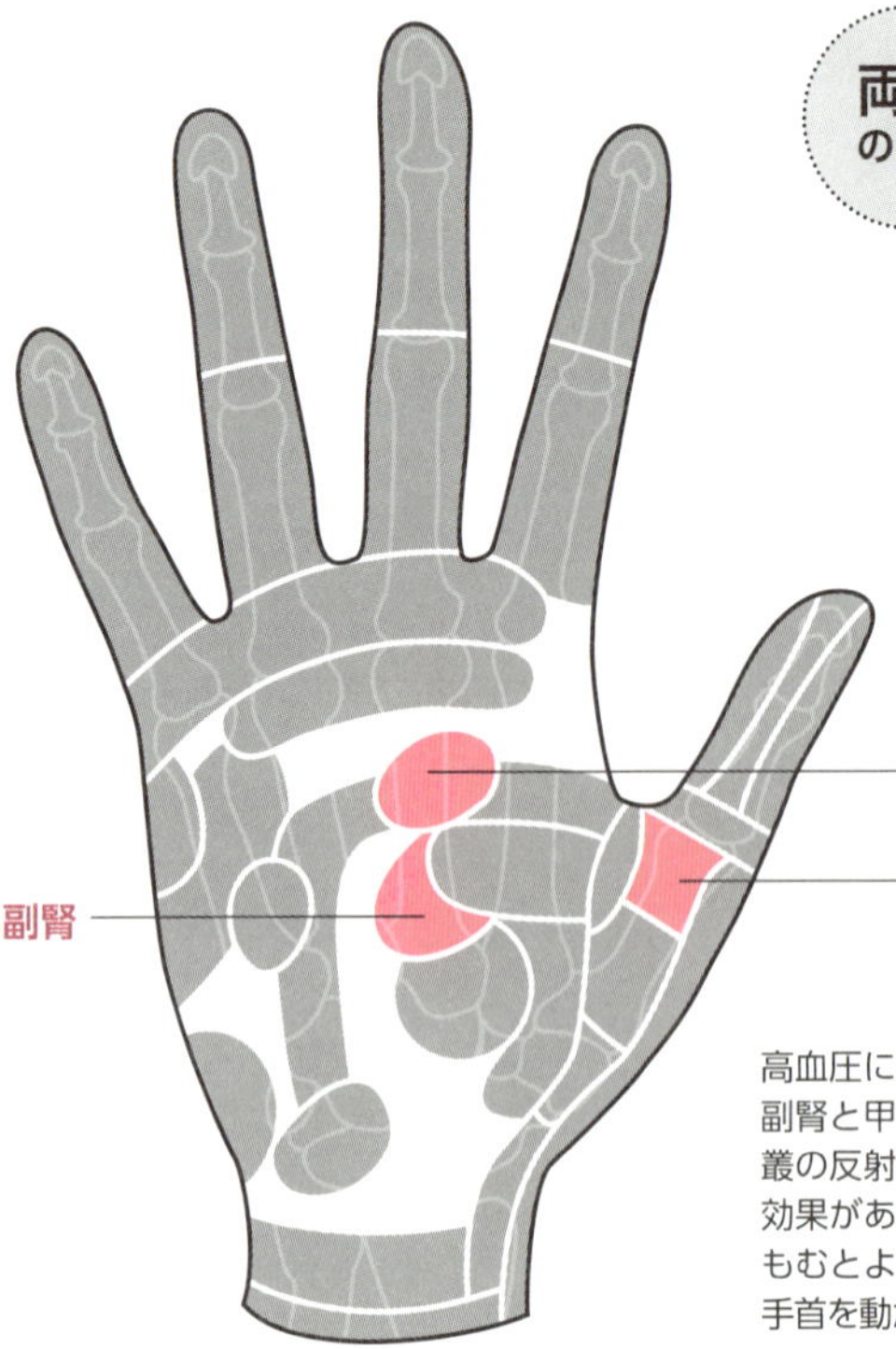

高血圧には両手のひらの副腎と甲状腺、太陽神経叢の反射ゾーンをもむと効果がある。指で強めにもむとよい。手を振って手首を動かすのも効果的。

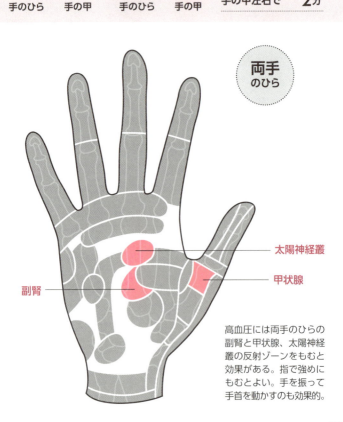

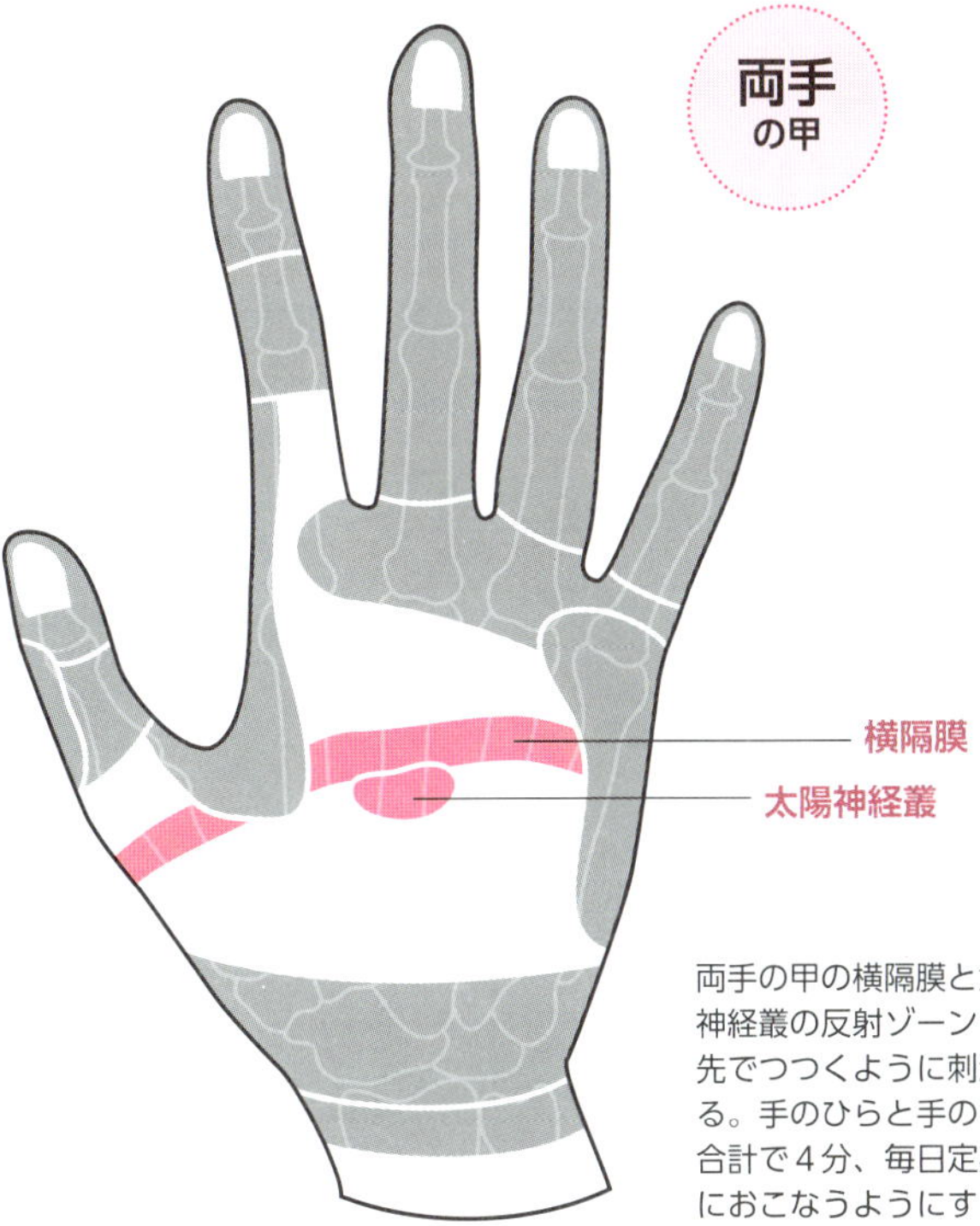

両手の甲の横隔膜と太陽神経叢の反射ゾーンを爪先でつつくように刺激する。手のひらと手の甲を合計で4分、毎日定期的におこなうようにする。

最高血圧が１４０ミリ以上、最低血圧が90ミリ以上になると高血圧といわれます。はっきりとした原因はまだ解明されていませんが、遺伝的要因と生活習慣が大きくかかわっていると考えられています。高血圧で気をつけたいのは、自覚症状がなく進行していくところ。初期症状としては、肩こりやめまい、耳鳴り、頭痛などですが、慢性化すると糖尿病や心臓病などといった生活習慣病へと発展してしまいます。なるべく早めの予防が肝心です。甘いものや脂肪分、塩分の摂りすぎに注意しながら、適度な運動とストレスをためない生活を心がけましょう。反射ゾーンは副腎と甲状腺、横隔膜、太陽神経叢を刺激します。

冷えと疲れやすい体質を根本的に改善する

低血圧

❶右手のひら ▶ ❷左手のひら ▶ ❸右手の甲 ▶ ❹左手の甲

刺激法		力加減		目安のもみ時間	
手のひら	手の甲	強 手のひら	中 手の甲	手のひら左右で	2分
				手の甲左右で	1分

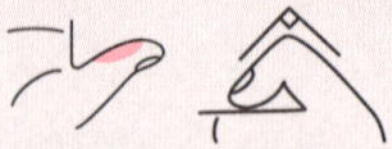

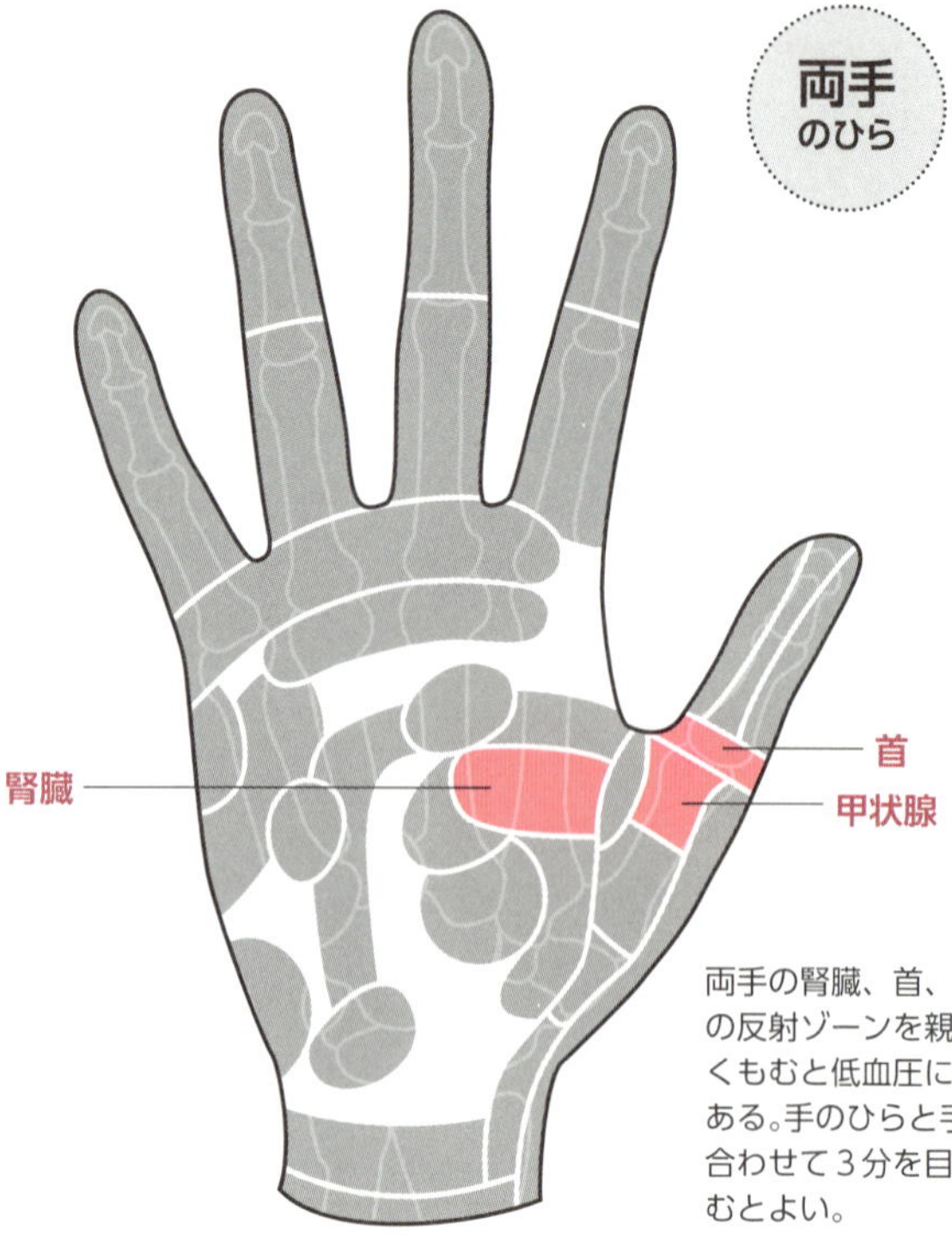

両手の腎臓、首、甲状腺の反射ゾーンを親指で強くもむと低血圧に効果がある。手のひらと手の甲、合わせて3分を目安にもむとよい。

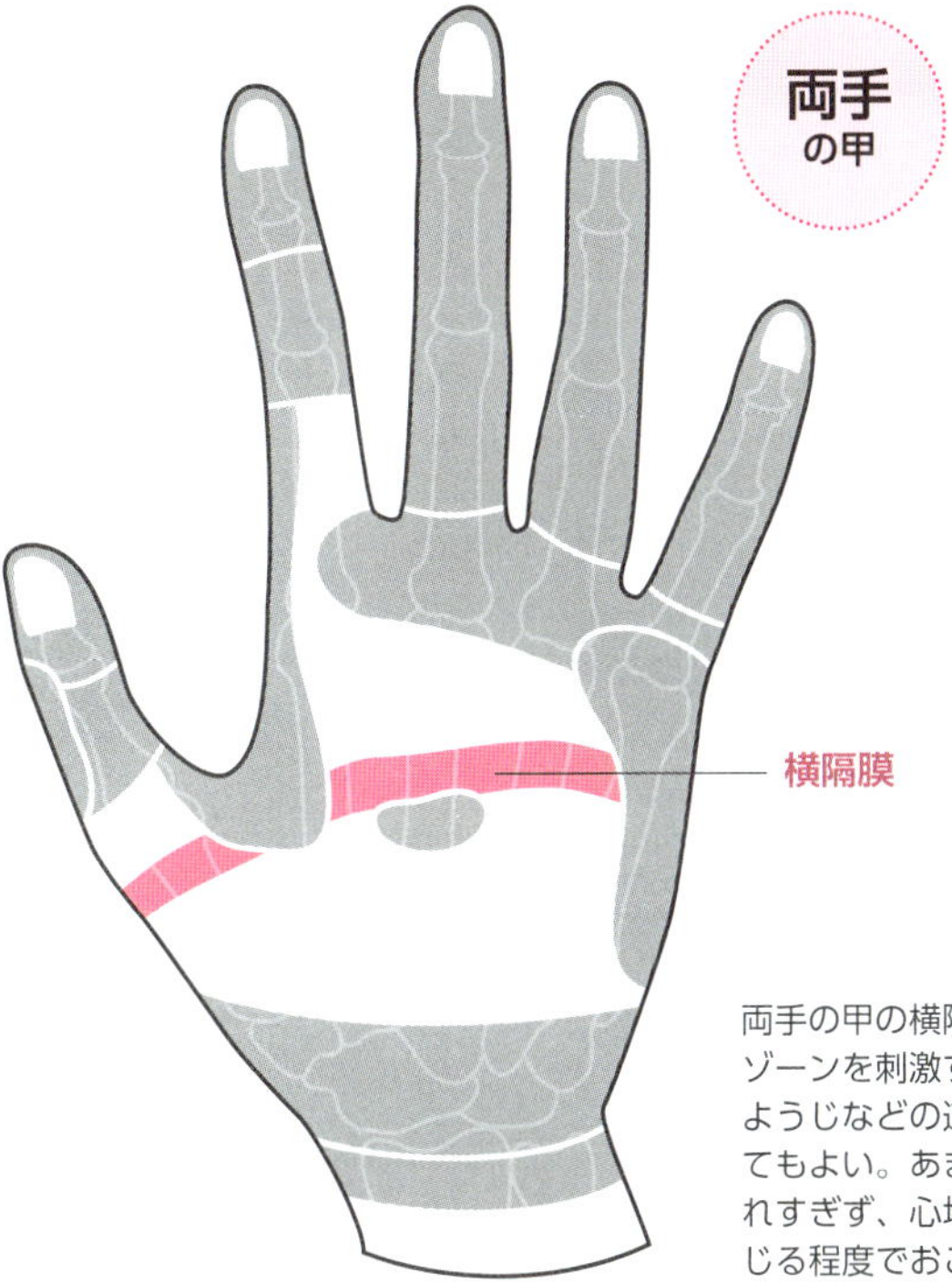

両手の甲の横隔膜の反射ゾーンを刺激する。つまようじなどの道具を使ってもよい。あまり力を入れすぎず、心地よいと感じる程度でおこなう。

東洋医学では低血圧の人は、腎機能、内分泌機能、生殖器機能も低下していると考えます。そして、ゾーンを刺激することで血行をよくし、疲れやすい体質を改善していきます。低血圧は一般的に女性に多く、最高血圧が男性は１１０ミリ以下、女性は１００ミリ以下の場合をいいます。あまり心配する症状ではありませんが、めまいや立ちくらみ、手足の冷えなど、さまざまな自覚症状がでてきた場合は根本的な改善が必要です。これらの症状は循環器系の働きが悪く、からだのすみずみまで血液を行き渡らせる力が弱いために起こります。低血圧症特有の症状を改善するには腎臓と首、甲状腺、横隔膜の反射ゾーンを刺激します。

インスリンの分泌を正常にコントロール

血糖値を下げる（糖尿病）

❶右手のひら ▶ ❷左手のひら ▶ ❸右手の甲 ▶ ❹左手の甲

刺激法

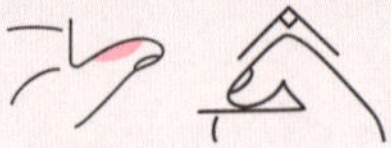

手のひら　手の甲

力加減

強　中

手のひら　手の甲

目安のもみ時間

手のひら左右で	2分
手の甲左右で	2分

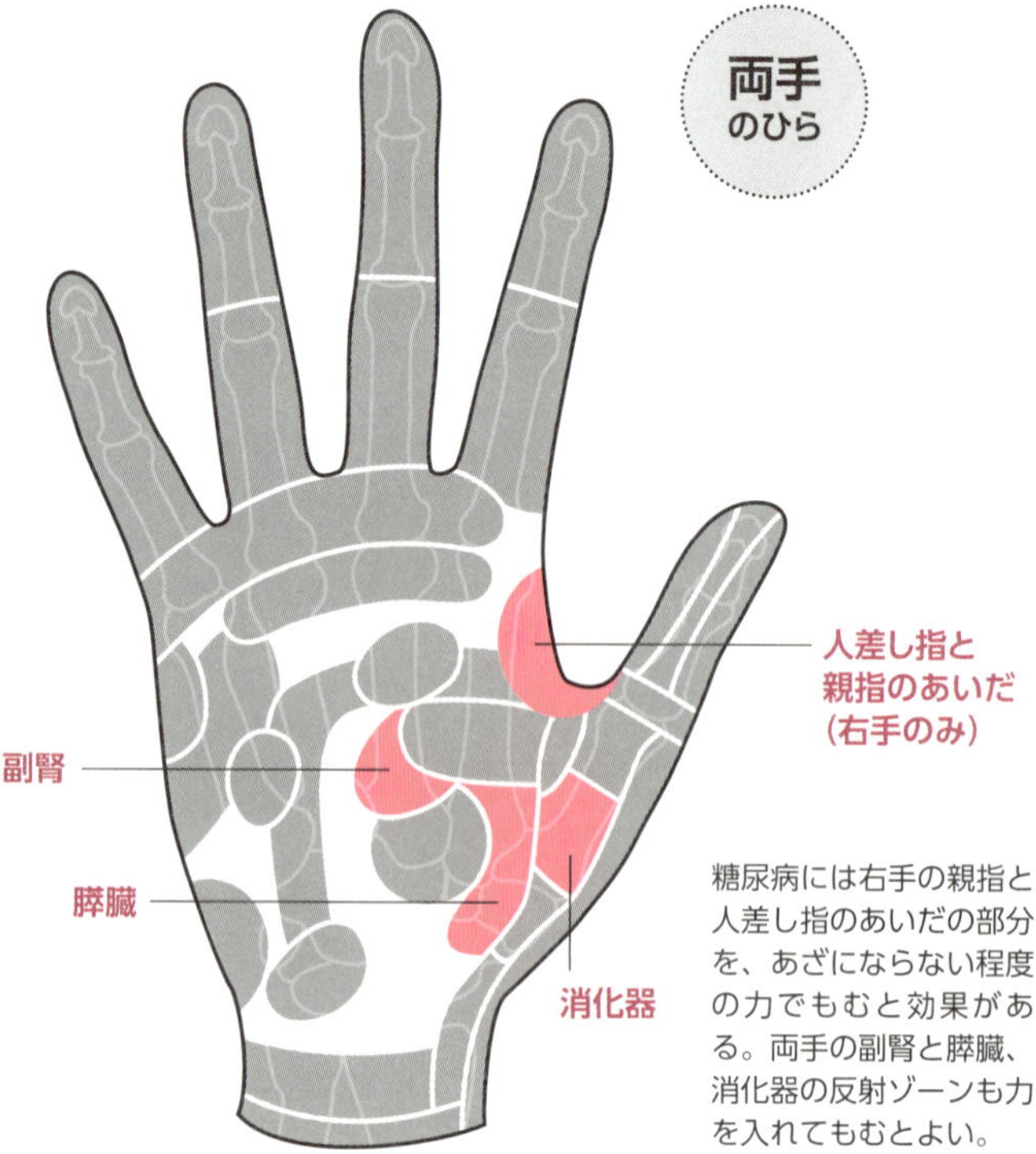

糖尿病には右手の親指と人差し指のあいだの部分を、あざにならない程度の力でもむと効果がある。両手の副腎と膵臓、消化器の反射ゾーンも力を入れてもむとよい。

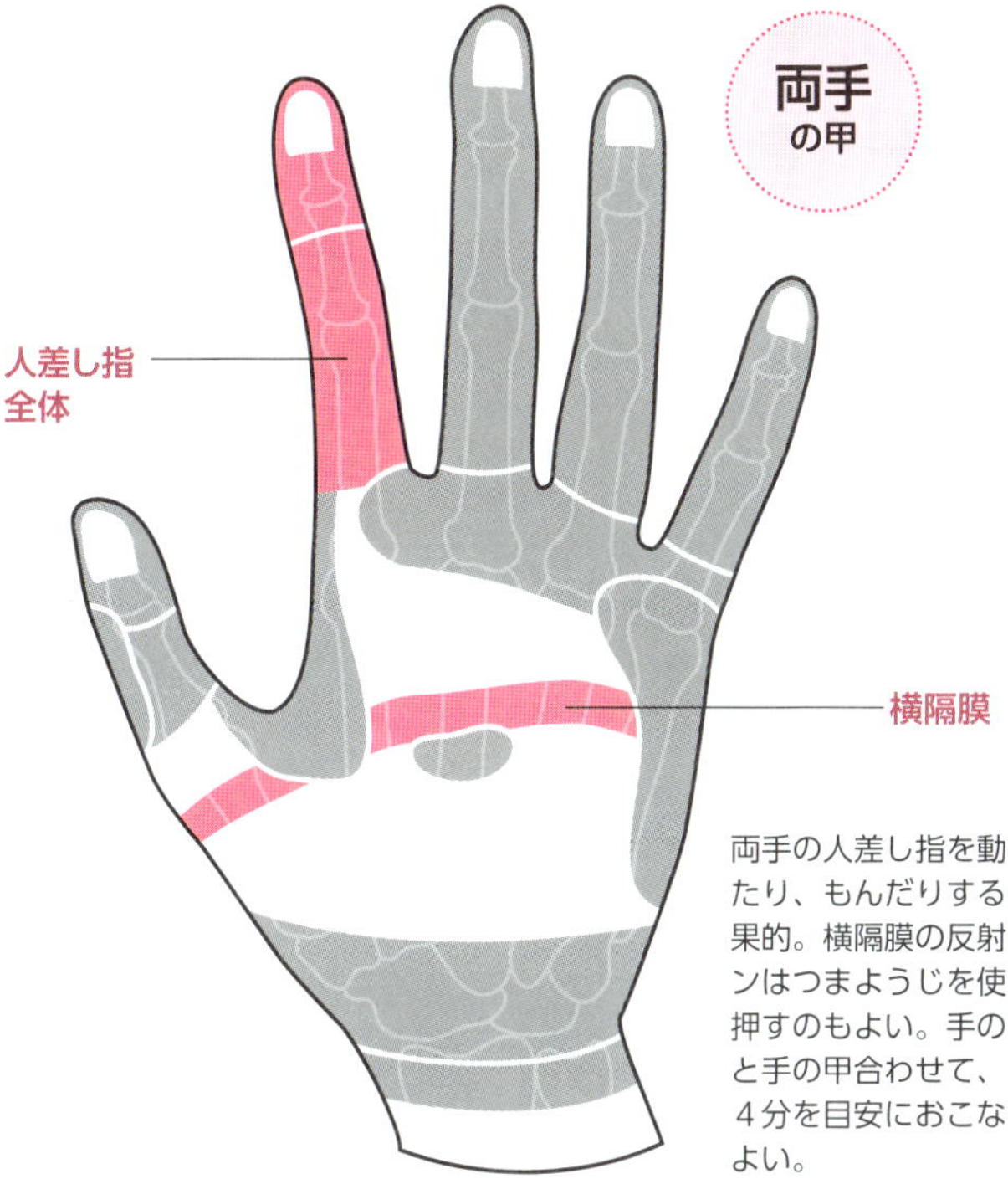

両手の人差し指を動かしたり、もんだりすると効果的。横隔膜の反射ゾーンはつまようじを使って押すのもよい。手のひらと手の甲合わせて、１回４分を目安におこなうとよい。

発見が遅いと完治しにくく、一生のつき合いとなってしまう糖尿病は、膵臓から分泌されるインスリンというホルモンが不足して、血糖値が異常に高くなることによって起こる病気です。のどの渇き、尿の量の増加、お腹がすぐに減る、疲れやすいなどの症状がでたら要注意。消化器、膵臓などのゾーンを刺激をすると血糖値を安定させます。糖尿病は遺伝的要素が原因で起きるとも考えられていますが、一般に「ぜいたく病」といわれるように、食生活が豊かになるとともに増加してきました。悪化していくと高血圧症や動脈硬化を引き起こし、心臓病や脳卒中、白内障などの原因ともなるので、早めの予防が大切です。

腎機能をアップし、老廃物をスムーズに排出

腎臓の不調

❶右手のひら ▶ ❷左手のひら ▶ ❸右手の甲 ▶ ❹左手の甲

刺激法

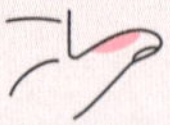
手のひら

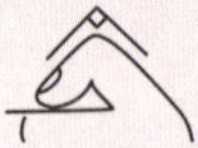
手の甲

力加減

強

手のひらと手の甲

目安のもみ時間

手のひら左右で	2分
手の甲左右で	1分

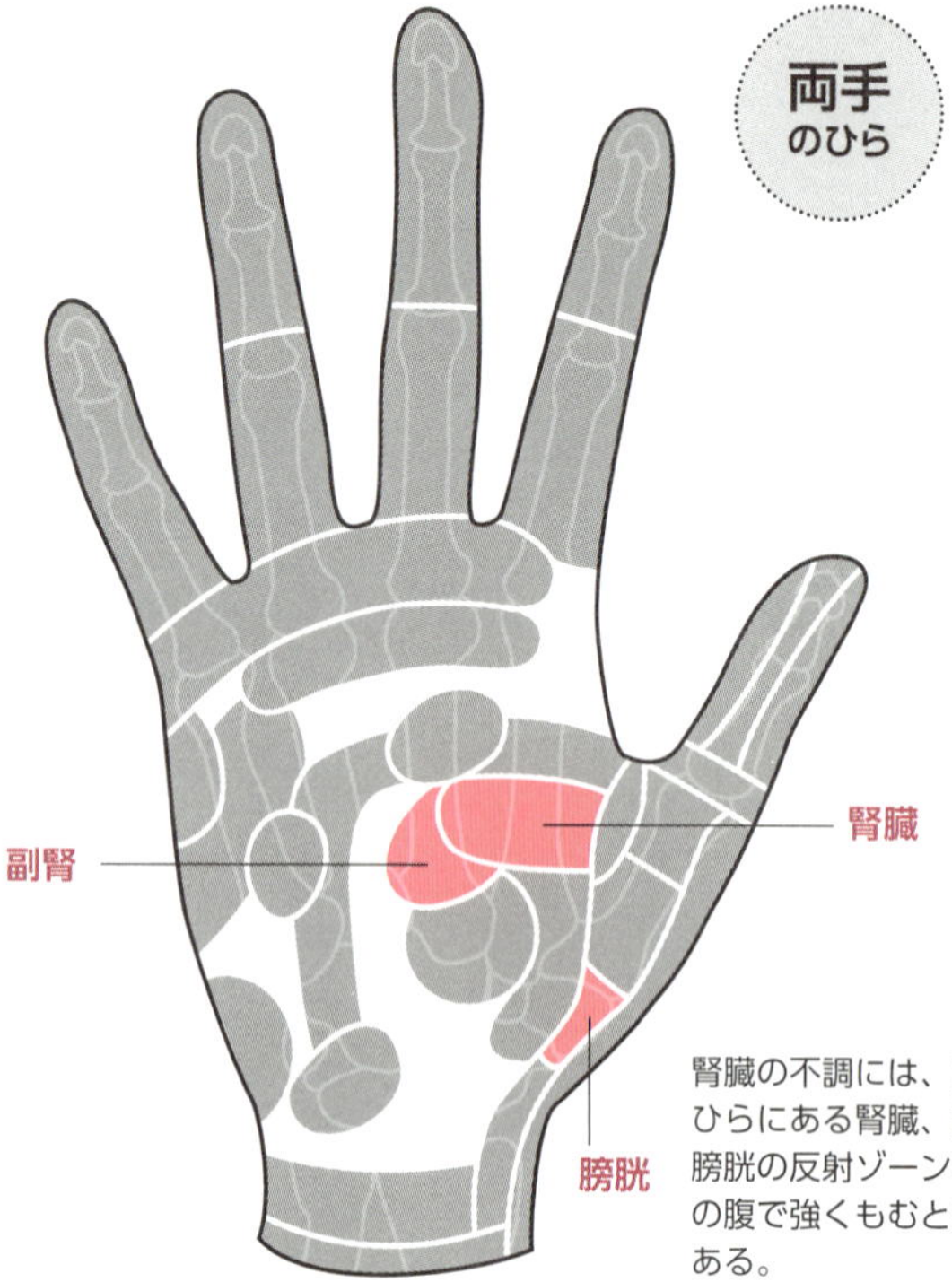

腎臓の不調には、両手のひらにある腎臓、副腎、膀胱の反射ゾーンを親指の腹で強くもむと効果がある。

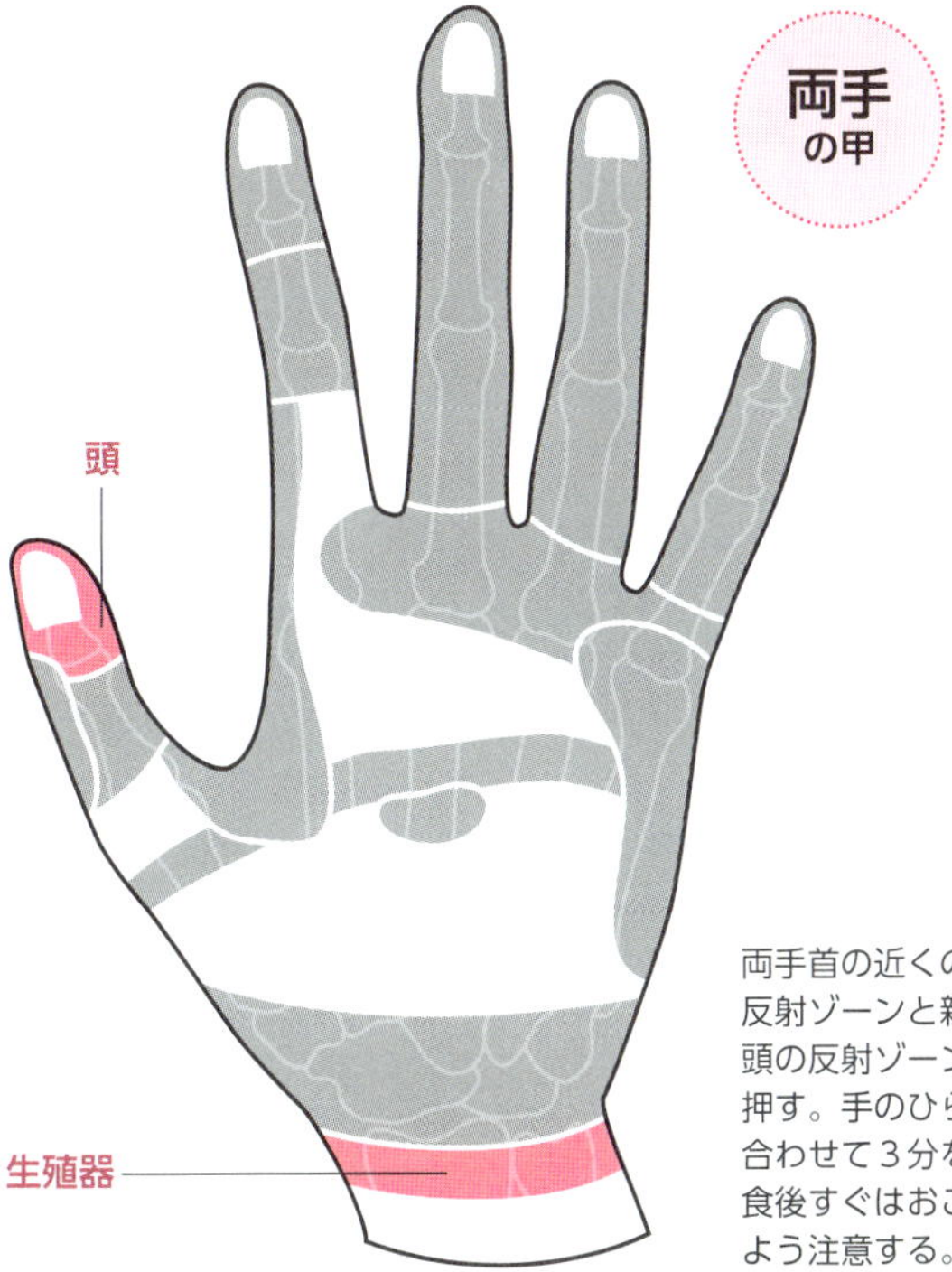

両手首の近くの生殖器の反射ゾーンと親指にある頭の反射ゾーンを爪先で押す。手のひらと手の甲、合わせて３分を目安に。食後すぐはおこなわないよう注意する。

東洋医学では、腎臓は生体エネルギーが宿っている場所とされるように、機能が低下するとさまざまな体調不良の原因ともなります。腎臓は血液をろ過して、からだの老廃物を尿として排出します。また、からだの水分量を調節して、血圧を安定させるという重要な役目を果たしています。この働きが悪くなると、高血圧、動脈硬化、精力減退などを引き起こします。むくみ、全身のだるさ、血尿、血圧が急に上がったなどの症状がでたら注意が必要です。腎臓病は一度発症するとなかなか治りにくいのが特徴です。効果的なゾーンは腎臓、副腎、膀胱など。症状が進行する前にこれらのゾーンを刺激して健康を維持しましょう。

肝機能アップで、お酒に飲まれない体質に

肝臓の不調

❶右手のひら ▶ ❷右手の甲 ▶ ❸左手の甲

刺激法		力加減		目安のもみ時間	
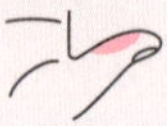	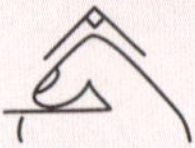	強	中	手のひら右で	1分
手のひら	手の甲	手のひら	手の甲	手の甲左右で	1分

右
手のひら

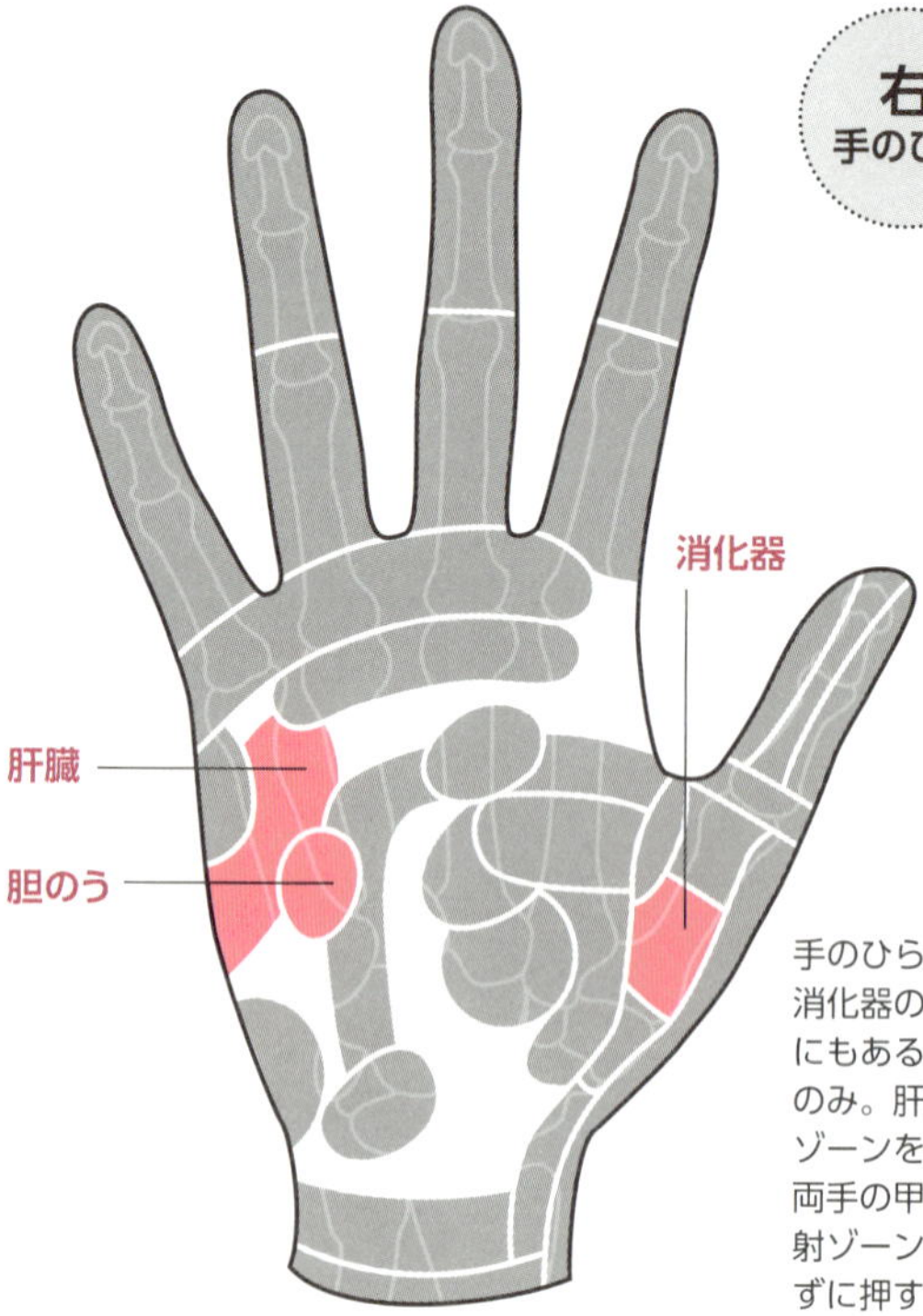

手のひらは右手だけもむ。消化器の反射ゾーンは左手にもあるが、もむのは右手のみ。肝臓と胆のうの反射ゾーンを強くもむとよい。両手の甲の太陽神経叢の反射ゾーンはあまり力を入れずに押す。

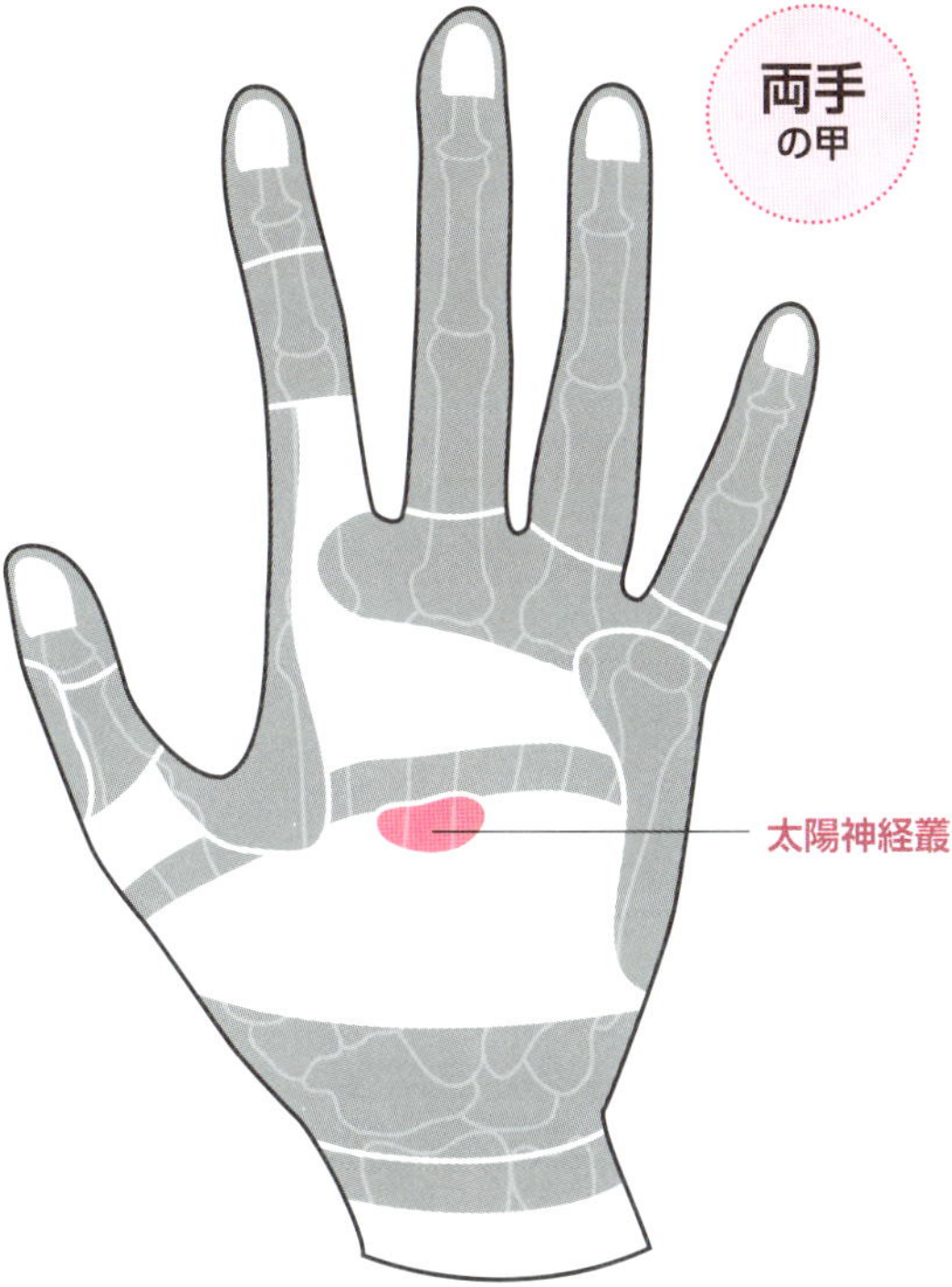

肝臓には再生する能力があり、半分以上の肝細胞が壊れても、ほかの細胞がカバーして機能を維持する力があります。そのためよほどの事態にならないと症状があらわれないので「沈黙の臓器」ともいわれています。アルコールや添加物などの解毒、栄養分の貯蔵と再合成、外気の寒暖に対する体温調節などをおこない、からだにとってとても重要な働きをする臓器です。初期症状として顔にシミ、手のひらに赤い斑点などがあらわれ、皮膚や白目部分が黄色かったり、だるい、疲れやすいといった症状があれば、肝臓は疲れきった状態かもしれません。肝機能を強くするといわれているしじみを食事にとりいれましょう。

胃痛をやわらげ消化器系の機能を改善

慢性胃炎

❶右手のひら ▶ ❷左手のひら ▶ ❸右手の甲 ▶ ❹左手の甲

刺激法	力加減	目安のもみ時間
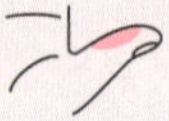 手のひらと手の甲	中 手のひらと手の甲	手のひら左右で　2分 手の甲左右で　1分

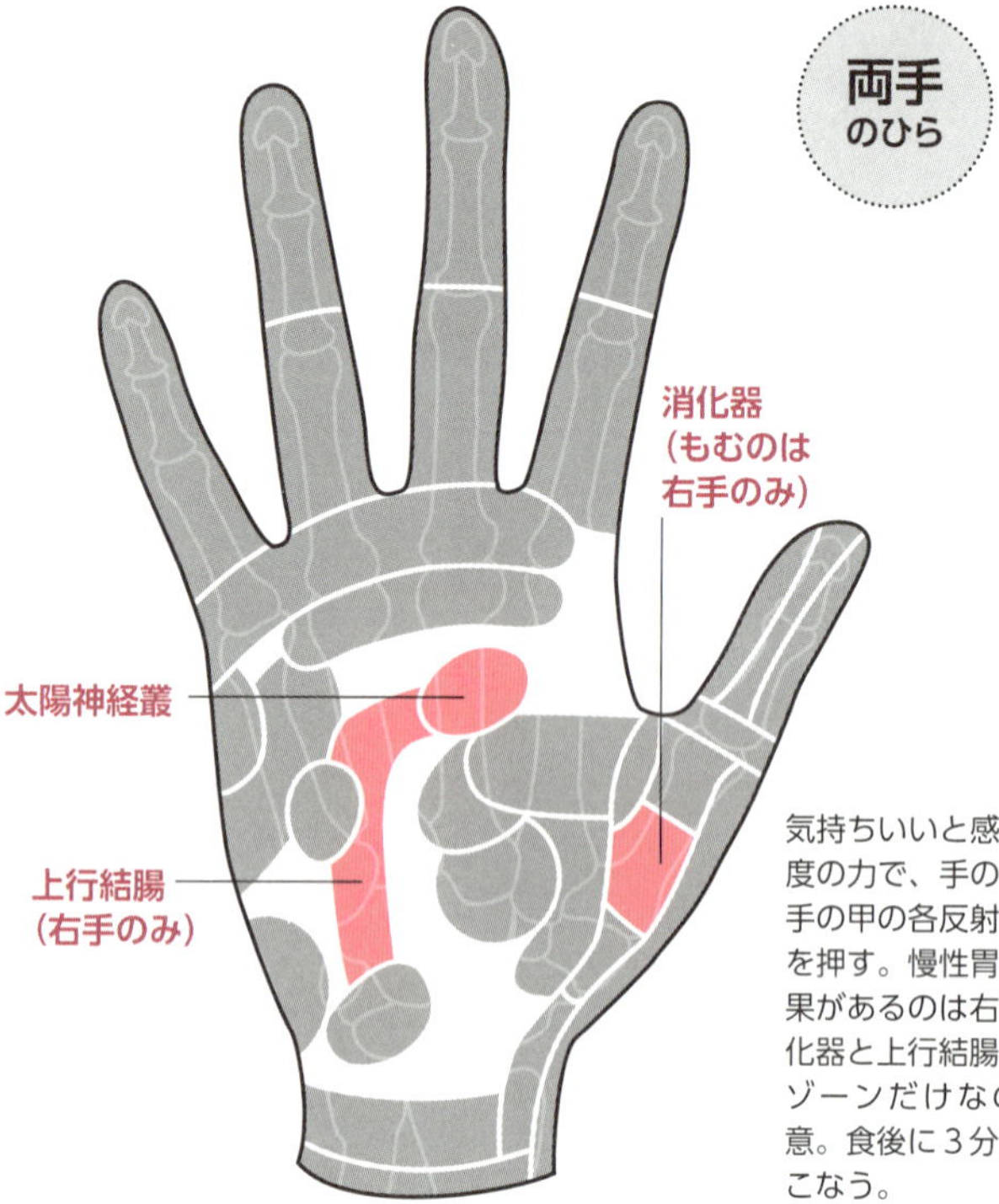

気持ちいいと感じる程度の力で、手のひらと手の甲の各反射ゾーンを押す。慢性胃炎に効果があるのは右手の消化器と上行結腸の反射ゾーンだけなので注意。食後に3分ほどおこなう。

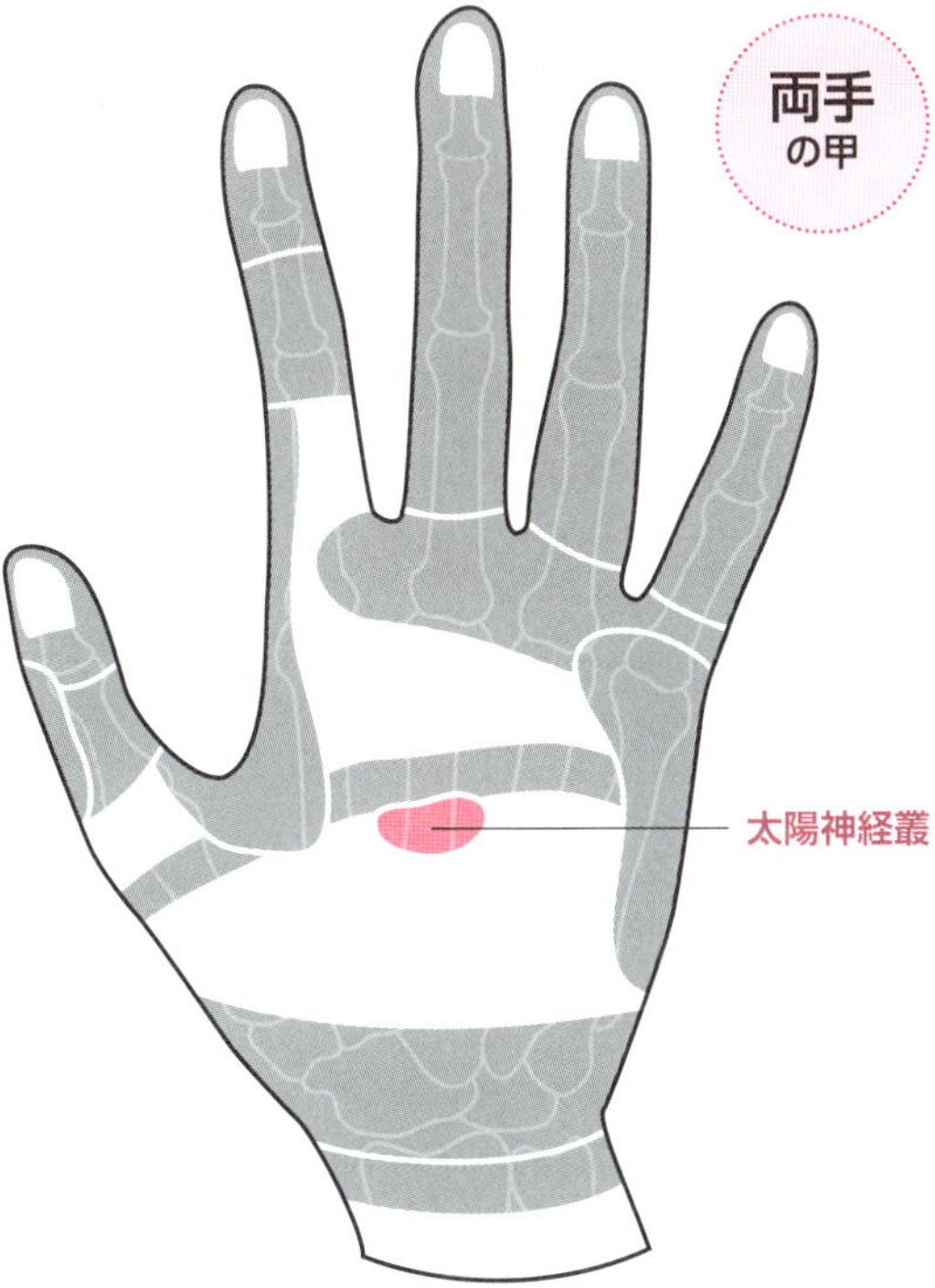

慢性胃炎の原因は、暴飲暴食やストレスのほか、１９８０年に発見された胃の壁を傷つける細菌のピロリ菌などです。胃炎にもいくつかのタイプがあり、胃の粘膜の炎症の違いによるものです。コーヒーや緑茶、香辛料などを多く摂ったあとに感じる胃の不快感は急性の胃炎です。胃炎が進行すると慢性化し、胸やけ、胃のもたれ、吐き気、全身の倦怠感といった症状があらわれます。腹八分を心がけ、生活習慣を改善していきましょう。鈍い胃痛が頻繁にあるときは、即効性のある反射刺激法が効果的です。胃内部で酸性になった食物を中和するための膵液の分泌を促し、消化器系全般の働きを高め、胃の痛みをやわらげます。

肺の血液の循環を促進し、気道の炎症を緩和

ぜんそく

❶右手のひら ▶ ❷左手のひら ▶ ❸右手の甲 ▶ ❹左手の甲

刺激法

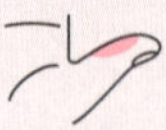

手のひら

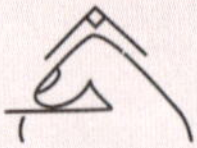

手の甲

力加減

弱　手のひら

中　手の甲

目安のもみ時間

手のひら左右で	3分
手の甲左右で	2分

両手のひら

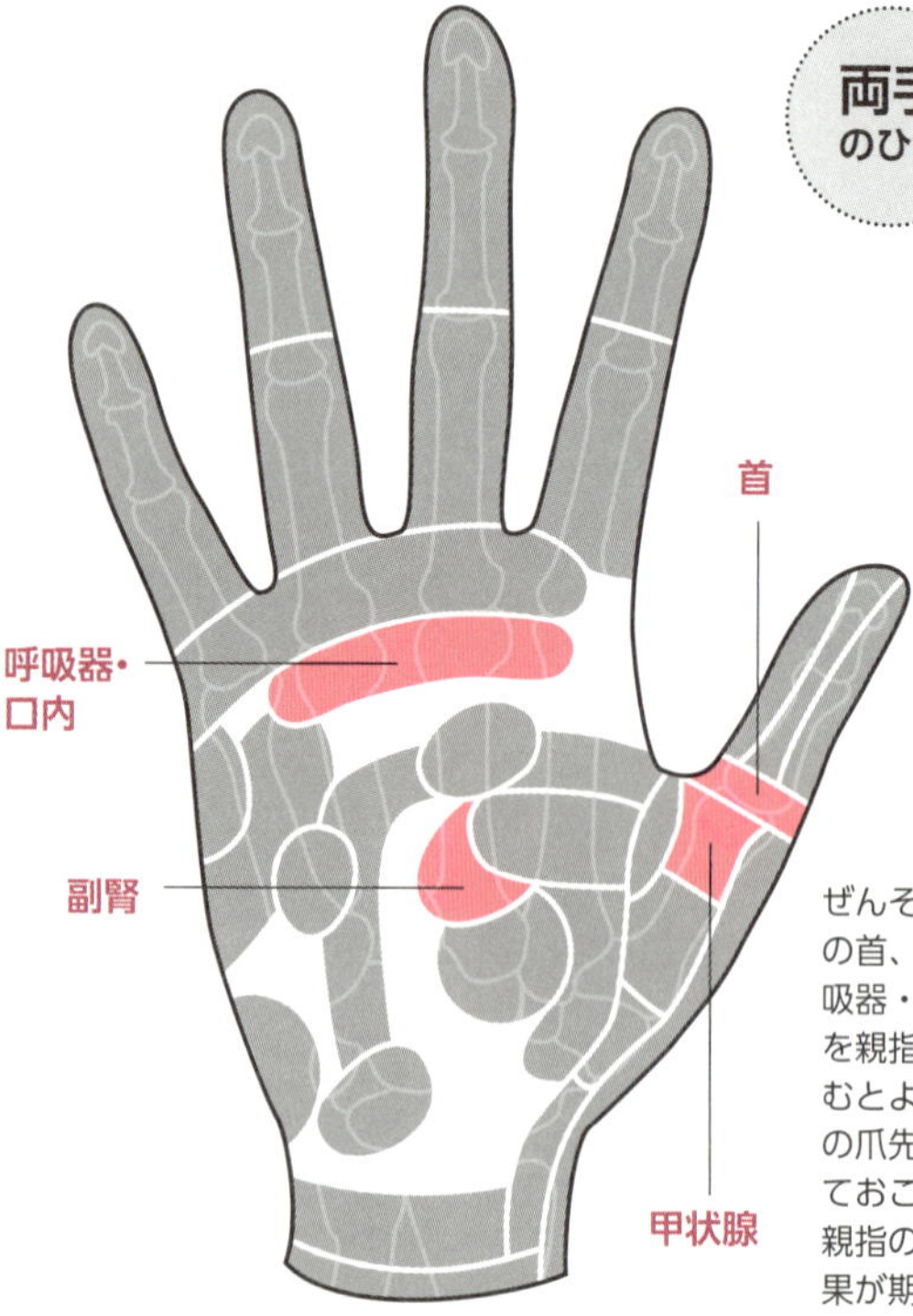

ぜんそくの人は手のひらの首、甲状腺、副腎、呼吸器・口内の反射ゾーンを親指の腹でやさしくもむとよい。手の甲は親指の爪先で、少し力を入れておこなう。人差し指と親指のあいだはとくに効果が期待できる。

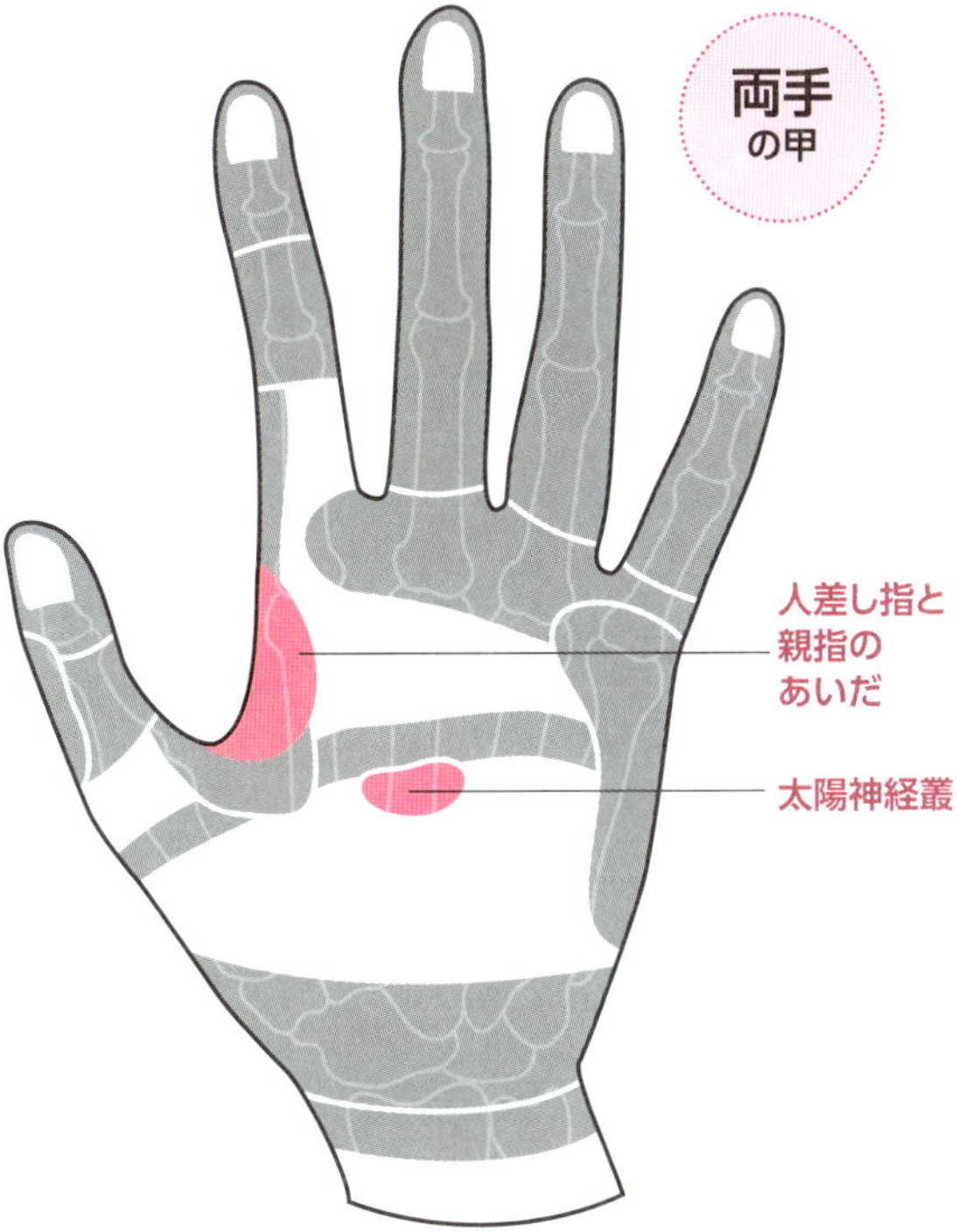

ぜんそくの発作は、夜中や早朝に起こりやすく、ゼイゼイ、ヒューヒューと呼吸困難になり、胸が苦しくてつらいものです。季節の変わり目や気温の急激な変化によって起こりやすく、大気中の花粉やホコリなどの刺激物が原因です。ぜんそくの人は通常より気道が狭い傾向があり、気道の炎症を起こしやすいのです。肺の血液の循環が悪くなっているので、手の呼吸器の反射ゾーンを刺激します。併せて免疫力を高める副腎のゾーンも刺激するのが効果的です。小児ぜんそくは、恐怖や不安などの精神的要因が引き金になるともいわれますが、スポーツ、水泳などで気管や肺を鍛えると、いつのまにか改善されていくものです。

炎症を緩和し、激しい痛みをラクにする刺激法

ぎっくり腰

❶右手のひら ▶ ❷左手のひら ▶ ❸右手の甲 ▶ ❹左手の甲

刺激法	力加減	目安のもみ時間
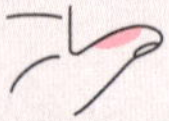 手のひらと手の甲	強 手のひらと手の甲	手のひら左右で 2分 手の甲左右で 1分

両手のひら

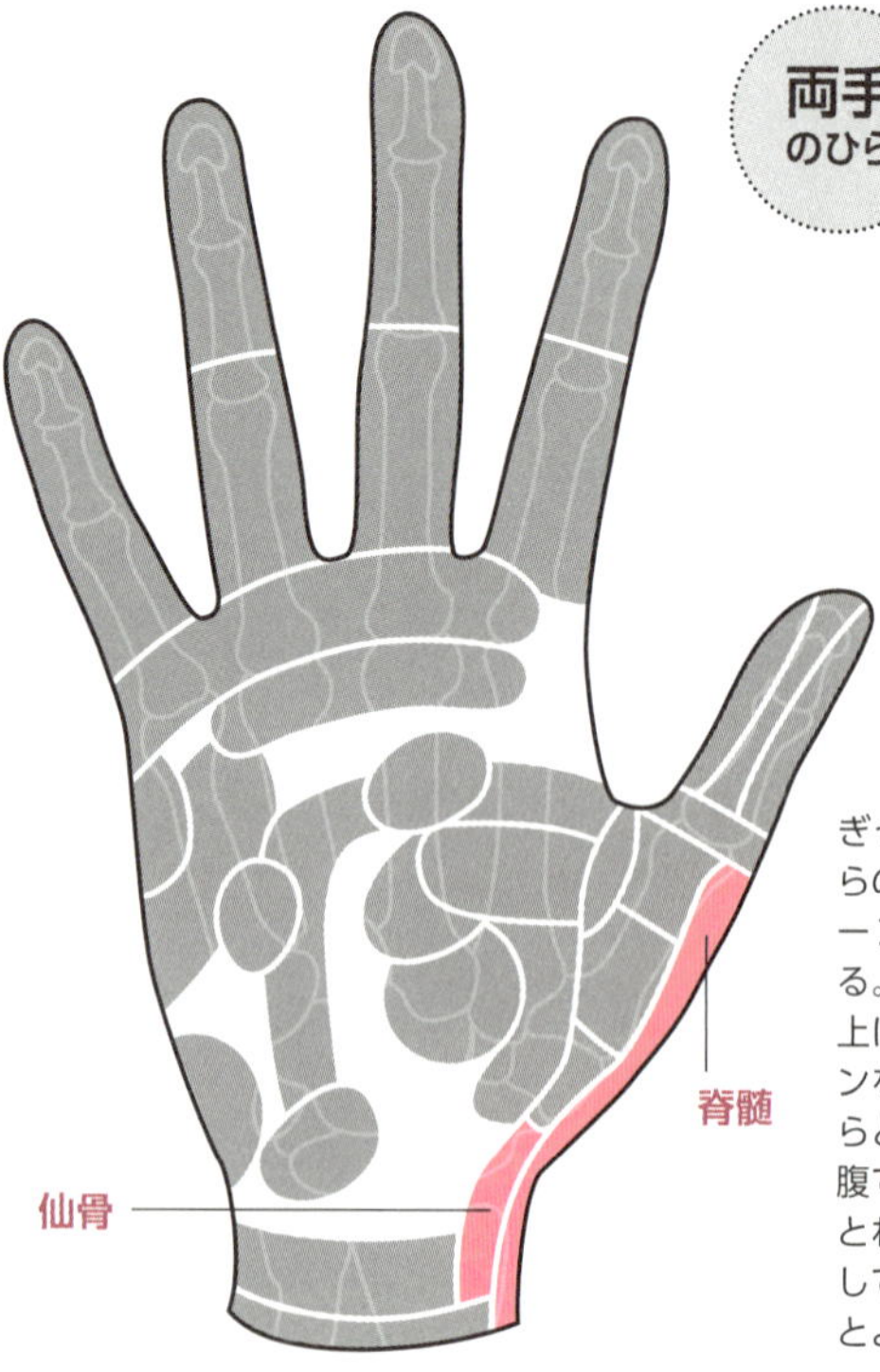

ぎっくり腰には両手のひらの脊髄と仙骨の反射ゾーンをもむと効果がある。手の甲は手首の少し上にある腰部の反射ゾーンを押すとよい。手のひらと手の甲ともに親指の腹で強めに押す。痛みがとれないときは少し休憩して、もう一度おこなうとよい。

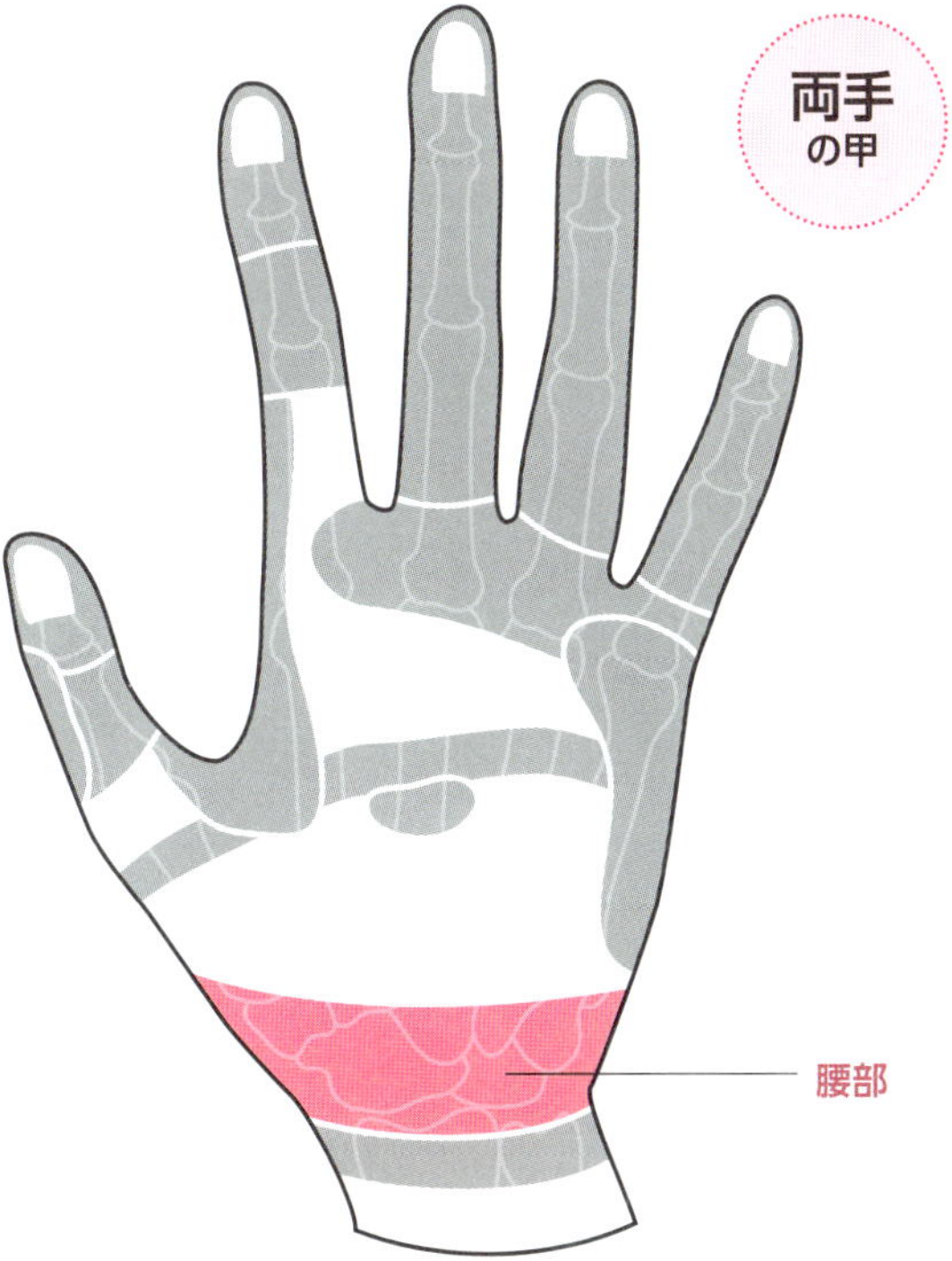

ぎっくり腰は、くしゃみをしても起こることがあり、痛みの激しさから「魔女の一撃」ともいわれています。腰部を支える機能が低下している場合が多く、精神的な負担がかかったときに筋肉が緊張し、血行が悪くなってぎっくり腰になる場合もあります。痛みの原因は、腰椎の関節である椎間部分の炎症や、腰の筋肉が肉離れのような状態になるためです。2日間くらいは自分がいちばんラクに感じる姿勢で安静にしましょう。急に体重が増えたり、同じ姿勢を続けていたりすると起こりやすく、冷え性の人も注意が必要です。物を持ち上げるとき、腕だけの力に頼らず、からだ全体を使うように普段から意識しましょう。

手首のながらエクササイズ

脳の若さと手首のやわらかさは比例しています。ツボでいえば、手首の内側にある「大陵」、手首の外側にある「陽池」というツボは脳と関係があり、手首のストレッチをすると脳を活性化します。

このエクササイズは、通勤途中や仕事のあいまなど、いつでも手軽にできるストレッチです。

<やり方>

①片手のひらを前に向けてひじを伸ばす。
②もう一方の手を親指以外の４本の指に添える。
③手首側に反らせて８カウント（両方の手をおこなう）。

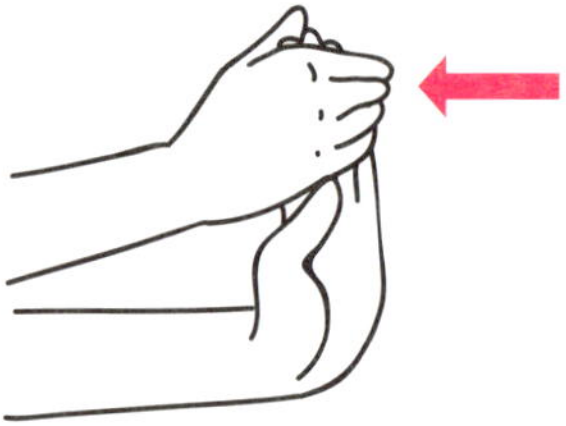

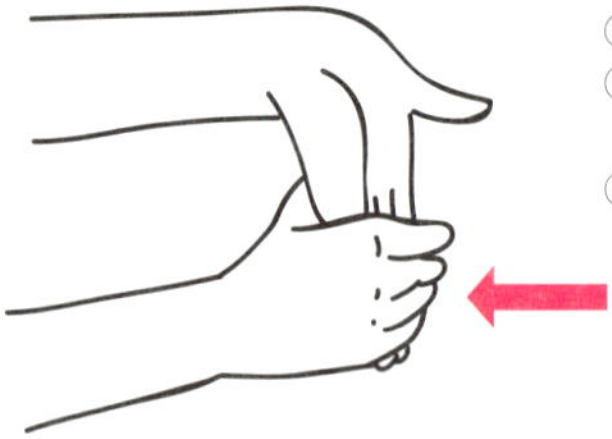

④今度は指を下に向けてひじを伸ばす。
⑤もう一方の手を親指以外の４本の指に添える。
⑥手首側に反らせて８カウント（両方の手をおこなう）。

⑦仕上げに手首の内外回転を５回ずつ。

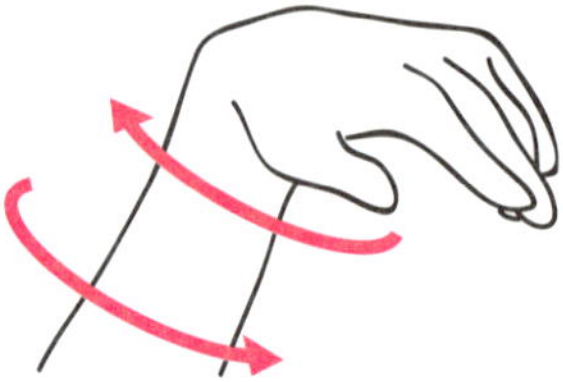

第4章

【実践編】
心をスッキリさせる手もみ

反射ゾーンの刺激で、イライラは即刻解消

イライラ

❶右手のひら ▶ ❷左手のひら ▶ ❸右手の甲 ▶ ❹左手の甲

刺激法	力加減		目安のもみ時間	
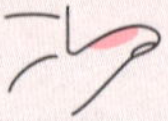 手のひらと手の甲	強 手のひら	中 手の甲	手のひら左右で	1分
			手の甲左右で	1分

両手
のひら

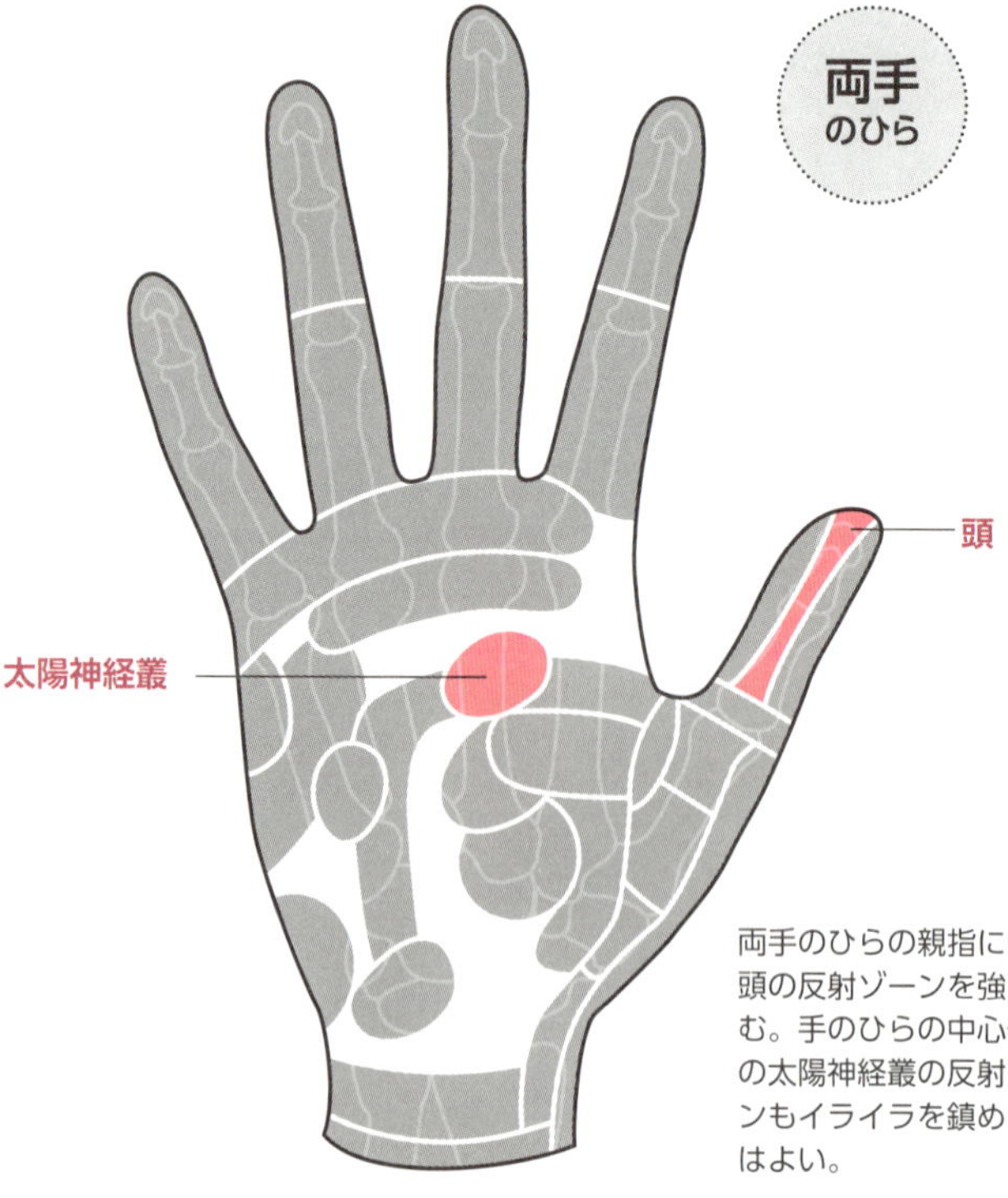

両手のひらの親指にある頭の反射ゾーンを強くもむ。手のひらの中心付近の太陽神経叢の反射ゾーンもイライラを鎮めるにはよい。

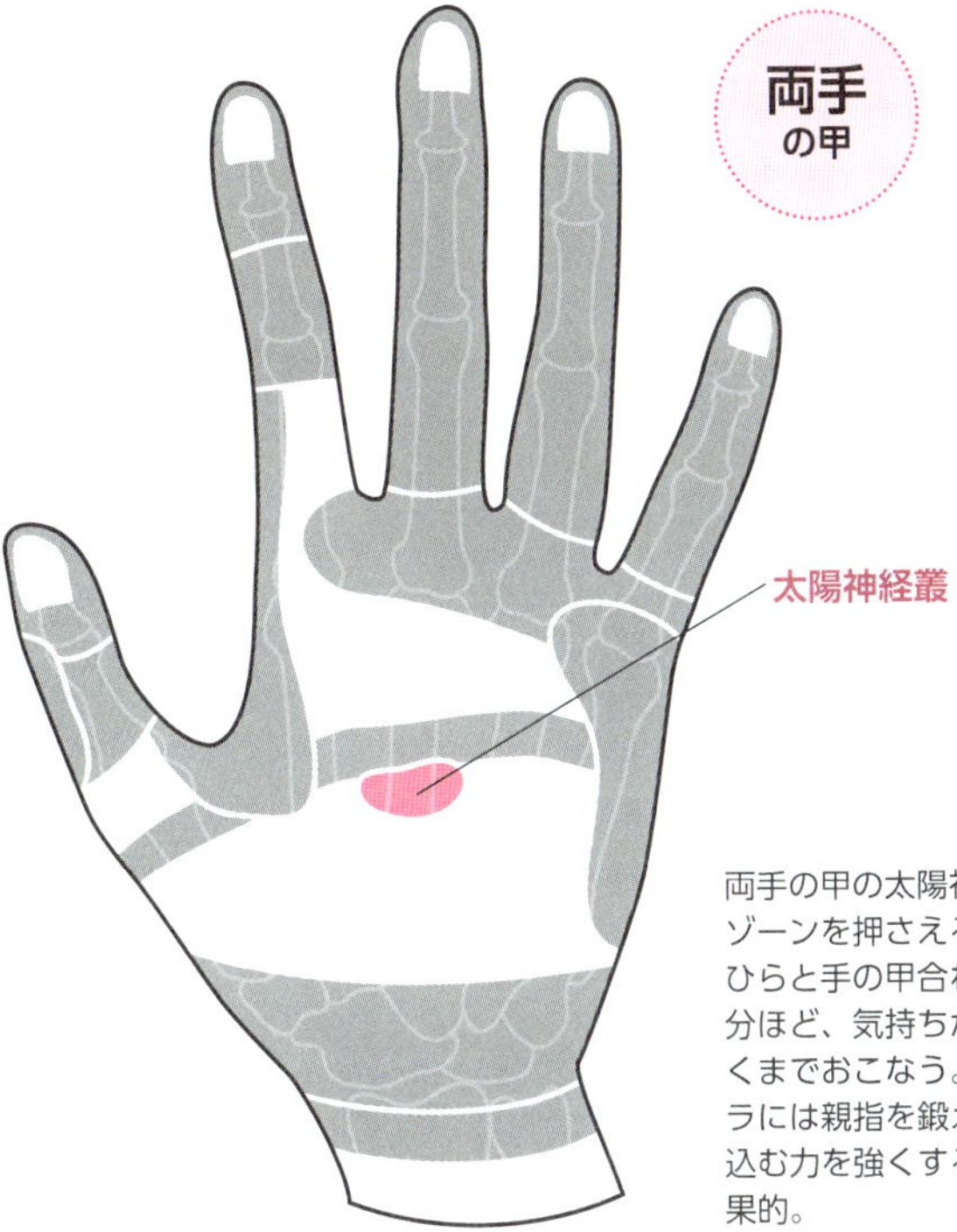

両手の甲の太陽神経叢のゾーンを押さえる。手のひらと手の甲合わせて2分ほど、気持ちが落ち着くまでおこなう。イライラには親指を鍛え、握り込む力を強くするのも効果的。

思うようにものごとが進まないとイライラするのはだれでも同じこと。女性は月経の影響でホルモンバランスをくずしやすく、均衡を保とうとして起こるのがイライラです。空腹時は脳の働きに必要不可欠なブドウ糖が不足し、判断力、集中力が低下。そのときに攻撃性ホルモンのアドレナリンが放出され、攻撃的な反応がでてしまいます。イライラの原因にカルシウム不足があります。血液中のカルシウム濃度が低下すると、感情のコントロールが乱れ、イライラの原因となります。首こりや肩こりの人に多く、みぞおちがかたい人はキレやすいといわれます。からだを上に伸ばすと、精神的にもリラックスしてきます。

上手にストレスとつき合えるようになる

ストレス

❶右手のひら ▶ ❷左手のひら ▶ ❸右手の甲 ▶ ❹左手の甲

刺激法	力加減	目安のもみ時間
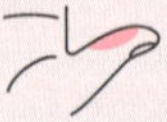 手のひらと手の甲	強 手のひらと手の甲	手のひら左右で　1分 手の甲左右で　1分

両手
のひら

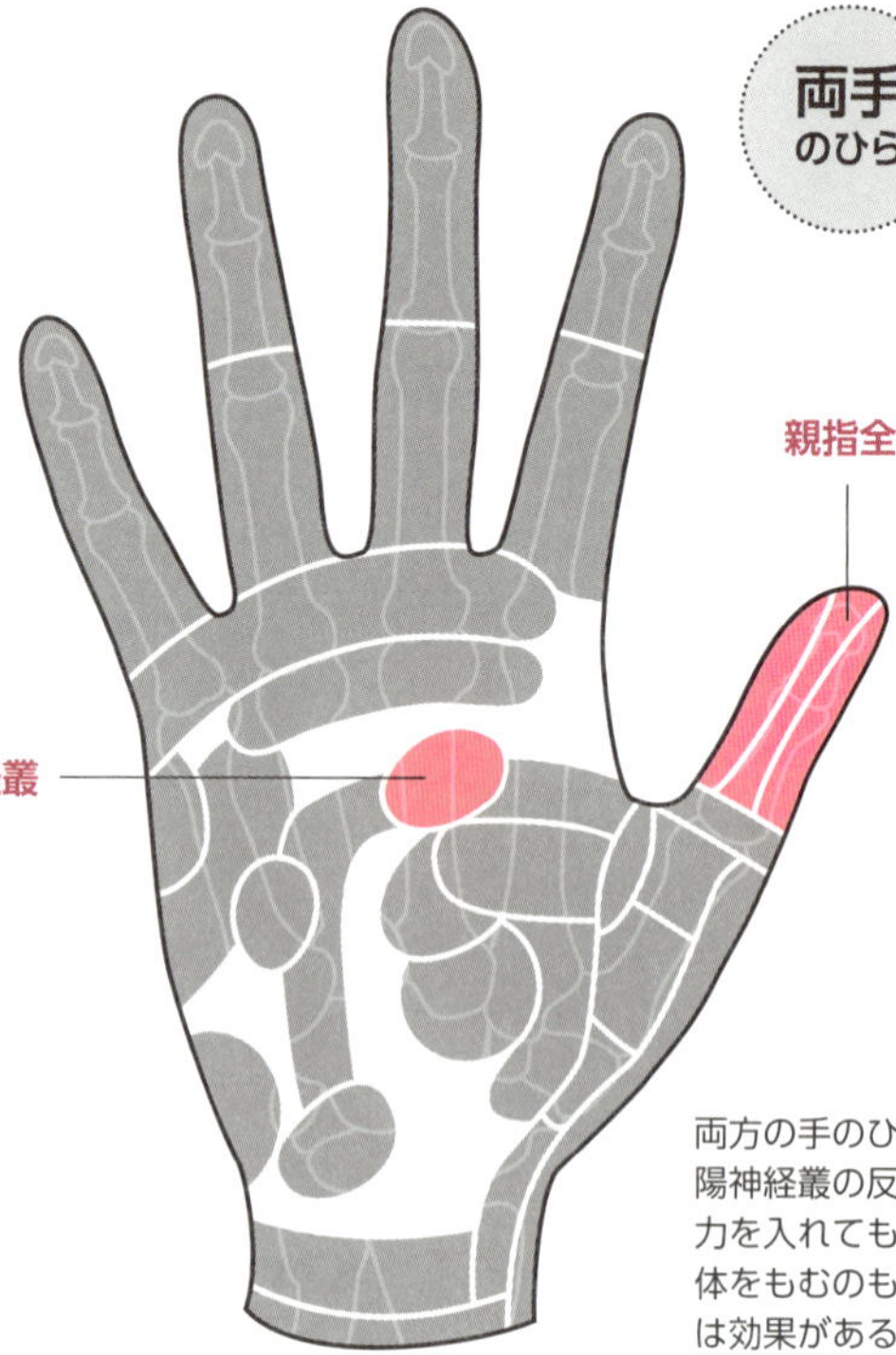

両方の手のひらにある太陽神経叢の反射ゾーンを力を入れてもむ。親指全体をもむのもストレスには効果がある。

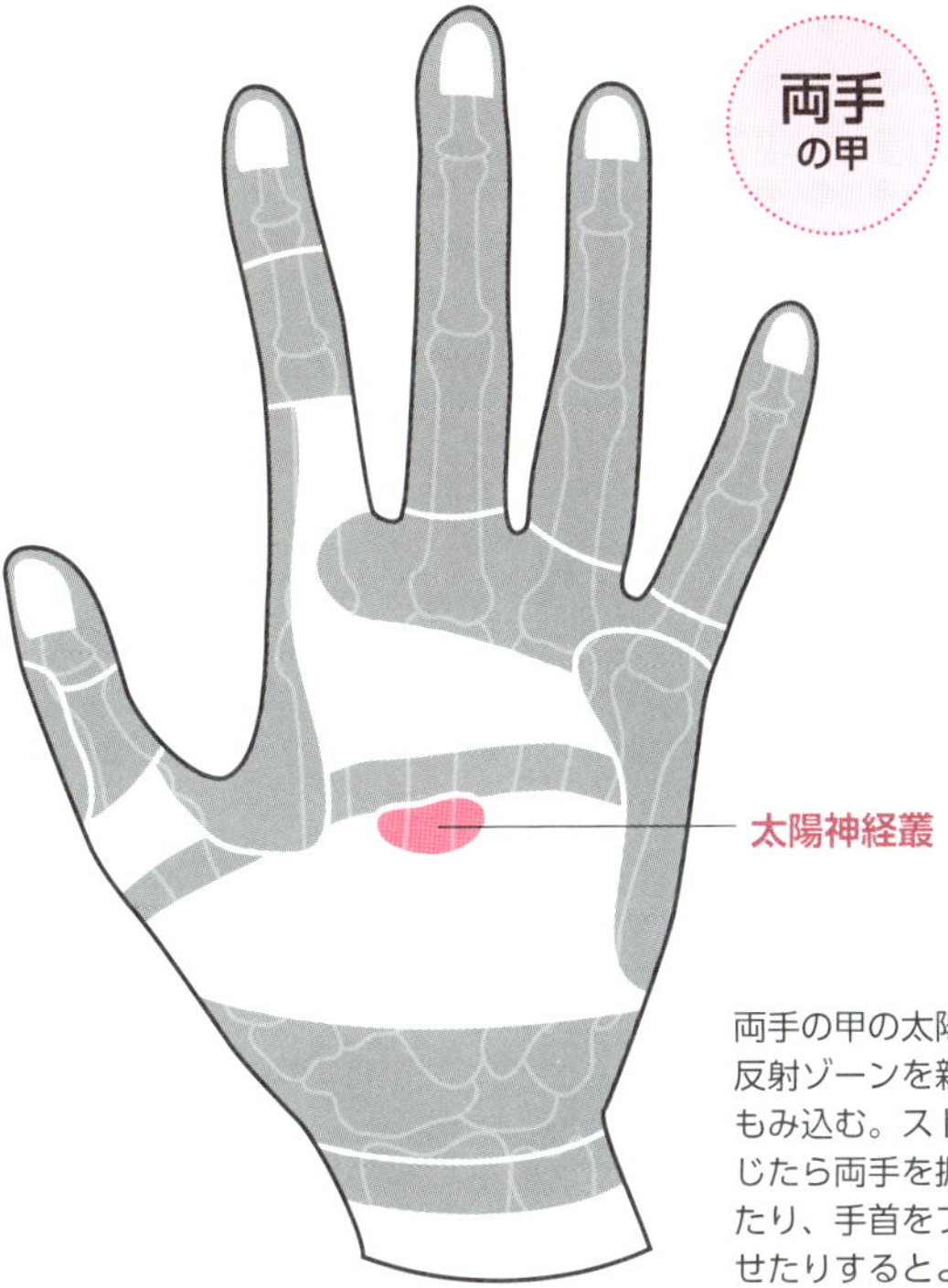

両手の甲の太陽神経叢の反射ゾーンを親指の腹でもみ込む。ストレスを感じたら両手を握り合わせたり、手首をブラブラさせたりするとよい。

人間が生きていくうえで、ストレスをなくすことはできません。ストレスは外的・内的な刺激に対し、それに適応していくために必要なものだからです。たとえば、気候が変わればからだはそれに適応し、引っ越しをすれば精神的に適応していきます。さまざまな変化に対する反応とプロセスをストレスというのです。だからストレスはけっして悪者ではありません。しかし、ある一定の限界を超えると心身のバランスをくずし、自律神経失調症、胃潰瘍、高血圧、動脈硬化、うつ病などといったさまざまな症状があらわれます。大切なのは、ストレスとどうつき合うか。疲れたなと感じたらこの反射刺激法で心を安定させましょう。

副交感神経を優位にして、自然な眠りを促す

不眠症

❶右手のひら ▶ ❷左手のひら ▶ ❸右手の甲 ▶ ❹左手の甲

刺激法	力加減		目安のもみ時間	
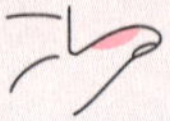 手のひらと手の甲	強 手のひら	中 手の甲	手のひら左右で	2分
			手の甲左右で	1分

両手のひら

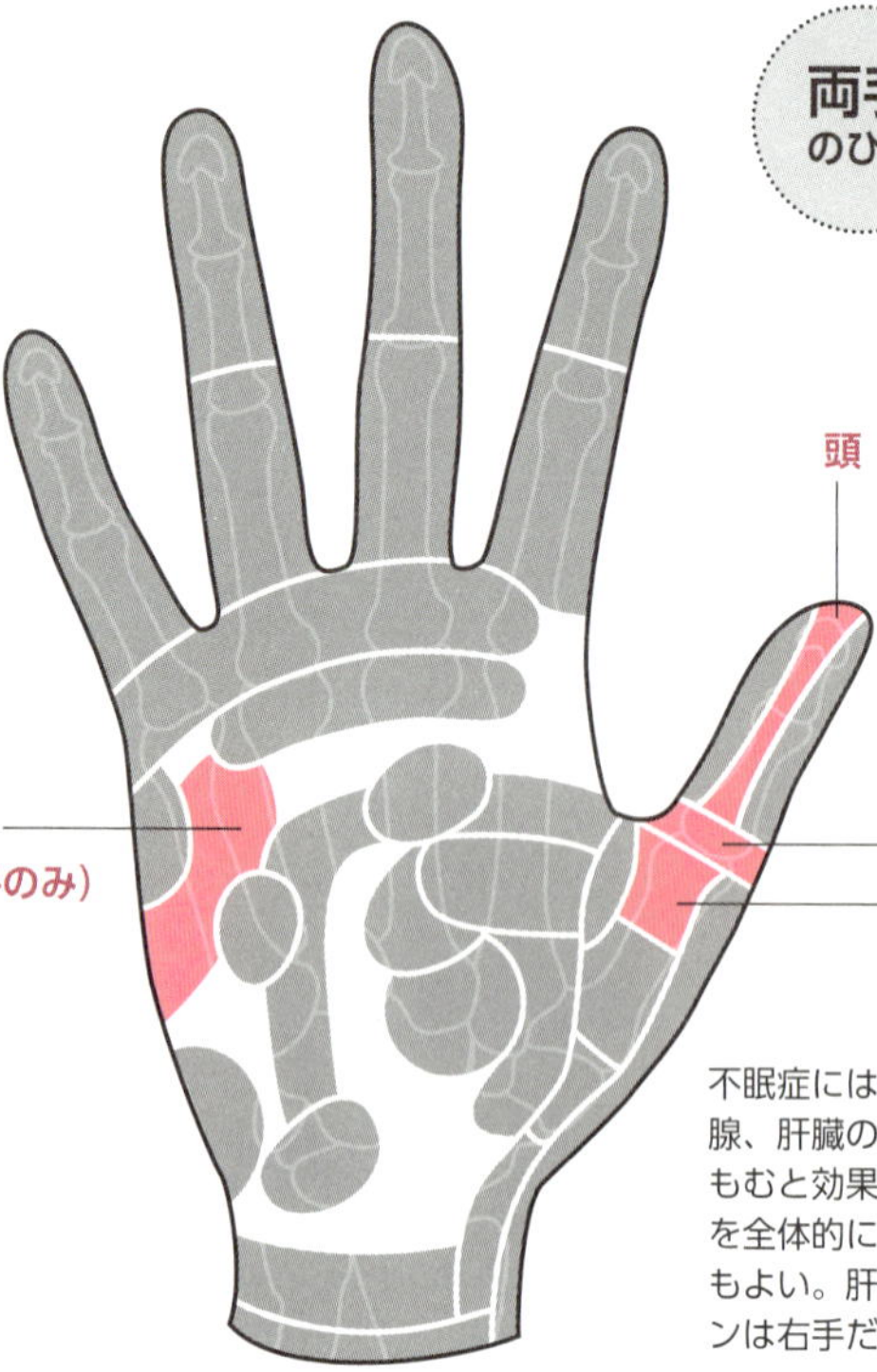

不眠症には頭と首、甲状腺、肝臓の反射ゾーンをもむと効果がある。両手を全体的に強めにもむのもよい。肝臓の反射ゾーンは右手だけにある。

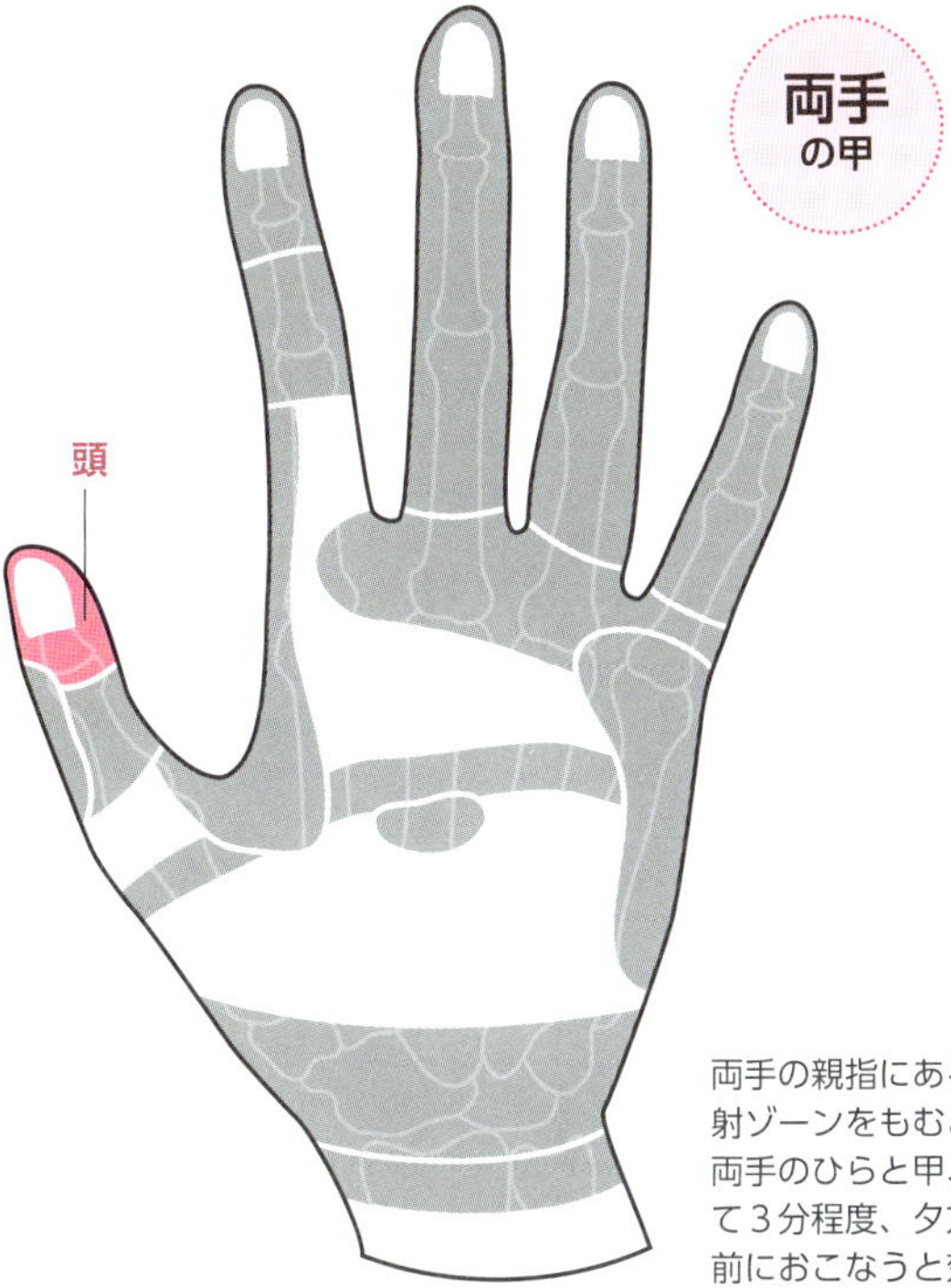

両手の親指にある頭の反射ゾーンをもむとよい。両手のひらと甲、合わせて3分程度、夕方や寝る前におこなうと効果的。

不眠症にもいろいろあり、ベッドに入ってもなかなか眠れないタイプから、眠りが浅く熟睡感が得られないタイプなどさまざまです。後者は神経質な人に多く、翌日になにかイベントがあったり、悩みごとがあったり、いつもと違う環境だと眠れないことが多いようです。高血圧症の人も不眠を訴えることがあります。2時間程度の短いサイクルで目が覚めてしまうタイプは、うつ病の人に多くみられます。本来夜になれば副交感神経が優位になって眠くなるのですが、交感神経が異常に興奮していると、なかなか眠りが訪れません。そんなときは反射刺激法と併せて、ぬるめのお風呂にリラックスした気持ちで入ると効果的です。

呼吸を整え横隔膜を強化すれば克服可能

あがり症

❶右手のひら ▶ ❷左手のひら ▶ ❸右手の甲 ▶ ❹左手の甲

刺激法

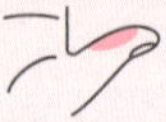

手のひらと手の甲

力加減

強 手のひら

中 手の甲

目安のもみ時間

手のひら左右で	1分
手の甲左右で	1分

両手のひら

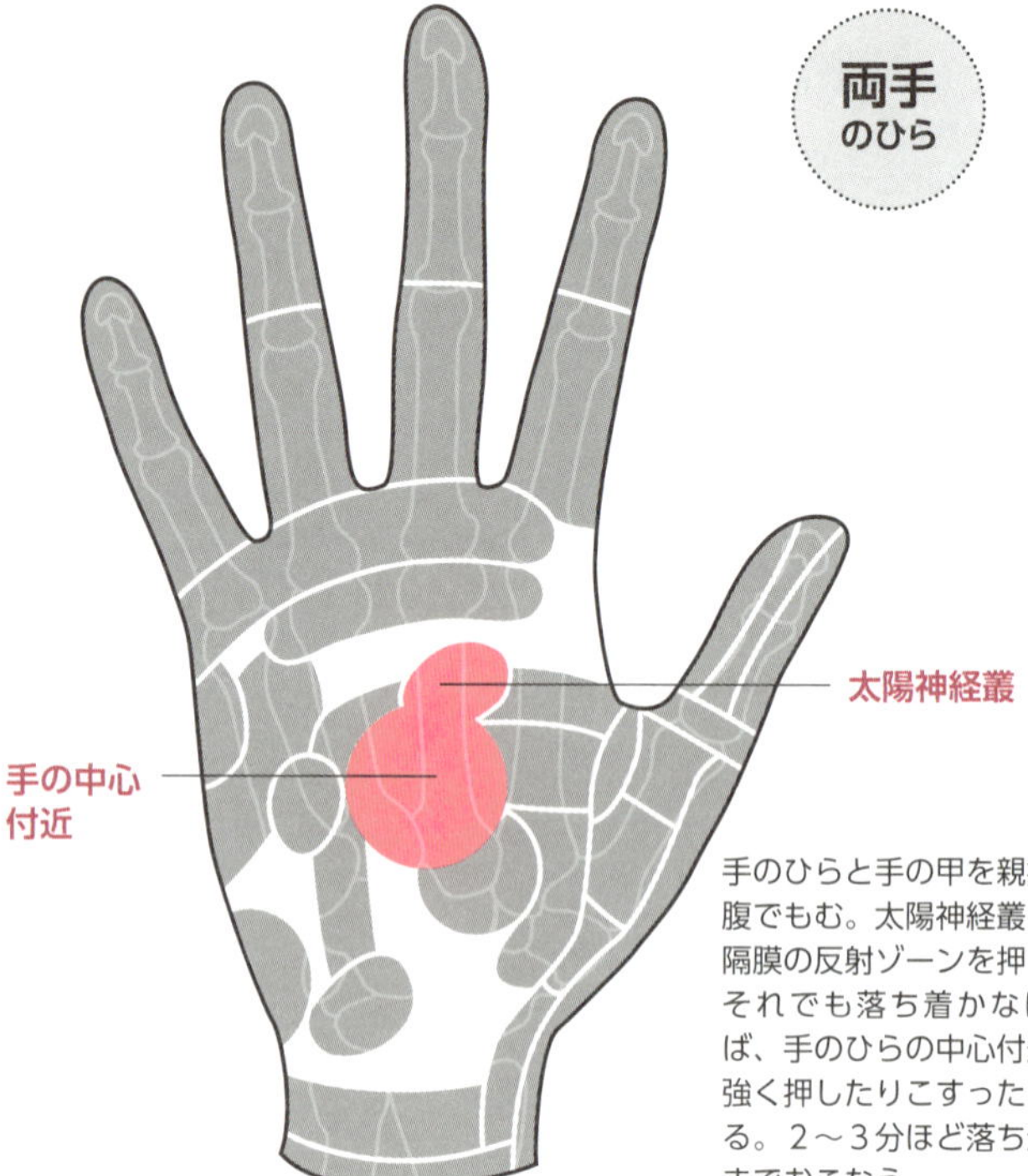

手のひらと手の甲を親指の腹でもむ。太陽神経叢と横隔膜の反射ゾーンを押し、それでも落ち着かなければ、手のひらの中心付近を強く押したりこすったりする。2～3分ほど落ち着くまでおこなう。

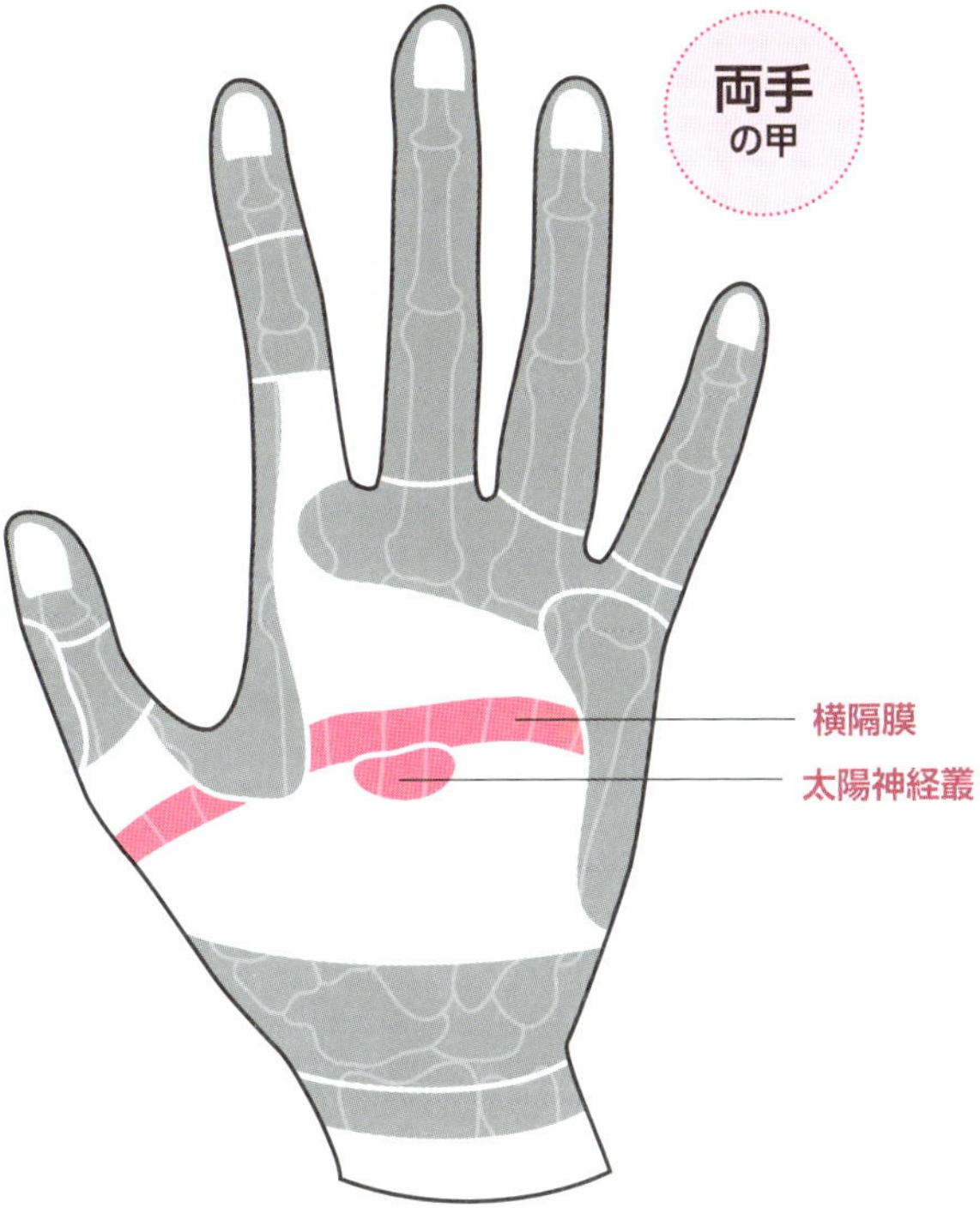

人前で発言するとき、緊張のためにうまく言葉がでてこなかったり、呼吸が浅く速くなったり、手や足がふるえたりする人をあがり症の人といいます。ほとんどは過去の失敗や経験不足からくるものですが、完璧にものごとをまとめようと思うタイプに多くみられます。自分の欠点や弱点に敏感で、完璧を求めようとするために緊張してしまうのです。手のひらに指で「人」という字を書いて飲み込むとあがらないといわれますが、手のひらの中心部分にはリラックスさせる反射ゾーンがあるので、深呼吸しながらこの部分を刺激すると効果的です。また、呼吸をするときに重要な働きをする横隔膜を鍛えると緊張に強くなります。

交感神経と副交感神経のバランスを整える

自律神経失調症

❶右手のひら ▶ ❷左手のひら ▶ ❸右手の甲 ▶ ❹左手の甲

刺激法	力加減	目安のもみ時間
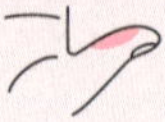 手のひらと手の甲	弱 手のひらと手の甲	手のひら左右で　2分 手の甲左右で　1分

両手
のひら

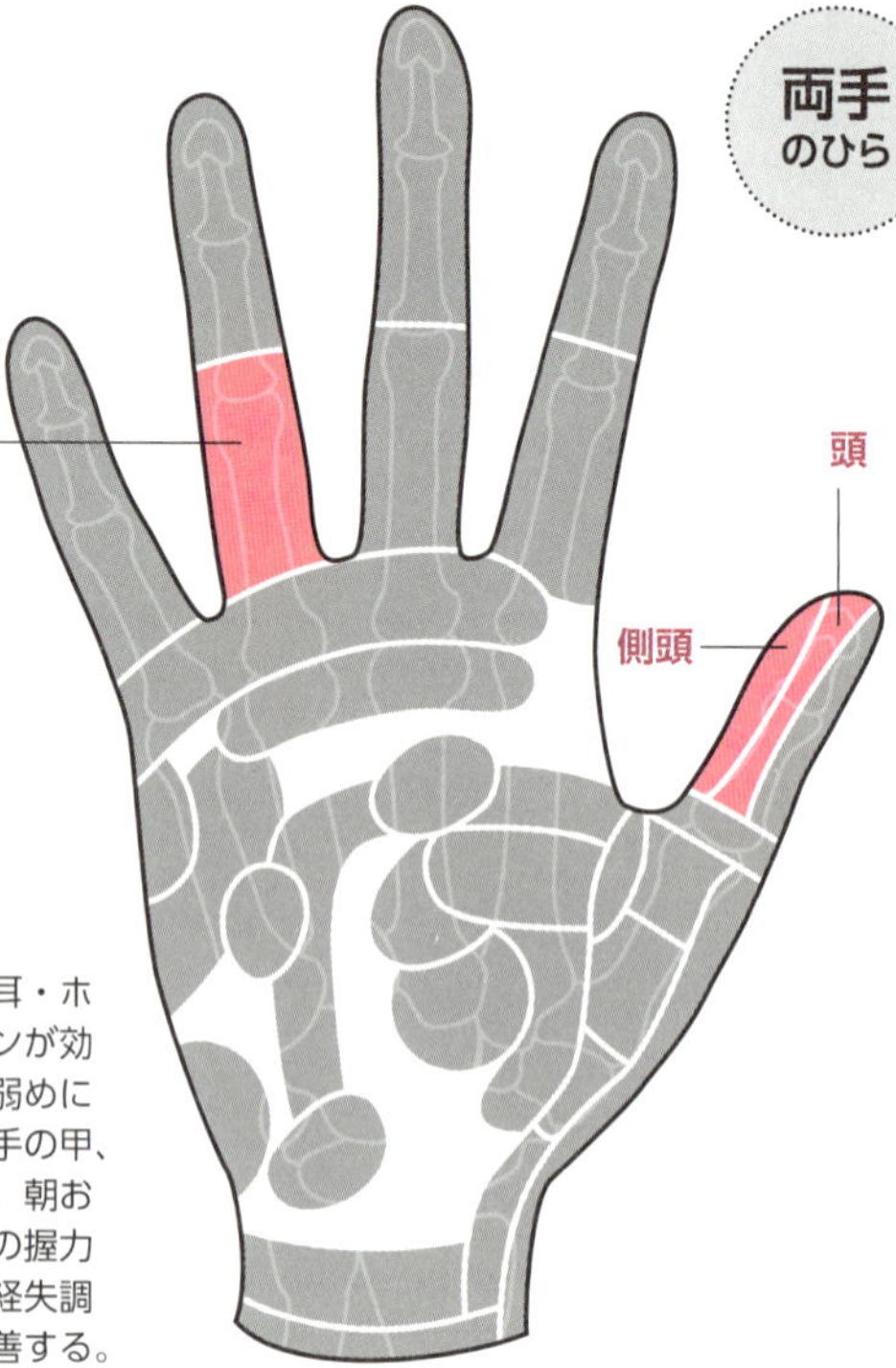

両手の頭と側頭、耳・ホルモンの反射ゾーンが効果的。親指の腹で弱めにもむ。手のひらと手の甲、合わせて３分ほど、朝おこなうとよい。手の握力も鍛えると自律神経失調の症状がさらに改善する。

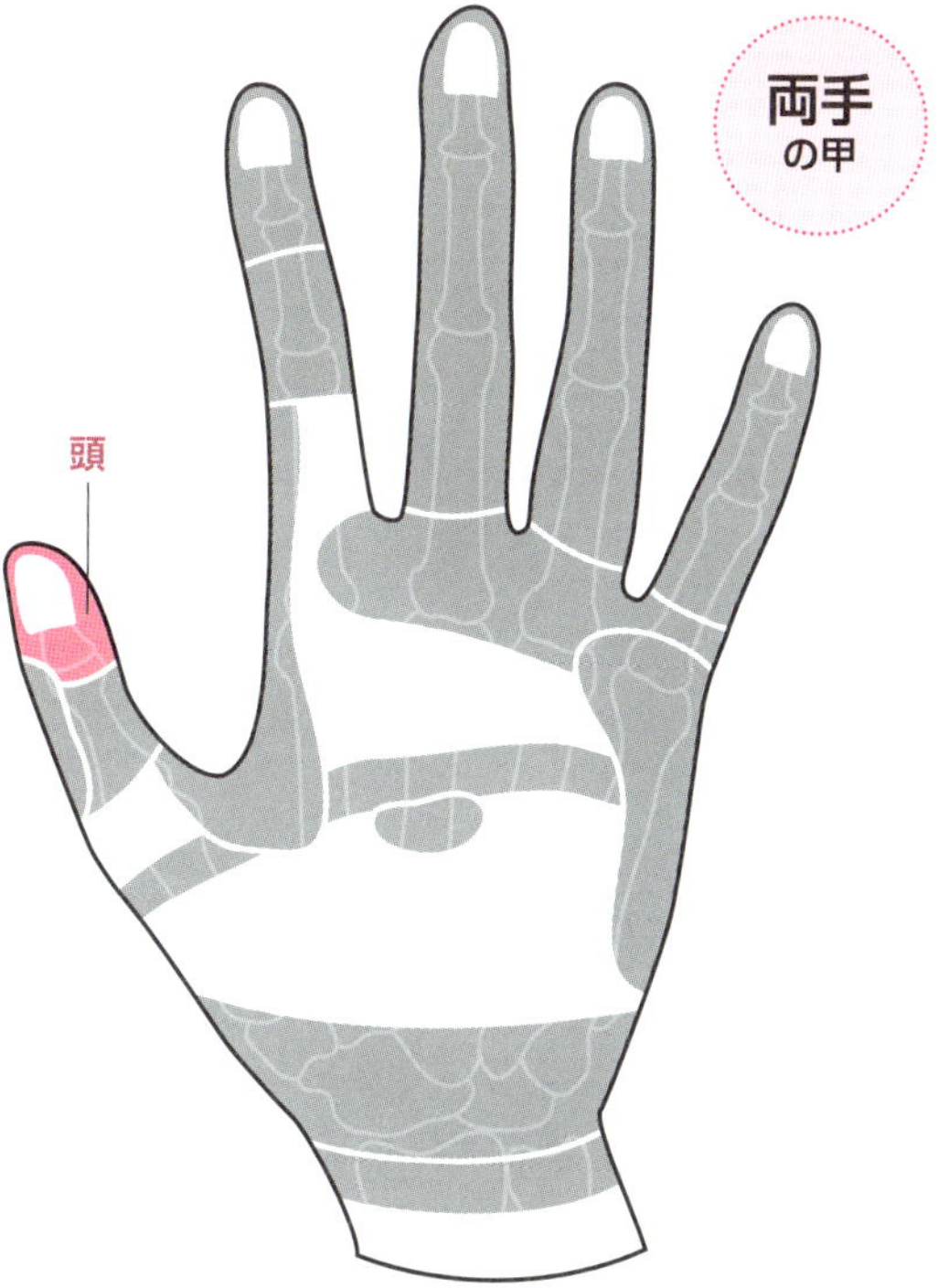

自律神経には、交感神経と副交感神経の2つがあり、交感神経は昼に活躍する神経で、からだをエネルギッシュな状態にします。副交感神経は夜に優位になり、からだをリラックスした状態にします。心臓を動かしたり体温調節をしたり、自分ではコントロールできない神経です。このバランスがくずれると不眠、イライラ、気分が落ち込むといったものまで症状はさまざまです。性格的に責任感が強い人や心配性の人に多く、体質的には低血圧、冷え性の人です。女性は思春期や更年期、出産後など、ホルモンに大きな変化がある時期になりやすく、この時期を上手に乗り越えれば、必ず体調は改善されていくものです。

自己肯定感と幸福感があふれでてくる

無気力

❶右手のひら ▶ ❷左手のひら ▶ ❸右手の甲 ▶ ❹左手の甲

刺激法

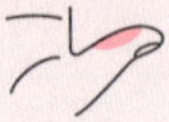
手のひら

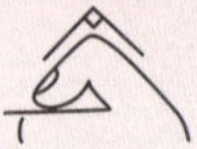
手の甲

力加減

強

手のひらと手の甲

目安のもみ時間

手のひら左右で	2分
手の甲左右で	2分

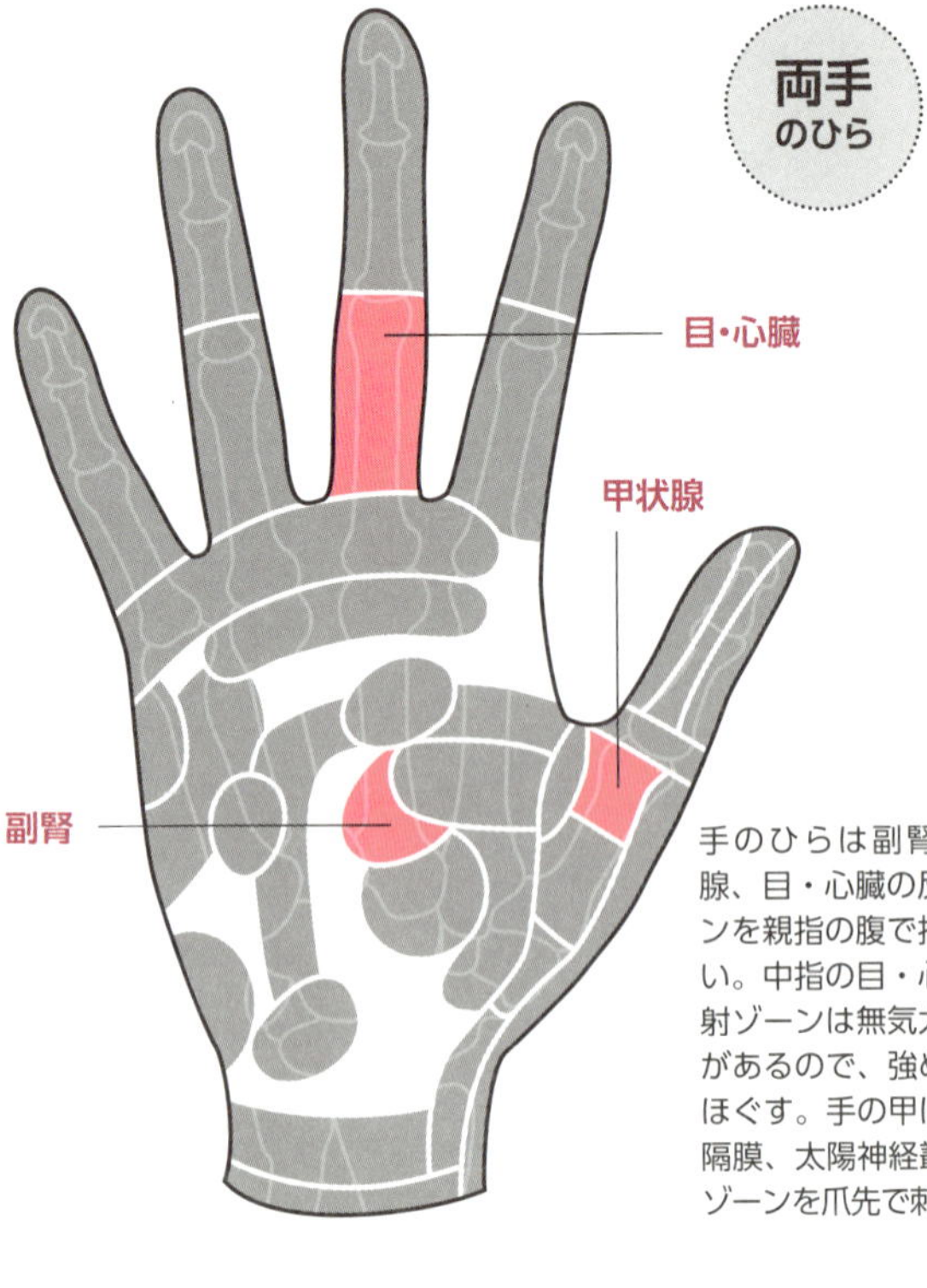

手のひらは副腎と甲状腺、目・心臓の反射ゾーンを親指の腹で押すとよい。中指の目・心臓の反射ゾーンは無気力に効果があるので、強めにもみほぐす。手の甲は頭、横隔膜、太陽神経叢の反射ゾーンを爪先で刺激する。

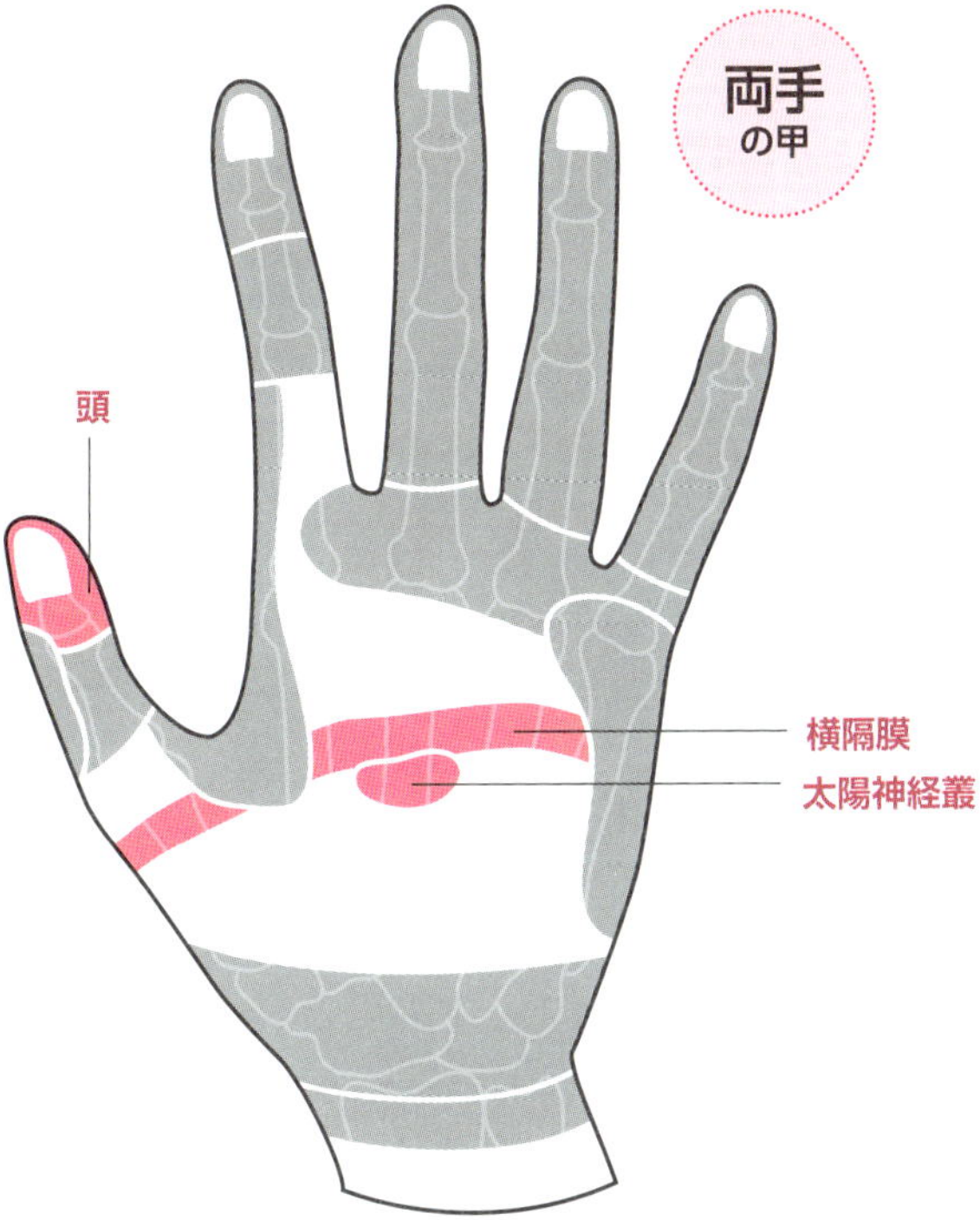

感情の起伏の幅が小さくなり、意欲、自発性、情熱が低下して、周囲の人と楽しめなくなるのが無気力です。家族や友人、ものに対して無関心になり、自分のやっている行動の結果にも関心がなくなるのが特徴です。自分を認めてくれない、あるいはどこにも居場所がないといった疎外感が根底にあり、孤独感と劣等感がつねにつきまといます。ネガティブ思考なのでなにをやってもうまくいかず、それがまた悪循環となってしまいます。原因は精神的なことだけではなく、ホルモンバランスの乱れだったり、体調不良が原因だったりもします。反射刺激法には、体調を整え、自己肯定感や幸福感がでてくる効果があります。

落ち込んだ憂うつな気分を前向きに変える

憂うつ

❶右手のひら ▶ ❷左手のひら ▶ ❸右手の甲 ▶ ❹左手の甲

刺激法

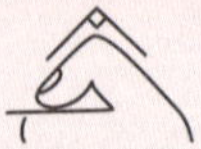

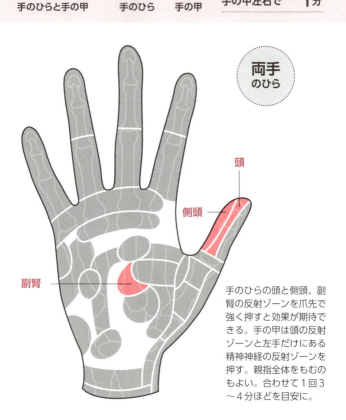

手のひらと手の甲

力加減

強 手のひら

中 手の甲

目安のもみ時間

手のひら左右で 2分

手の甲左右で 1分

両手のひら

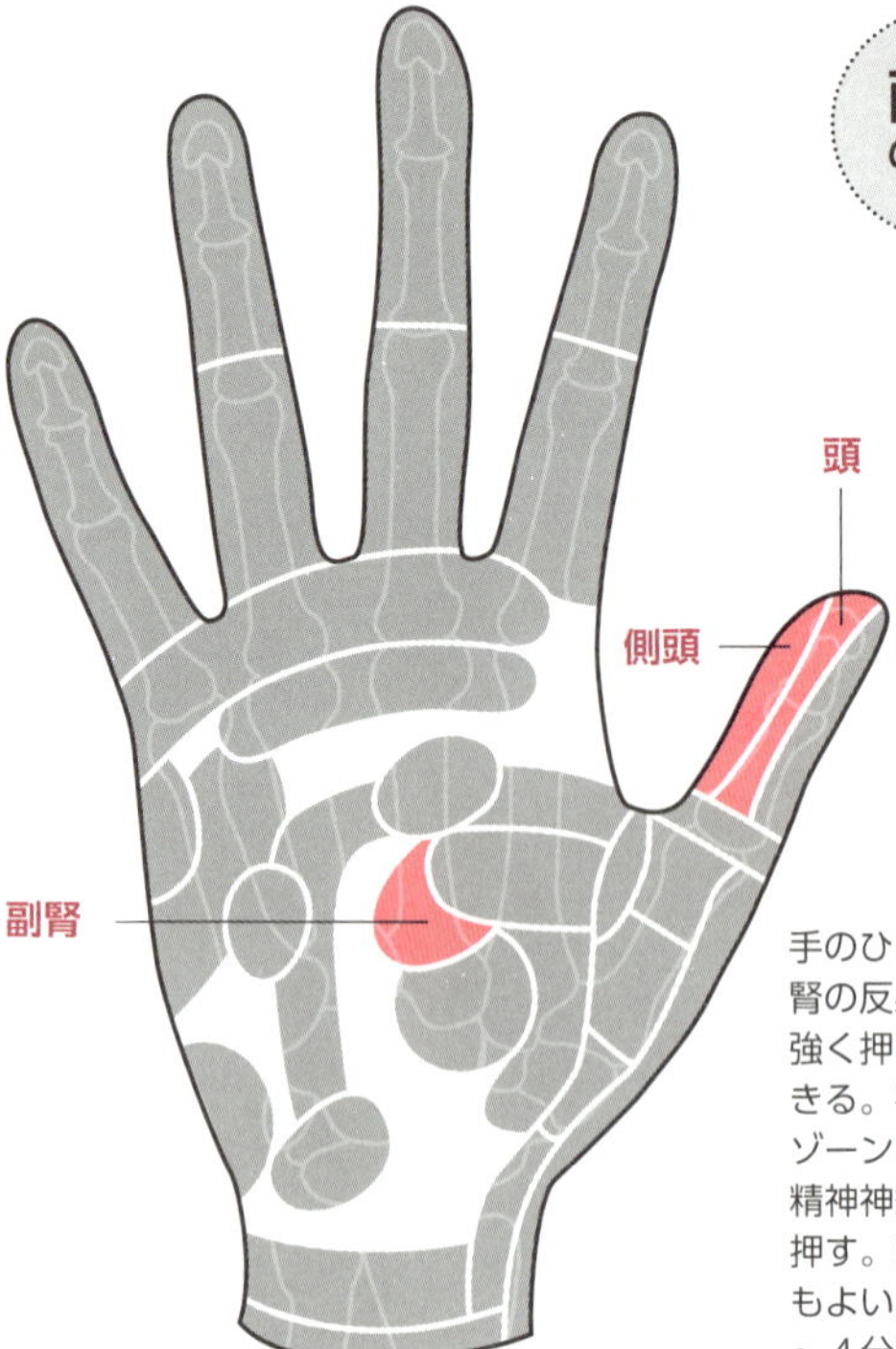

手のひらの頭と側頭、副腎の反射ゾーンを爪先で強く押すと効果が期待できる。手の甲は頭の反射ゾーンと左手だけにある精神神経の反射ゾーンを押す。親指全体をもむのもよい。合わせて１回３～４分ほどを目安に。

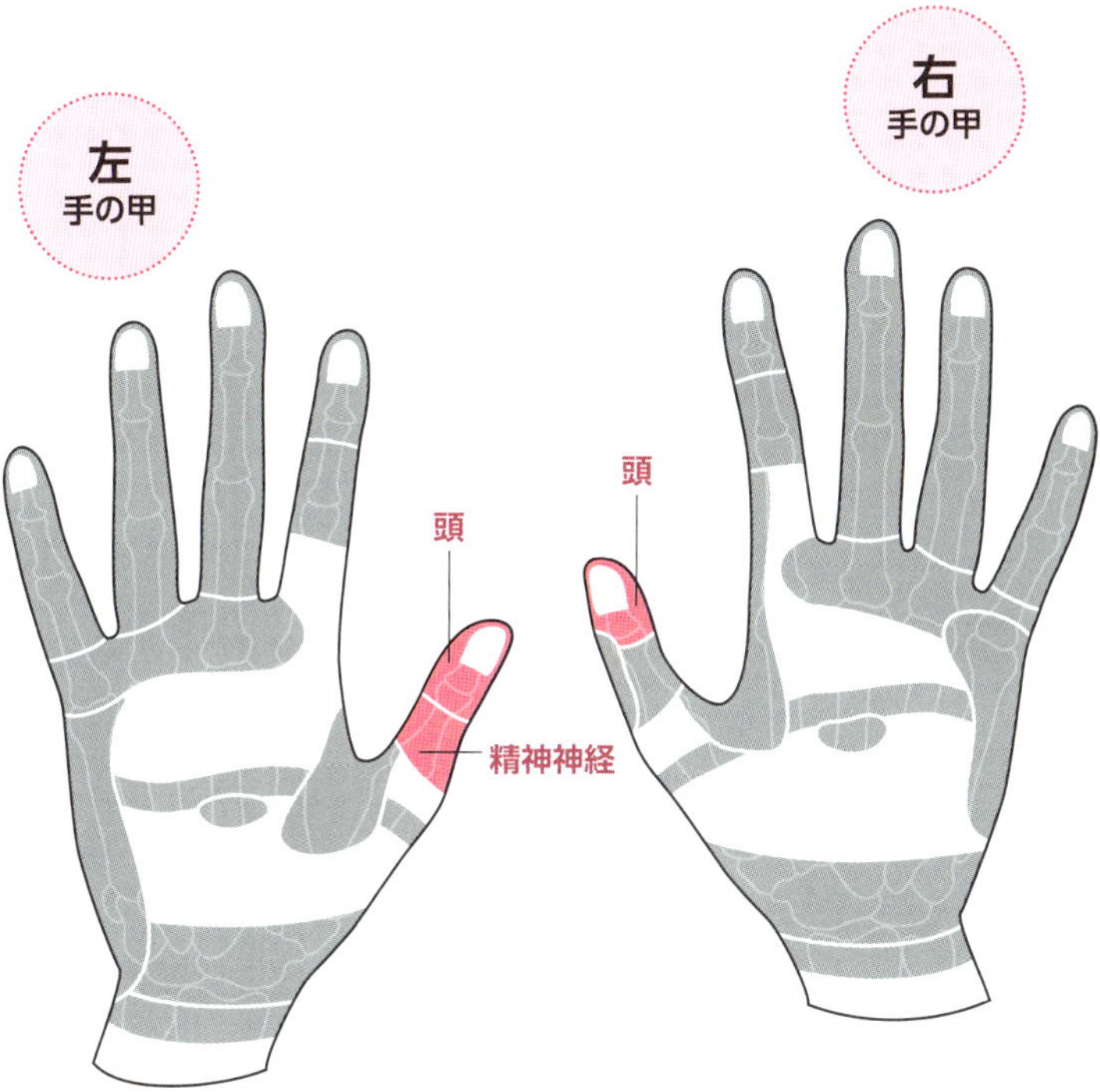

だれにでも気分が落ち込んだり、人に会いたくなくなったり、なにをするにも億劫だったりする日があるものです。気分が落ち込むと、すぐに「うつ病かしら」と不安になりがちですが、だれかとおしゃべりすることで気が少しでも紛れるようであれば心配することはありません。あまりネガティブにならず「今日は心の休息日」ととらえれば、少しは気もラクになるのではないでしょうか。食欲がない、眠れない、朝起きられない、だるいといった症状もみられることがありますが、自分に厳しくならず、おおらかに今の状態を肯定してあげましょう。憂うつな気分のときこそ、反射ゾーンへの刺激が効果的です。

手の爪で健康チェック

爪の色・形には、からだの状態が反映されています。ピンク色で横や縦の線がない爪の人は、からだも健康だといわれています。

東洋医学においては、爪は肝臓と腎臓に深くかかわっていると考えられています。黄色みがかった爪の人は消化器系の病気、爪に横や縦の線がある人は腎臓の病気に注意しましょう。

<爪の形と健康状態>

❶爪がわん曲

悪性腫瘍に冒されやすい

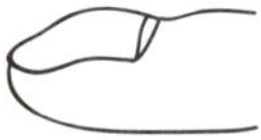

❷扁平ぎみ

胃腸病など消化器不良。神経痛やリウマチの疑いも

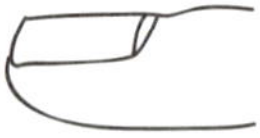

❸反っている

動脈硬化・アルコール依存症患者に多い

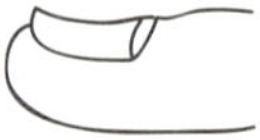

❹スプーン形

血行不良。結核に注意

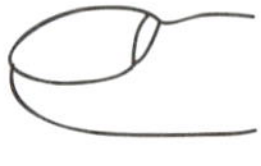

❺へこみがある

その時期に大病をしたあらわれ

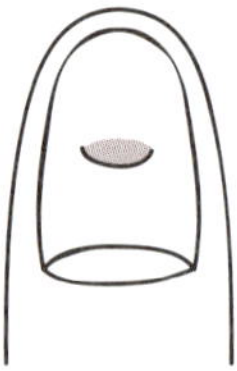

❻爪の白い点

内分泌の異常だが心配におよばず

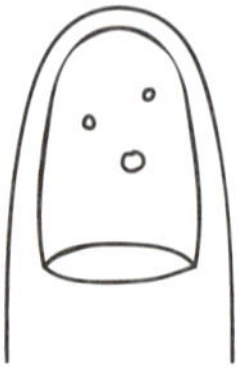

❼爪の縦線

過労・ノイローゼ。不規則な生活で腎臓が弱っている

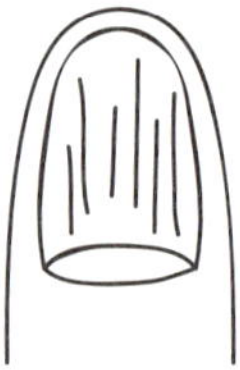

❽半月が大きすぎ

高血圧症か心臓が過労ぎみ

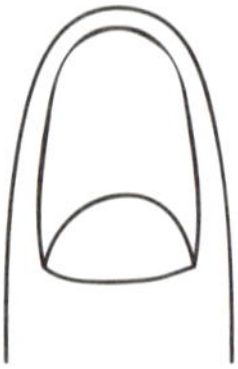

第5章

【実践編】
ダイエットや
美容に最適な手もみ

肌の新陳代謝を円滑にして、ハリのある美しい肌に

美肌

❶右手のひら ▶ ❷右手の甲 ▶ ❸左手の甲

刺激法	力加減		目安のもみ時間	
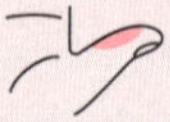	弱	中	手のひら右で	1分
手のひらと手の甲	手のひら	手の甲	手の甲左右で	1分

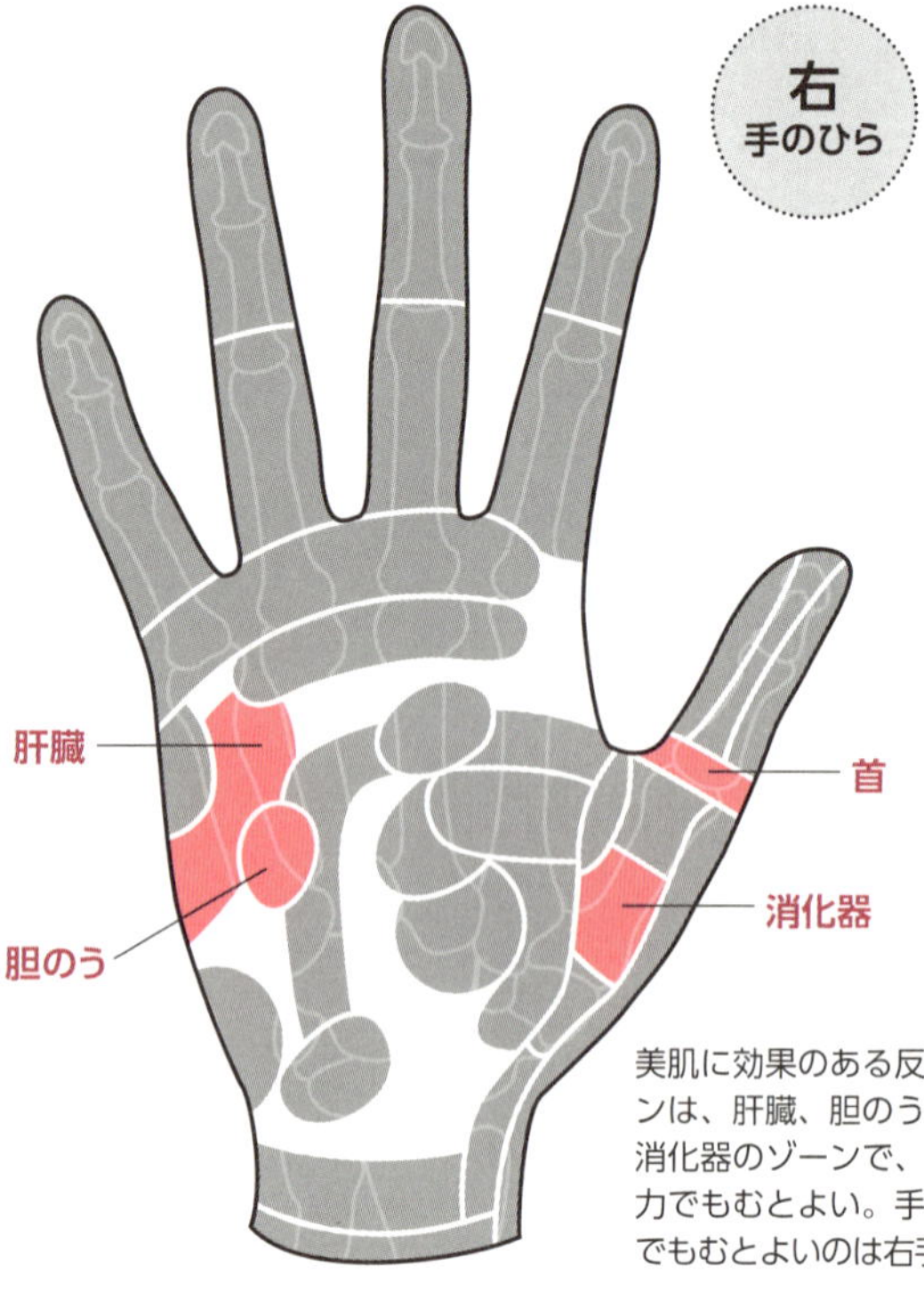

美肌に効果のある反射ゾーンは、肝臓、胆のう、首、消化器のゾーンで、弱めの力でもむとよい。手のひらでもむとよいのは右手だけ。

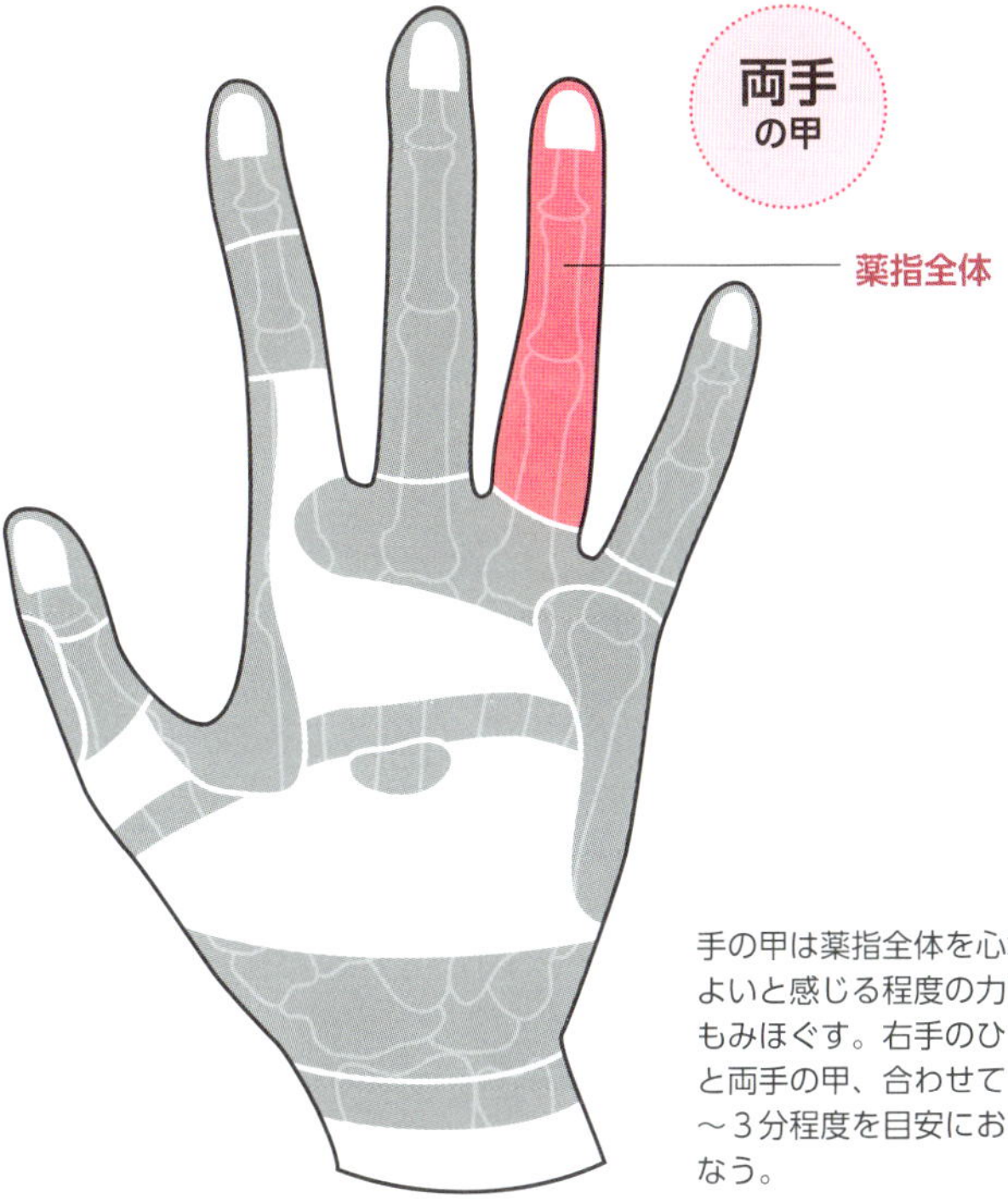

手の甲は薬指全体を心地よいと感じる程度の力でもみほぐす。右手のひらと両手の甲、合わせて2～3分程度を目安におこなう。

徹夜をしたら翌朝吹き出ものができてしまったという経験がある方は少なくないでしょう。吹き出ものが顔下半分にできると冷え、顔上半分にできるとホルモンが乱れているといわれます。肌の細胞は毎日新陳代謝をくり返しています。新陳代謝が活発におこなわれる時間帯は、午後10時から夜中の2時。「お肌のゴールデンタイム」ともいわれ、からだを修復する成長ホルモンが分泌される時間帯です。加齢によってこのホルモンの分泌量は減少しますが、ストレスも減少の原因となり、肌の老化を早めます。美肌の反射ゾーンへの刺激は、新陳代謝を円滑にし、潤いとハリのある美しい肌をよみがえらせます。

毛根への血行促進効果で髪にツヤと潤いを

美髪

❶右手のひら ▶ ❷左手のひら ▶ ❸左手の甲

刺激法

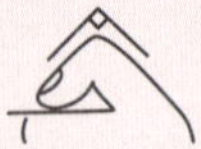

手のひらと手の甲

力加減

強 手のひら

中 手の甲

目安のもみ時間

手のひら左右で	2分
手の甲左で	1分

両手のひら

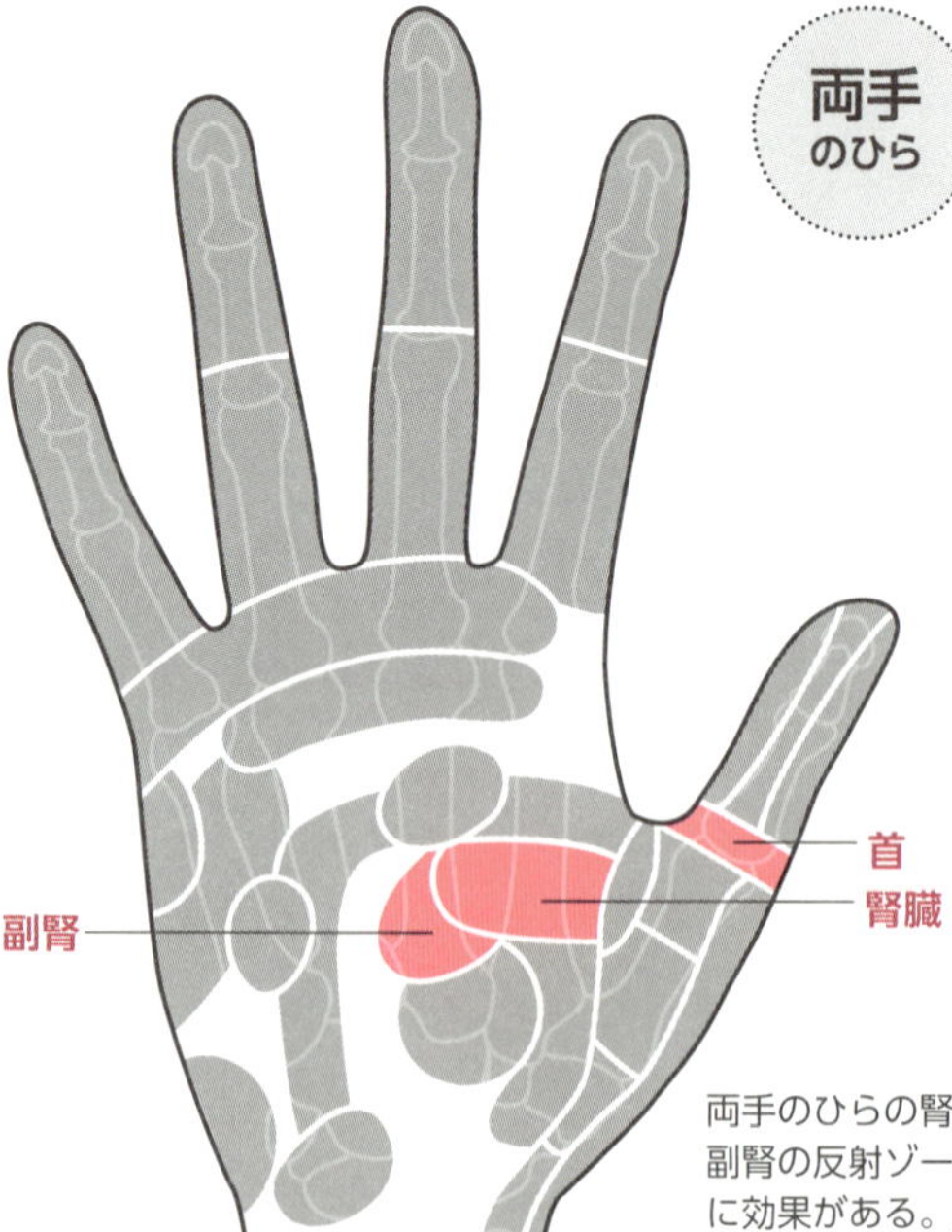

両手のひらの腎臓、首、副腎の反射ゾーンは美髪に効果がある。爪先で押すとよいが、つまようじを使って強めに押すとさらに効果が期待できる。

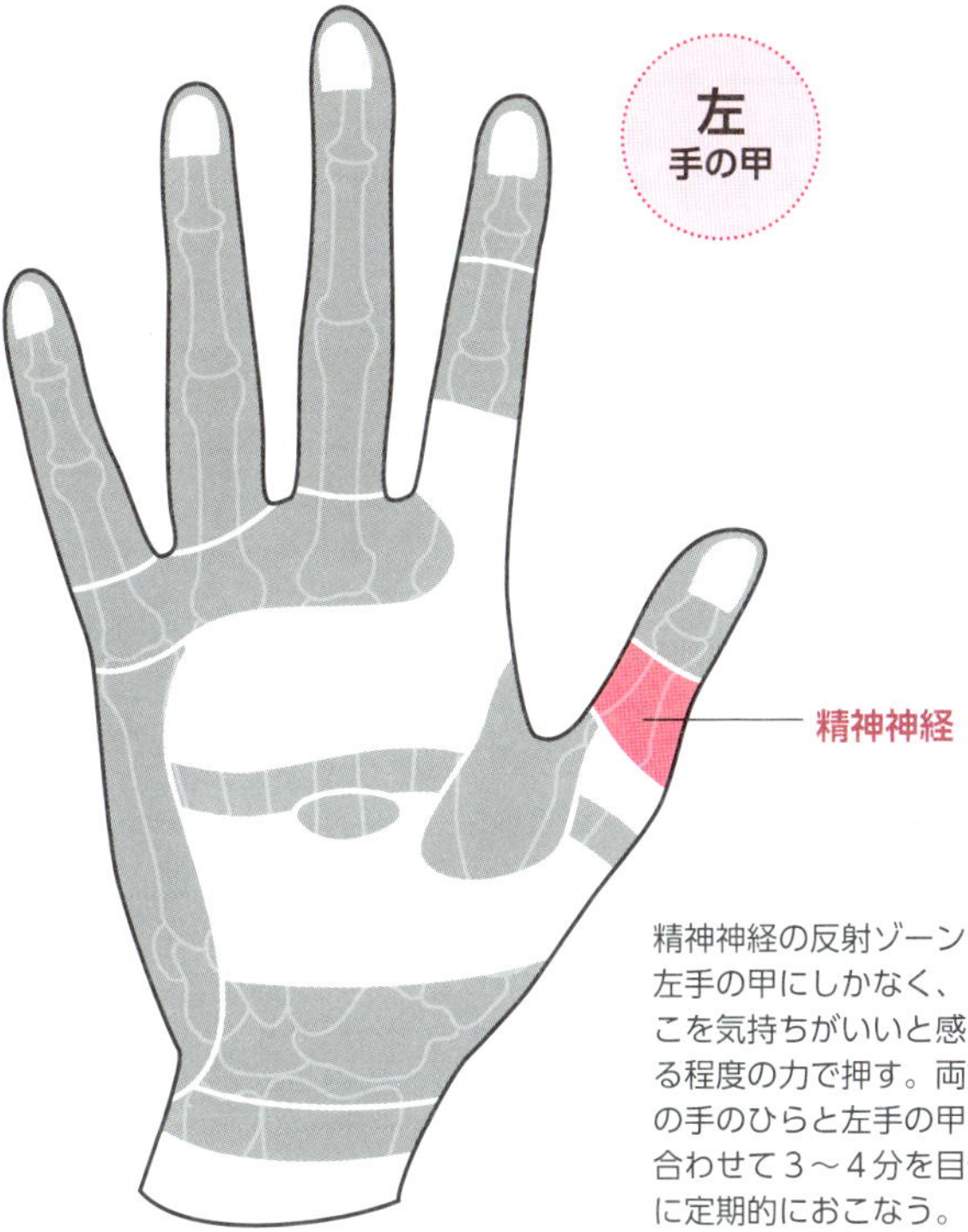

精神神経の反射ゾーンは左手の甲にしかなく、ここを気持ちがいいと感じる程度の力で押す。両方の手のひらと左手の甲は合わせて3～4分を目安に定期的におこなう。

年齢とともに髪のツヤが失われ、抜け毛による髪のボリュームダウンで悩む女性が増えてきます。肌にツヤがない人は、髪の毛もパサパサに傷んでいる場合が多くあります。東洋医学では、腎臓が元気ならば抜け毛と白髪に悩まされないといわれるほど、美髪と腎臓には深いかかわりがあります。髪をつくる力は腎臓にあり、薄毛、抜け毛、白髪などのトラブルは腎臓が弱っているサインです。また、ストレスは髪の毛には大敵。ストレス調整臓器ともいわれる副腎と腎臓への刺激によって、髪の毛のスムーズな新陳代謝がおこなわれます。血行を促進し、毛根にある毛細血管のすみずみまで栄養を運びツヤをとり戻します。

刺激すればするほど、太りにくい体質になる

代謝アップ（肥満予防）

❶右手のひら ▶ ❷左手のひら ▶ ❸右手の甲 ▶ ❹左手の甲

刺激法	力加減	目安のもみ時間
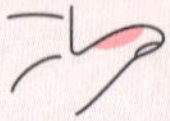 手のひらと手の甲	強 手のひらと手の甲	手のひら左右で 2分 手の甲左右で 2分

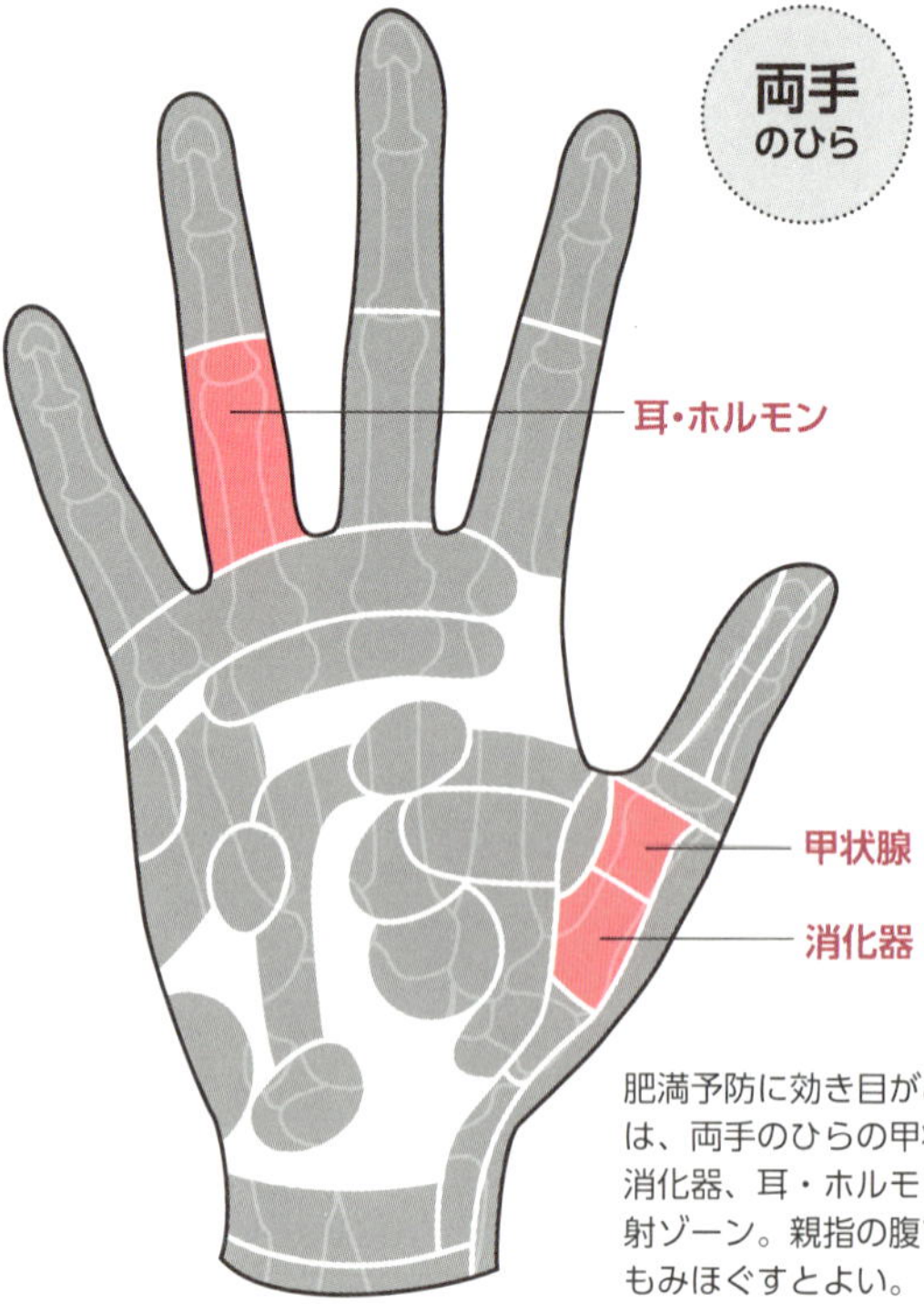

肥満予防に効き目があるのは、両手のひらの甲状腺、消化器、耳・ホルモンの反射ゾーン。親指の腹で強くもみほぐすとよい。

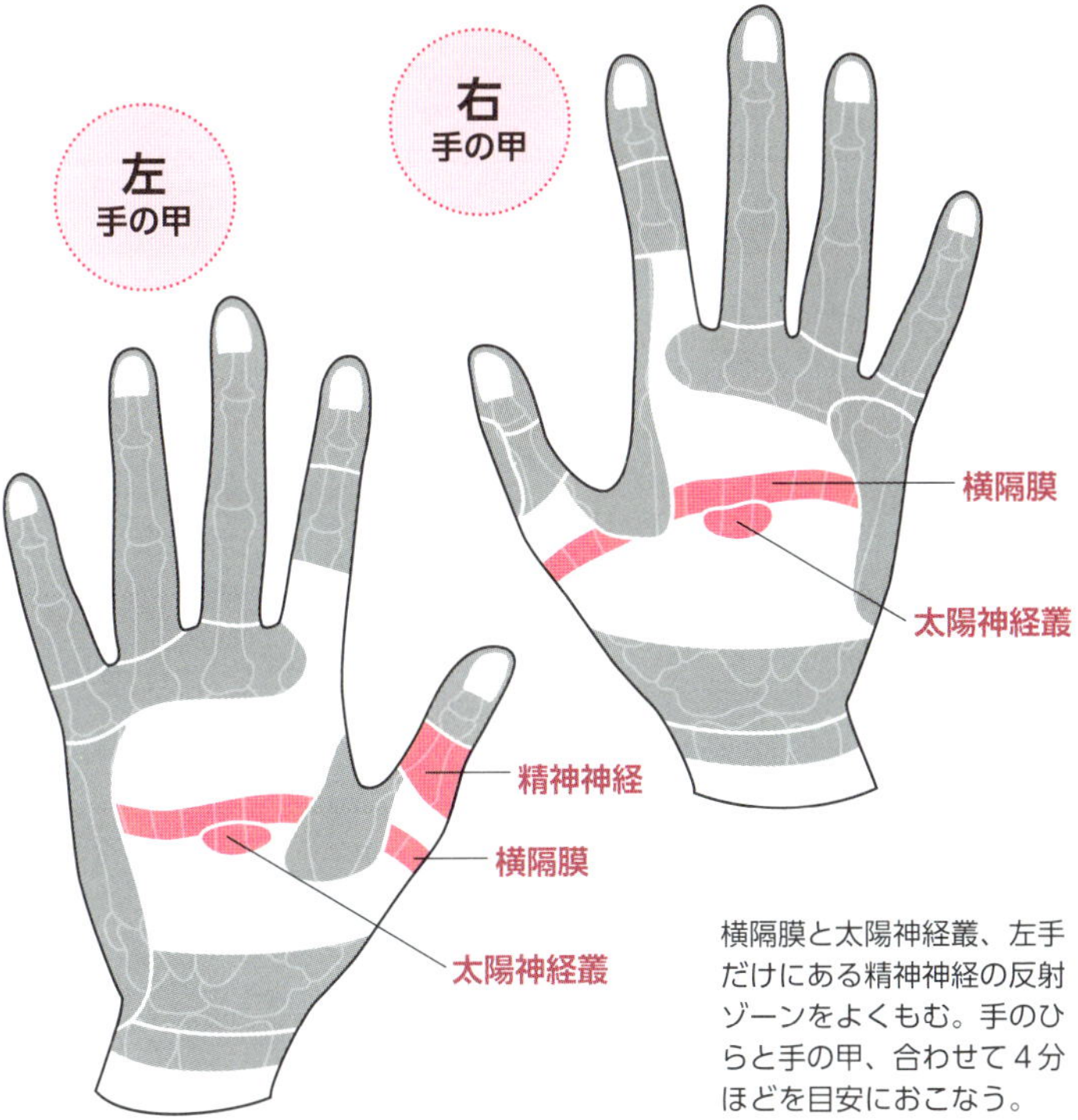

横隔膜と太陽神経叢、左手だけにある精神神経の反射ゾーンをよくもむ。手のひらと手の甲、合わせて4分ほどを目安におこなう。

肥満の原因のひとつに代謝の低下があります。代謝には3つあり、「基礎代謝」は呼吸や消化、体温を保ったりなど生きていくために最低限必要なエネルギーです。残り2つが食事をしたときに消費される「食事誘導性熱代謝」と「生活活動代謝」ですが、基礎代謝は消費される全エネルギーの約7割を占めています。冷え性の人は基礎代謝の消費量が低い傾向にあります。反射刺激をおこなうと、からだがポカポカしてくるように、反射刺激は基礎代謝をアップさせる作用があります。体温が1℃上がれば、基礎代謝は12%アップするといわれています。代謝を調節する甲状腺への刺激で、太りにくい体質にします。

胃腸の働きを正常にし、ぽっこりお腹を改善

お腹やせ

❶右手のひら ▶ ❷左手のひら ▶ ❸右手の甲 ▶ ❹左手の甲

刺激法

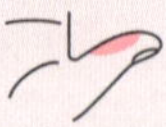
手のひら

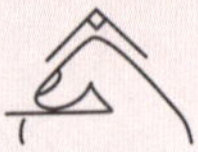
手の甲

力加減

強 手のひら

中 手の甲

目安のもみ時間

手のひら左右で	2分
手の甲左右で	2分

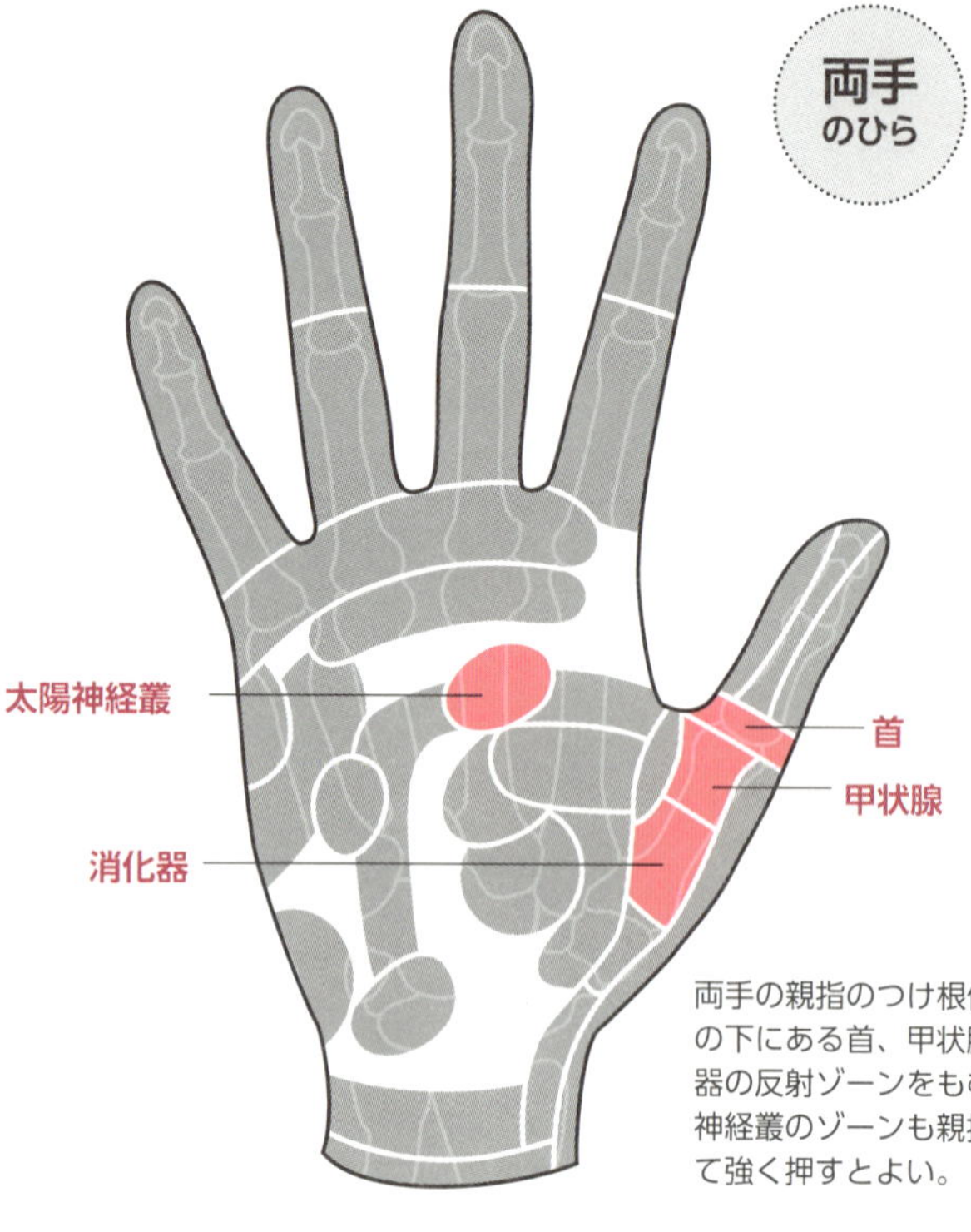

両手の親指のつけ根付近とその下にある首、甲状腺、消化器の反射ゾーンをもむ。太陽神経叢のゾーンも親指を使って強く押すとよい。

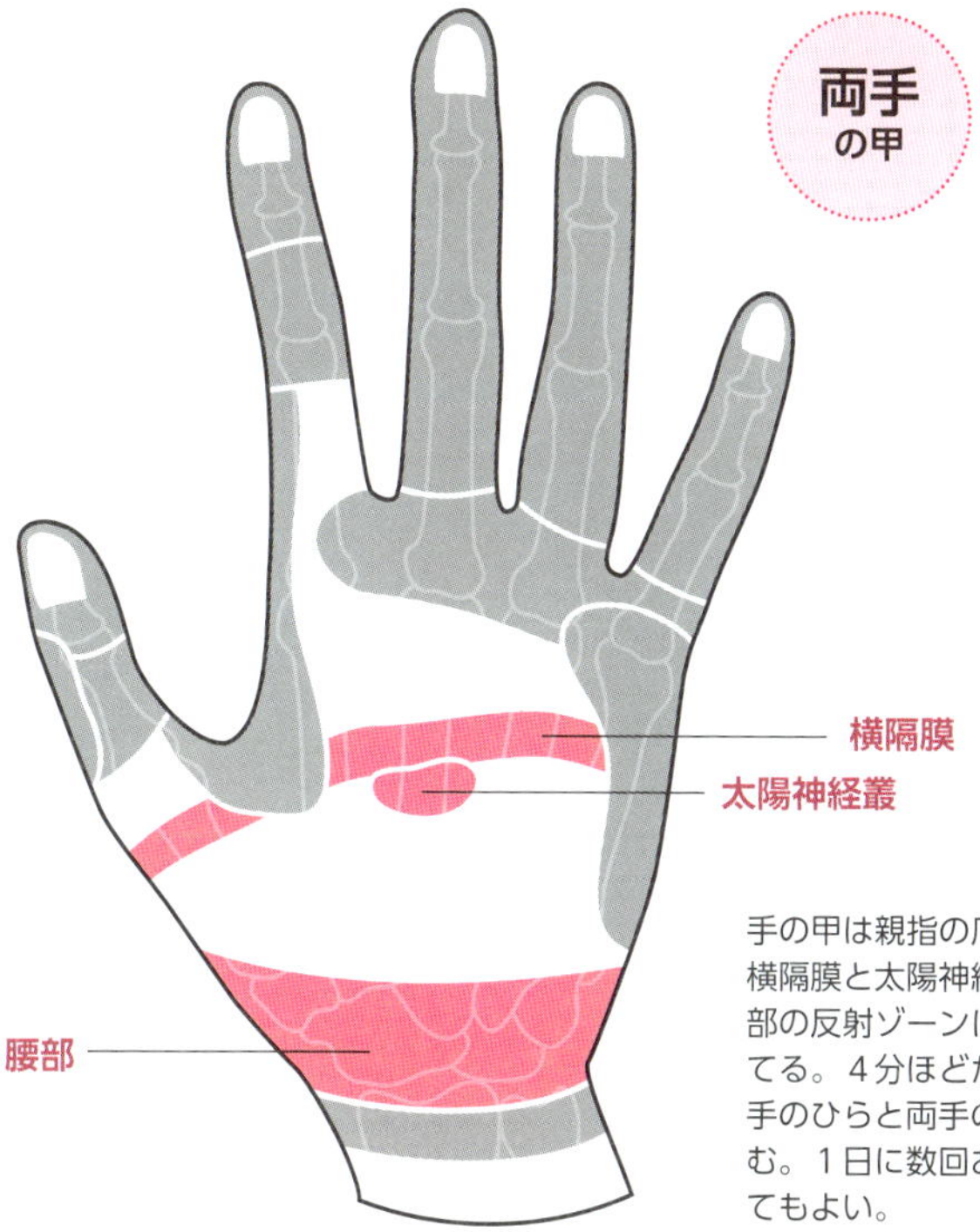

手の甲は親指の爪先を、横隔膜と太陽神経叢、腰部の反射ゾーンに押しあてる。４分ほどかけて両手のひらと両手の甲をもむ。１日に数回おこなってもよい。

男性はウエストサイズ85㎝、女性は90㎝を超えるとメタボリックシンドローム（内臓脂肪症候群）です。もしメタボの診断がでたら「生活習慣病といわれる動脈硬化や糖尿病、心臓発作や脳卒中のリスクが高くなるので、ウエストを少し細くしましょう」ということです。内臓脂肪は、腹筋の内側や肝臓、腸などの内臓の周辺についた悪玉脂肪です。お腹の皮下脂肪は落ちにくいといわれますが、内臓脂肪はダイエットによって比較的落としやすい脂肪です。逆に食べすぎれば簡単に脂肪がつくので、食べすぎには注意しましょう。ゾーン刺激は食欲を安定させ、胃腸の働きを正常化し、新陳代謝を活発にする作用があります。

髪の毛を黒くするメラニン色素の働きを改善

白髪

❶右手のひら ▶ ❷左手のひら ▶ ❸右手の甲 ▶ ❹左手の甲

刺激法

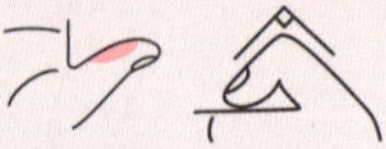

手のひら　手の甲

力加減

強　中

手のひら　手の甲

目安のもみ時間

手のひら左右で	1分
手の甲左右で	2分

両手のひら

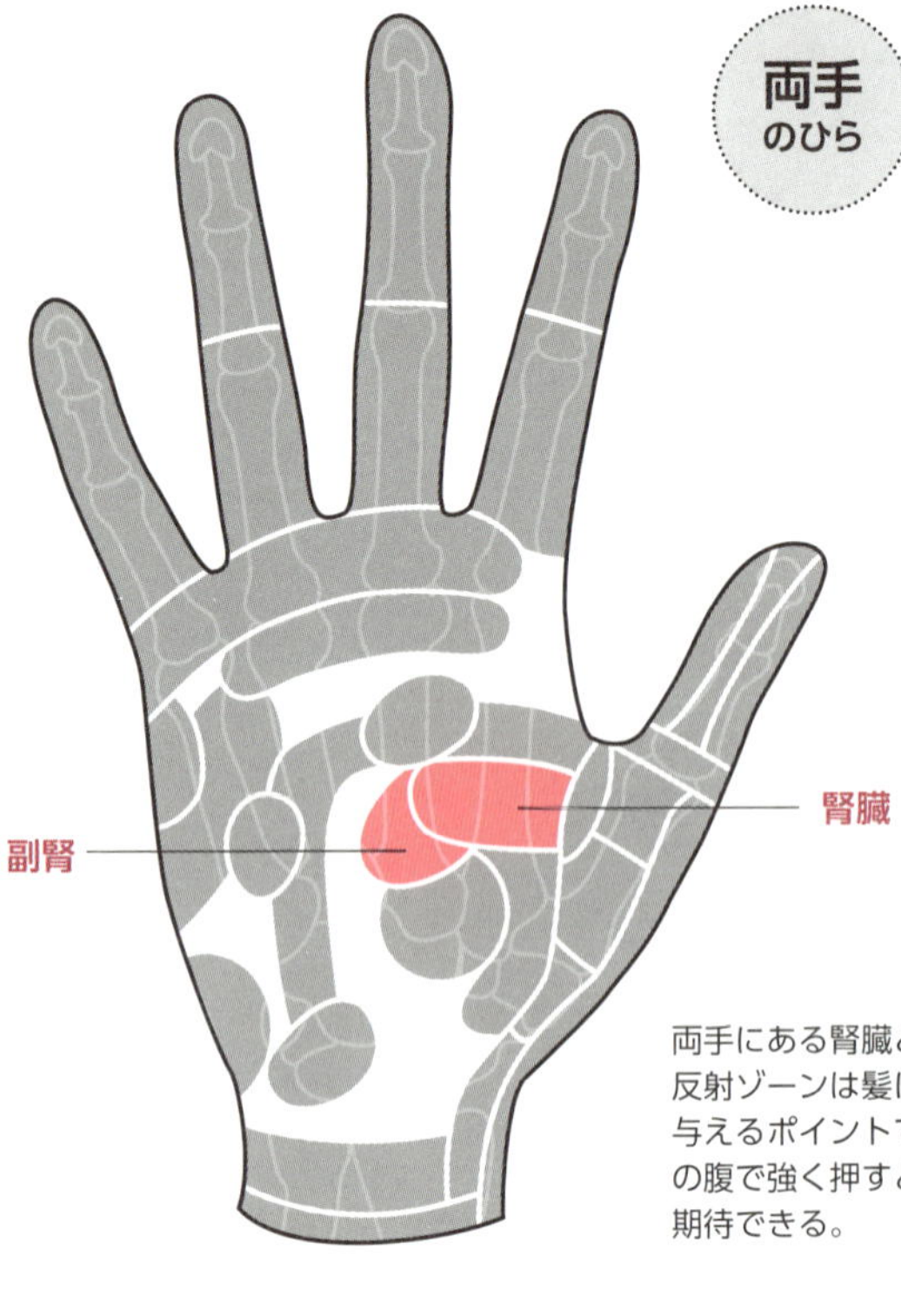

両手にある腎臓と副腎の反射ゾーンは髪に影響を与えるポイントで、親指の腹で強く押すと効果が期待できる。

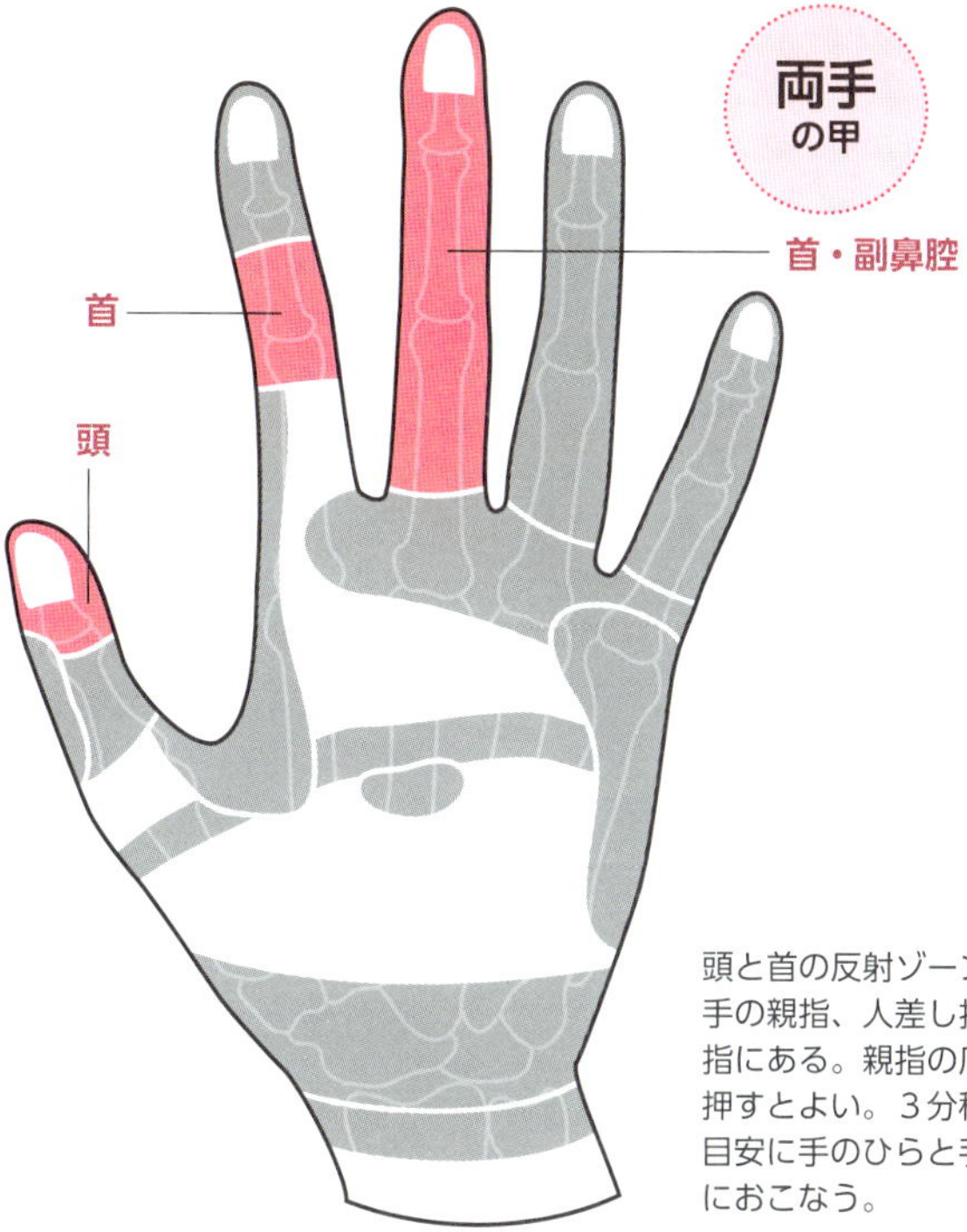

頭と首の反射ゾーンは両手の親指、人差し指、中指にある。親指の爪先で押すとよい。３分程度を目安に手のひらと手の甲におこなう。

髪の毛はコラーゲンからできています。コラーゲンを摂るときはビタミンCも一緒に摂取すると吸収率が高まります。よく黒ゴマがよいといわれますが、毛細血管を拡張し、血液の流れをよくするビタミンEが豊富で、新陳代謝を活発にするからです。白髪の原因は科学的には解明されていません。ひとつには髪の毛を黒くする色素（メラニン色素）細胞の働きが悪くなるのが原因と考えられています。メラニン色素の生産には特別な酵素が必要ですが、この酵素は40歳をすぎると減少するといわれています。また体調不良やストレス、ホルモンバランスの乱れでもこの酵素が減少し、白髪の原因となってしまいます。

老化の進行を遅らせる作用がある反射ゾーン刺激

老化防止

❶右手のひら ▶ ❷左手のひら ▶ ❸右手の甲 ▶ ❹左手の甲

刺激法		力加減		目安のもみ時間
手のひら	手の甲	中 手のひら	弱 手の甲	手のひら左右で　3分 手の甲左右で　2分

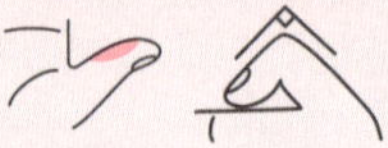

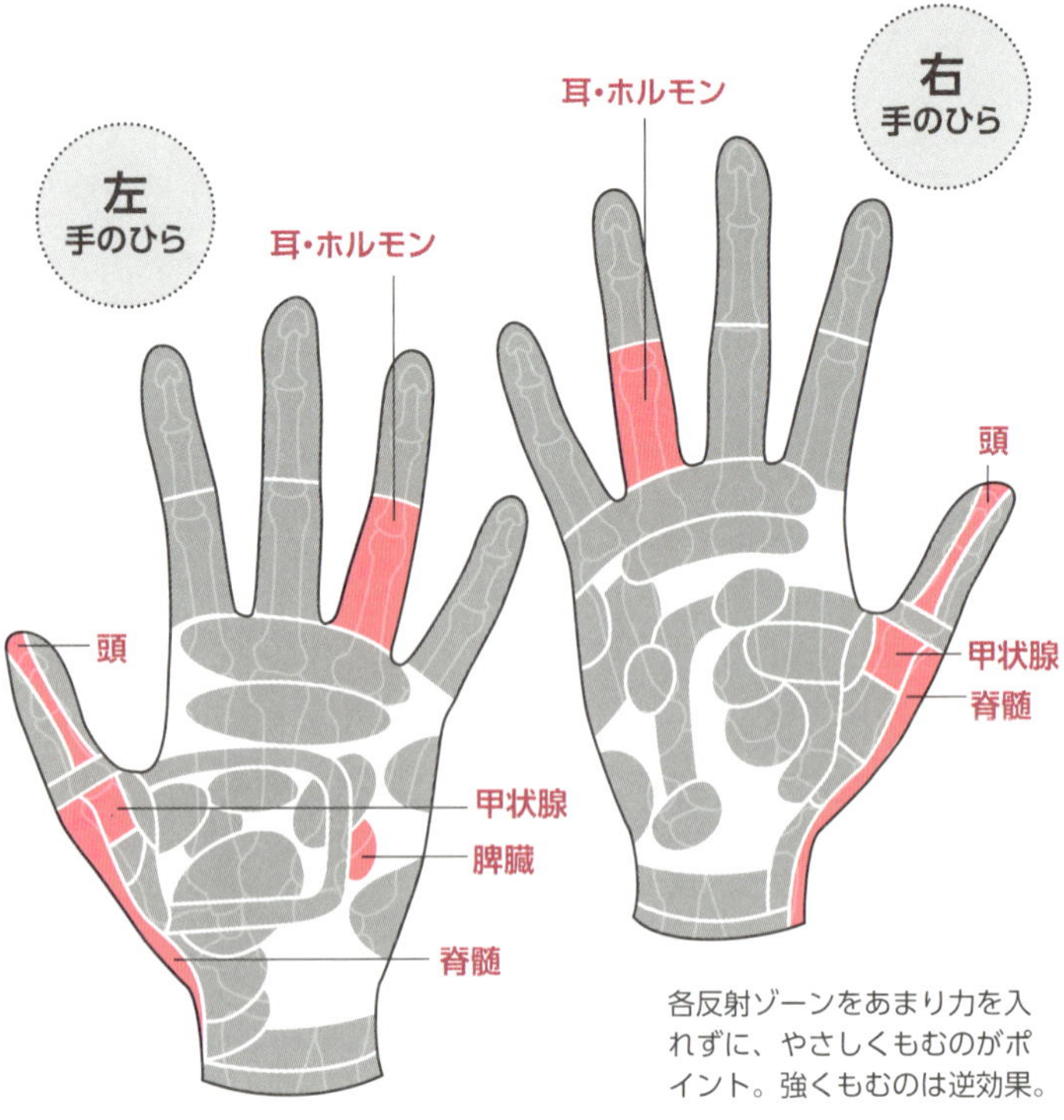

各反射ゾーンをあまり力を入れずに、やさしくもむのがポイント。強くもむのは逆効果。

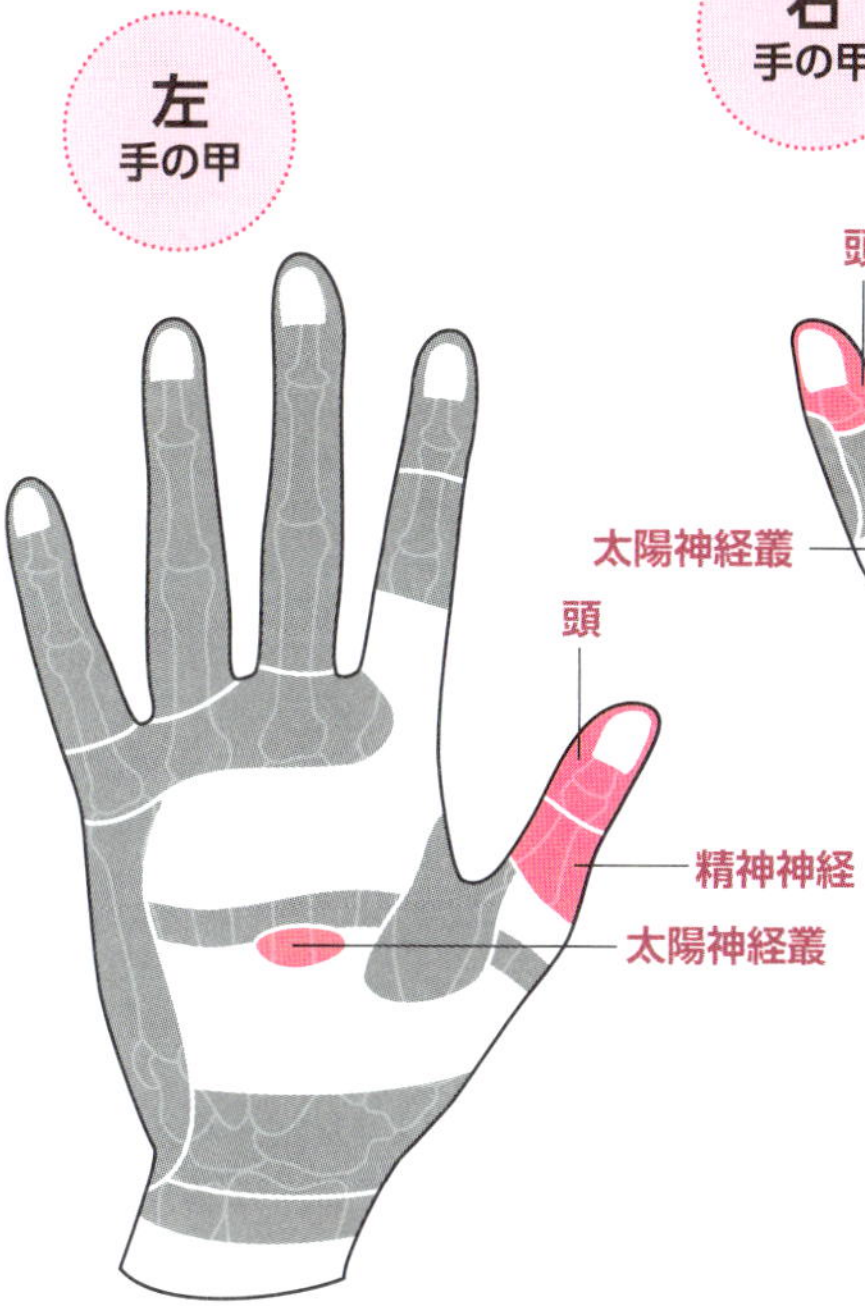

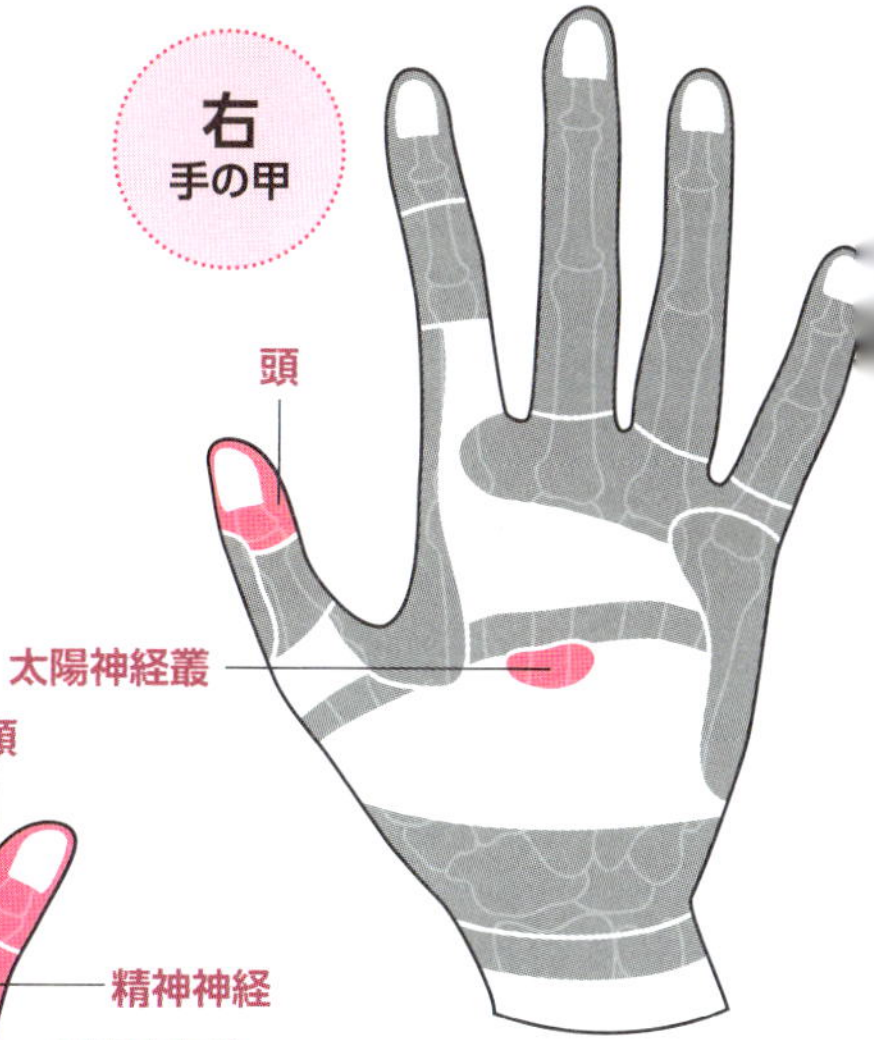

太陽神経叢、頭、左手だけにある精神神経の反射ゾーンを爪先で弱めに押す。手のひらと手の甲合わせて１回５分程度おこなうとよい。

鏡をのぞいたとき、シミ、シワ、白髪などが目立つと気が滅入るものです。老化はだれにでも起こりますが、必ずしも年齢に正比例するわけではありません。老化の3大原因は、紫外線、乾燥、酸化（サビ）といわれており、とくにサビに比例して老化は起こります。生活習慣病の約9割はサビが原因ともいわれています。酸化の原因となるのが、激しい運動、食生活の乱れ、不眠、ストレスなどです。いちばんの予防は、規則正しい生活習慣です。老化はとめるのは無理ですが、心がけ次第では、進行を遅らせることは可能です。活性酸素は赤ワインなどに含まれるポリフェノールなどの働きで抑制できるといわれています。

自分で保湿できる肌へと改善し、小ジワを予防

乾燥肌

❶右手のひら ▶ ❷左手のひら ▶ ❸右手の甲 ▶ ❹左手の甲

刺激法

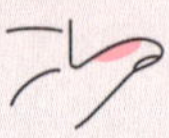
手のひら

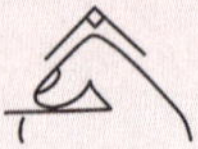
手の甲

力加減

強 手のひら

中 手の甲

目安のもみ時間

手のひら左右で	2分
手の甲左右で	2分

両手のひら

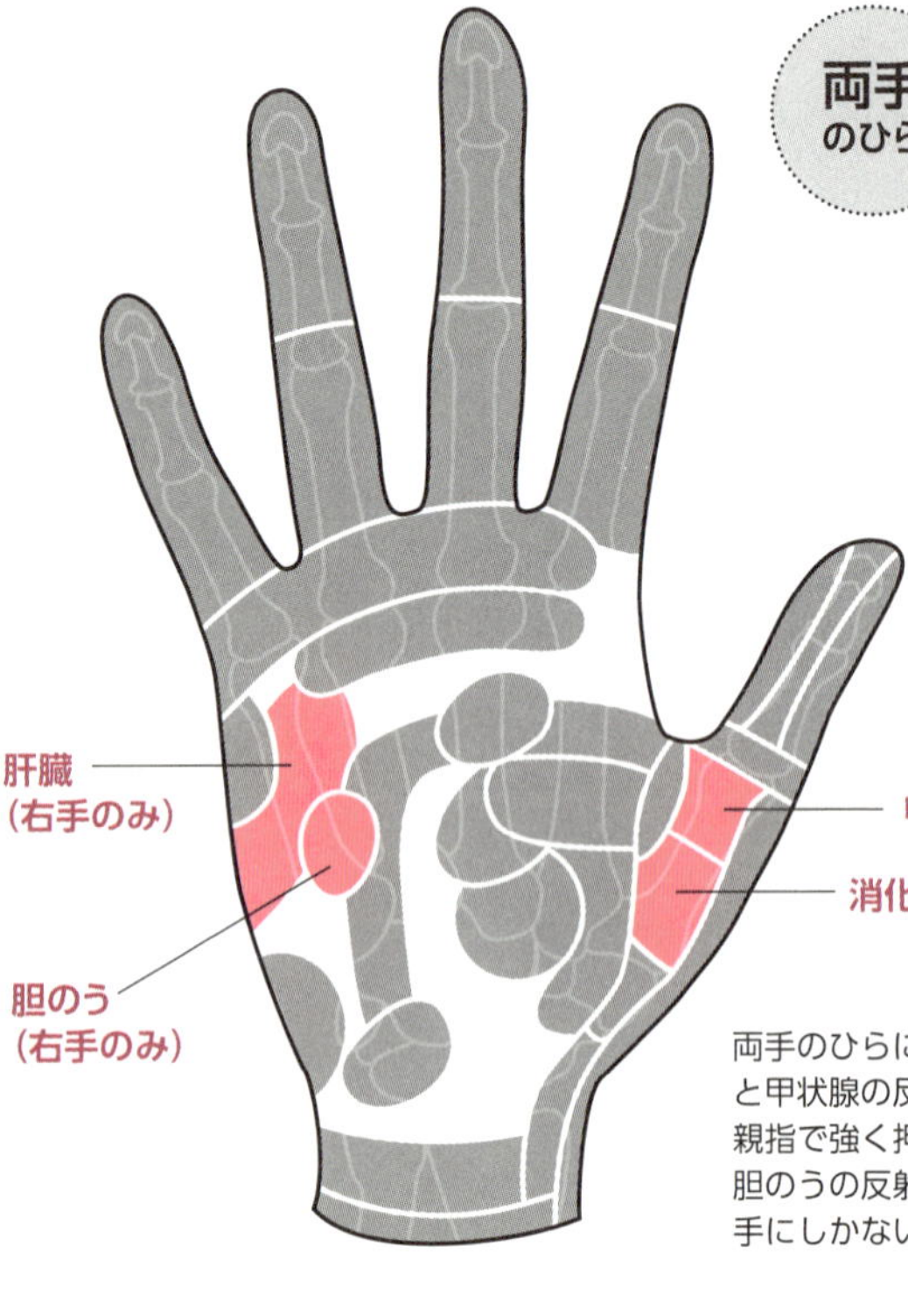

両手のひらにある消化器と甲状腺の反射ゾーンを親指で強く押す。肝臓と胆のうの反射ゾーンは右手にしかない。

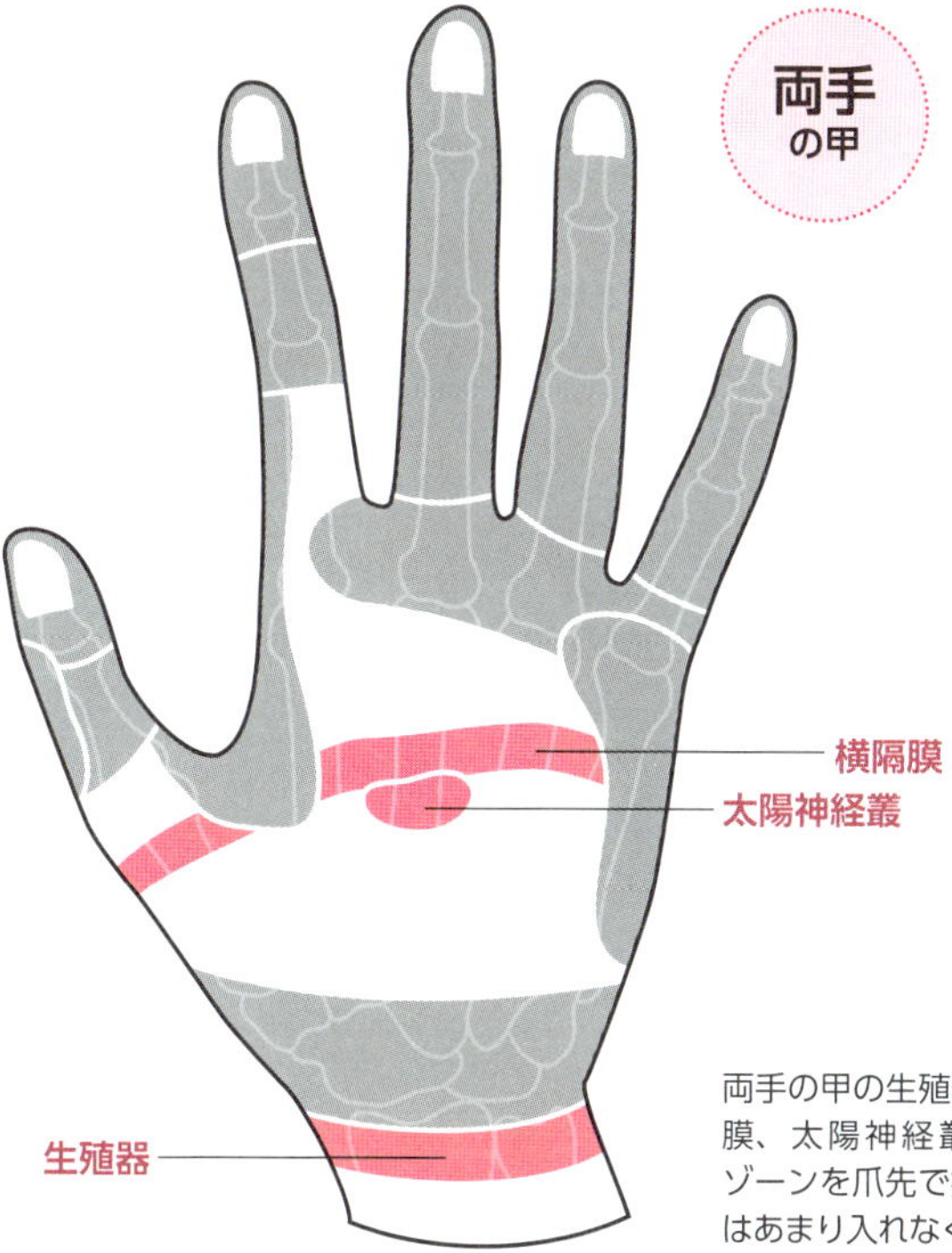

両手の甲の生殖器、横隔膜、太陽神経叢の反射ゾーンを爪先で押す。力はあまり入れなくてよい。

健康的な肌は、皮脂腺から皮脂がきちんと分泌され、汗腺からでた水分と混ざり合ってクリーム状の膜となって角層の表面をおおっています。この天然のクリームが水分の蒸発を防いでくれています。しかし、乾燥肌の人はもともとこの皮脂量と水分量が少ないので、小ジワができやすく、放っておくと深いシワにもなりかねません。乾燥肌の原因として多いのが間違ったスキンケア。ピーリングで角質を除去しすぎたり、ゴシゴシとこするようなクレンジングや洗顔をしていると、皮膚を保護するブロック機能を麻痺させてしまいます。反射ゾーンへの刺激は、本来の肌機能をとり戻し、自分で保湿できる肌に改善してくれます。

胃へのゾーン刺激で、吹き出もののできにくい肌に

吹き出もの

❶右手のひら ▶ ❷左手のひら ▶ ❸右手の甲 ▶ ❹左手の甲

刺激法

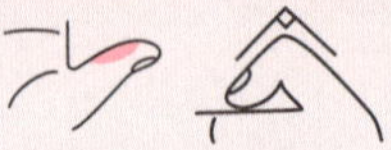

手のひら　手の甲

力加減

強　手のひら

中　手の甲

目安のもみ時間

手のひら左右で	2分
手の甲左右で	1分

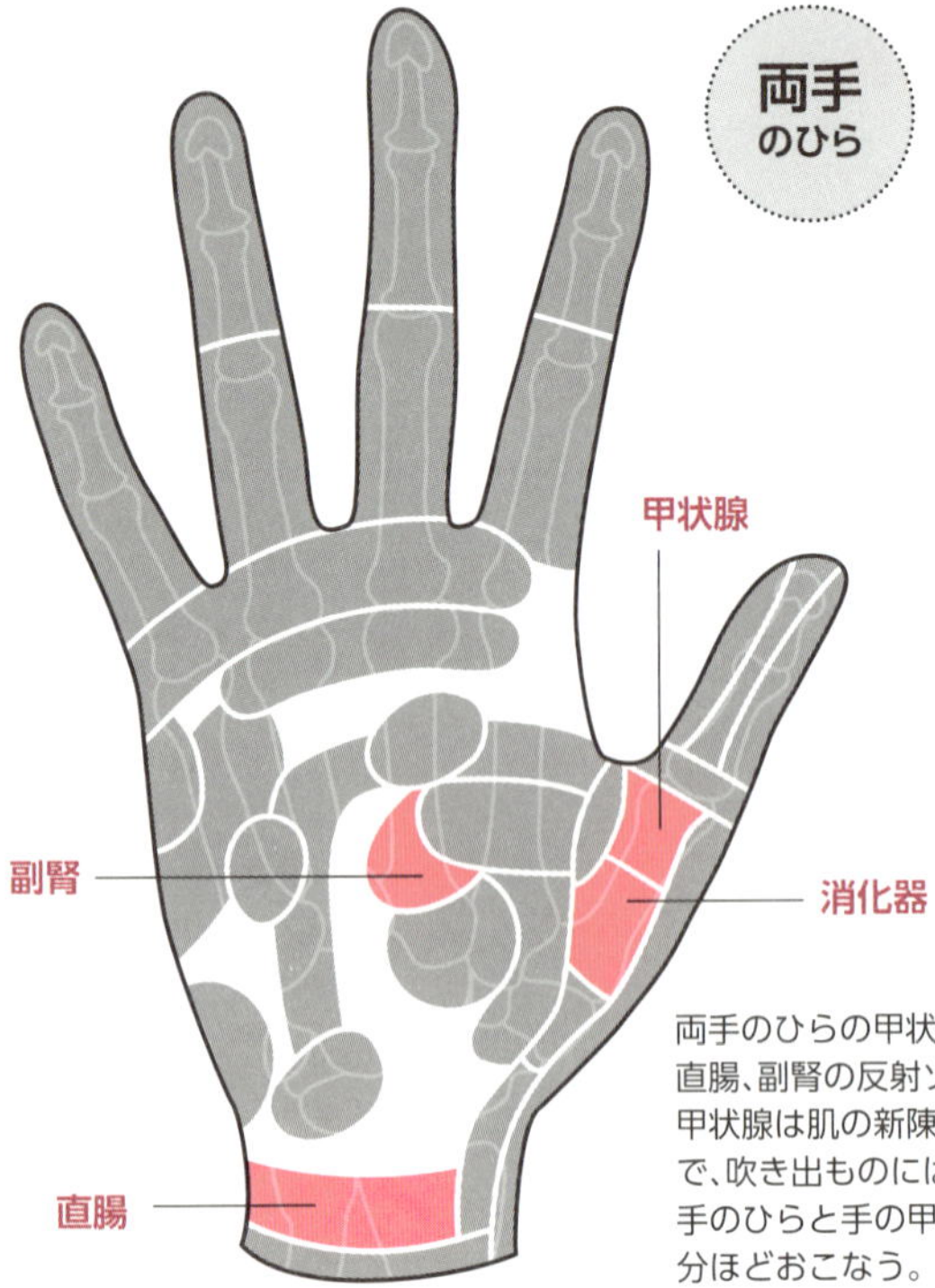

両手のひらの甲状腺と消化器、直腸、副腎の反射ゾーンをもむ。甲状腺は肌の新陳代謝を促すので、吹き出ものには効果がある。手のひらと手の甲、合計3～4分ほどおこなう。

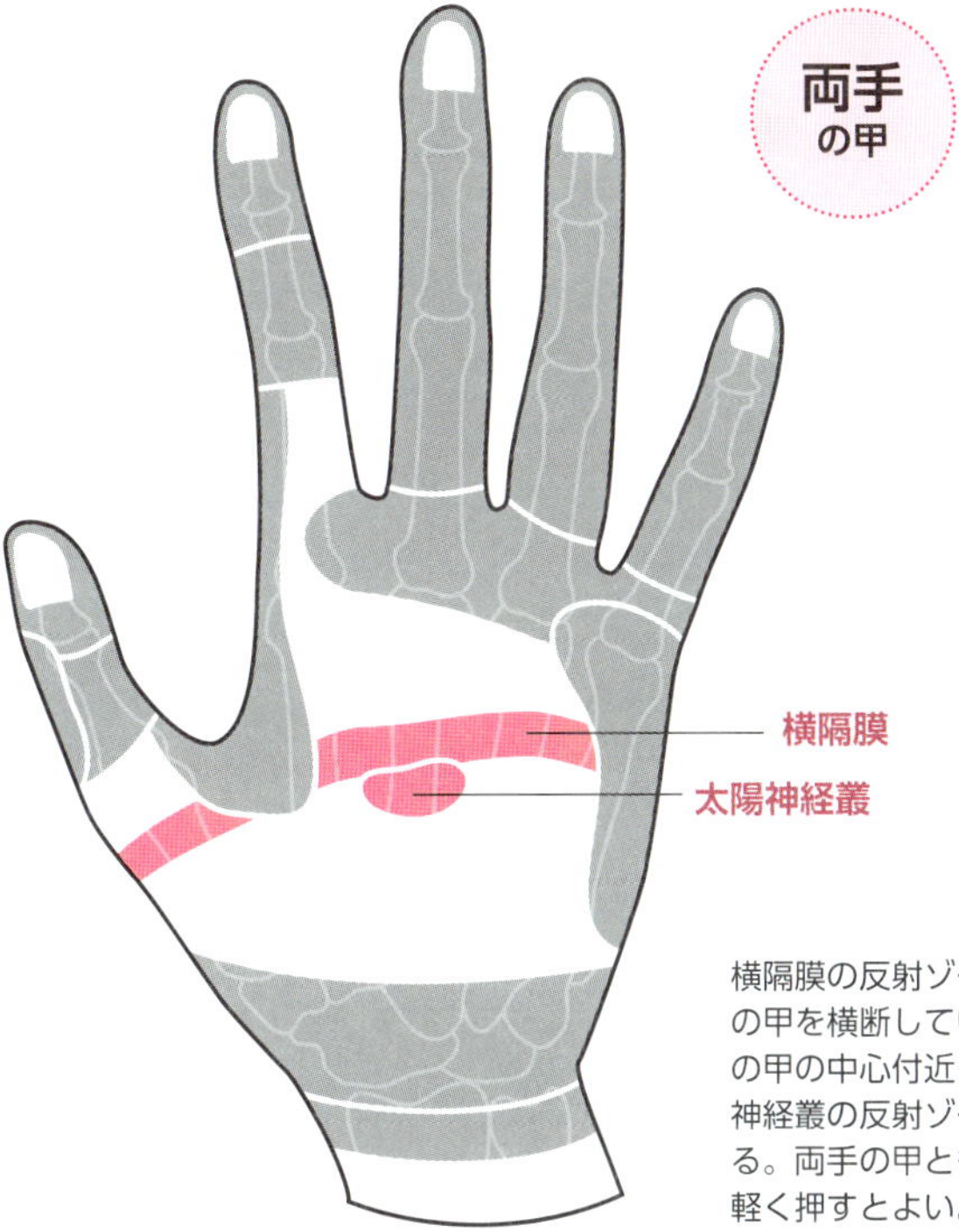

横隔膜の反射ゾーンは手の甲を横断していて、手の甲の中心付近には太陽神経叢の反射ゾーンがある。両手の甲とも爪先で軽く押すとよい。

吹き出ものは、顔や首筋、背中、お尻などにもでき、雑菌が入ると赤く膿んで痕が残りやすいやっかいな肌トラブルです。女性は排卵後から月経前にかけて、皮脂の分泌を促進する黄体ホルモンの影響で、吹き出ものがでやすくなります。肌を清潔に保ち、洗顔あととシャンプーあとはしっかりすすぎをしましょう。肌に残った成分が吹き出ものの原因になります。胃の不調も肌の調子に関係するといわれています。黄体ホルモンは水分と栄養をたくわえようとするので、月経前は食欲が増し、暴飲暴食になりがちです。胃腸をいたわり、冷たいものの摂りすぎに注意して反射ゾーン刺激をおこなうと、少しずつ改善されていきます。

手の運動で脳もからだも健康に

「近ごろもの忘れが多くて……」という人は、脳の血液の循環が悪く、酸素と栄養が不足しているためです。

手を使えば、同時に脳が働きます。手と脳は密接に結びついており、指先を使えば確実に脳の老化を防止します。

右手の人差し指を曲げ伸ばしするだけで、大脳全体の血液量が10％増加するように、手を使えば使うほど脳細胞は活性化していきます。

手への刺激は、脳の動脈硬化を防ぎ、脳梗塞・脳内出血を予防するだけでなく、ホルモンの分泌を促し、からだ全体の機能をアップさせてくれるものです。

<脳細胞を発達させるおすすめの趣味>

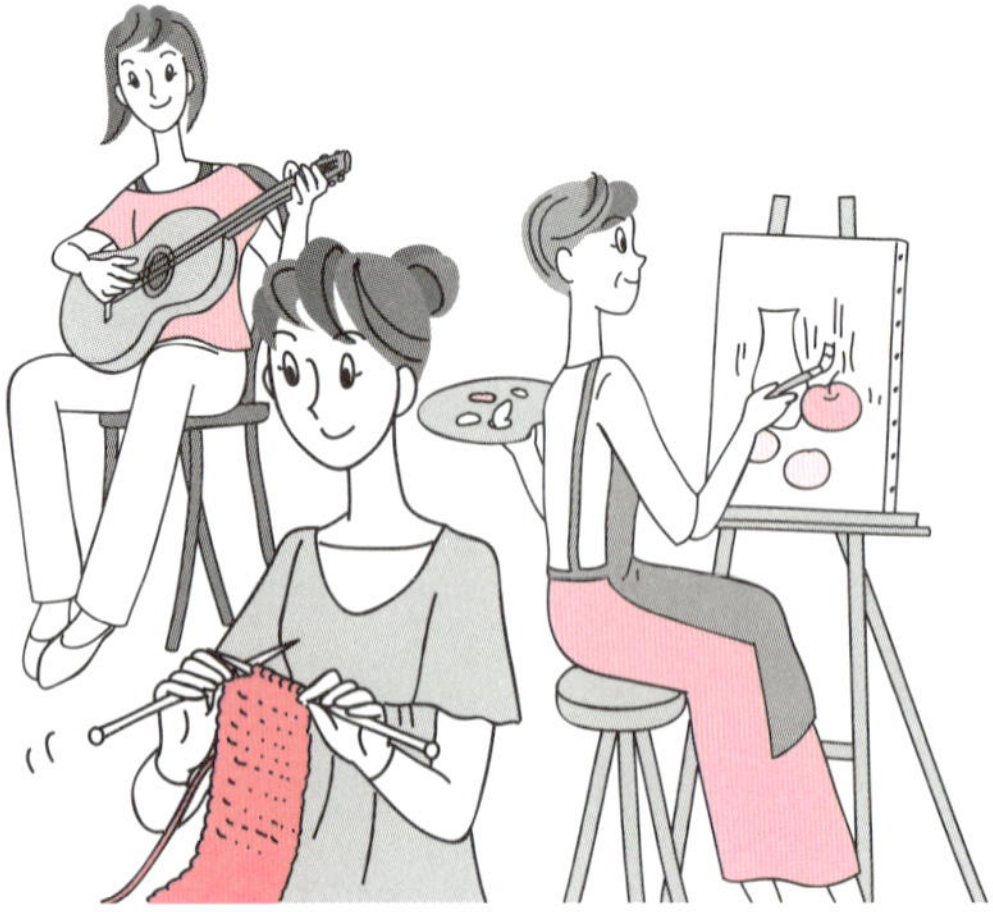

絵を描く以外に、字を書く、習字、編みもの、楽器演奏などがあります。画家のピカソ（享年92歳）、シャガール（享年98歳）は、ボケることなく死ぬまで旺盛な創作活動をみせました。

第6章

【実践編】
女性の悩みを解消する手もみ

水分代謝の機能を正常化し、余分な水分を排出

むくみ

❶右手のひら ▶ ❷左手のひら ▶ ❸右手の甲 ▶ ❹左手の甲

刺激法

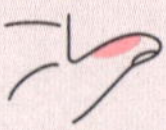
手のひら

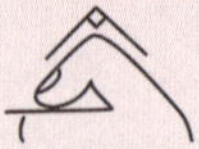
手の甲

力加減

強　手のひら

中　手の甲

目安のもみ時間

手のひら左右で	3分
手の甲左右で	1分

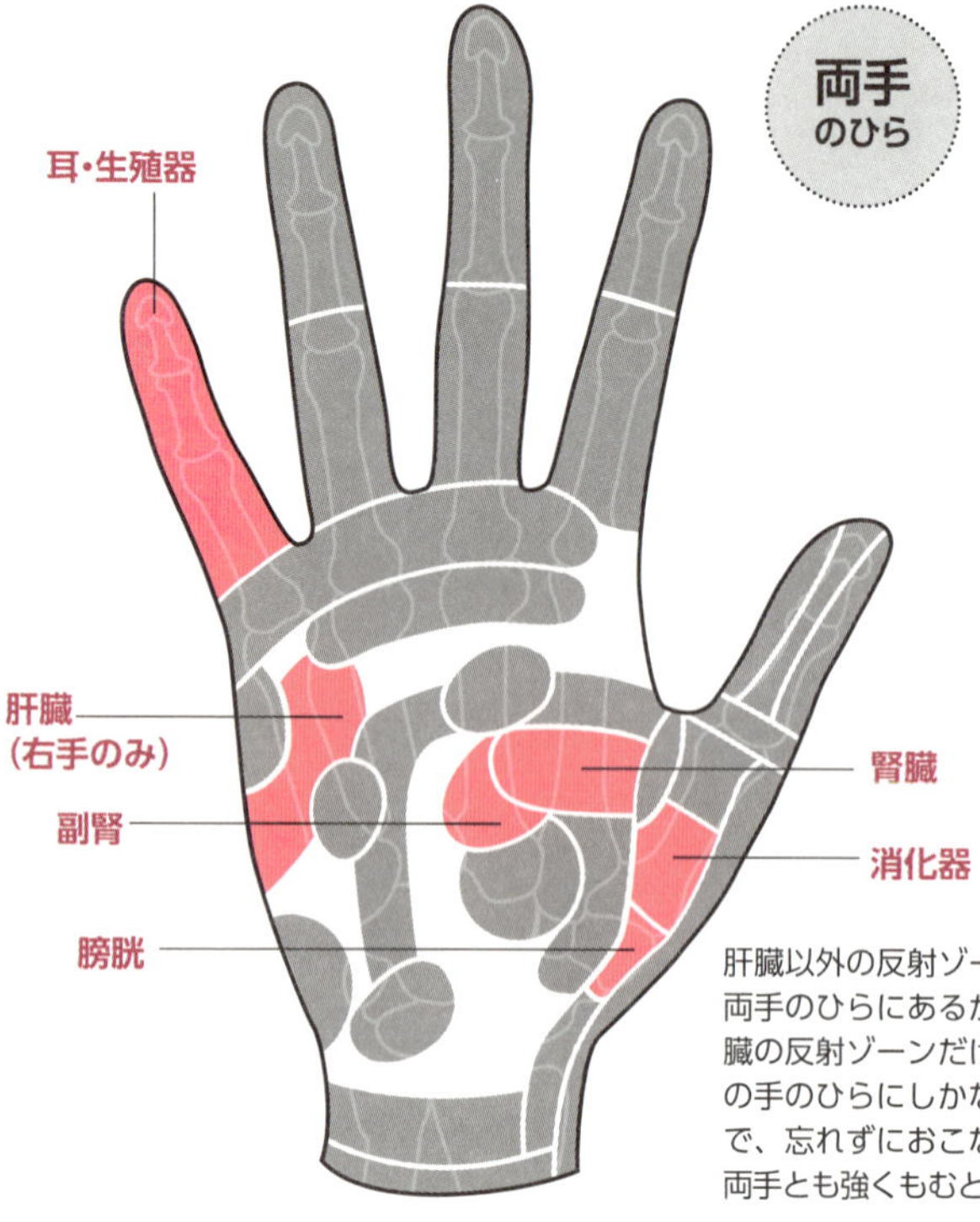

肝臓以外の反射ゾーンは両手のひらにあるが、肝臓の反射ゾーンだけは右の手のひらにしかないので、忘れずにおこなう。両手とも強くもむとよい。

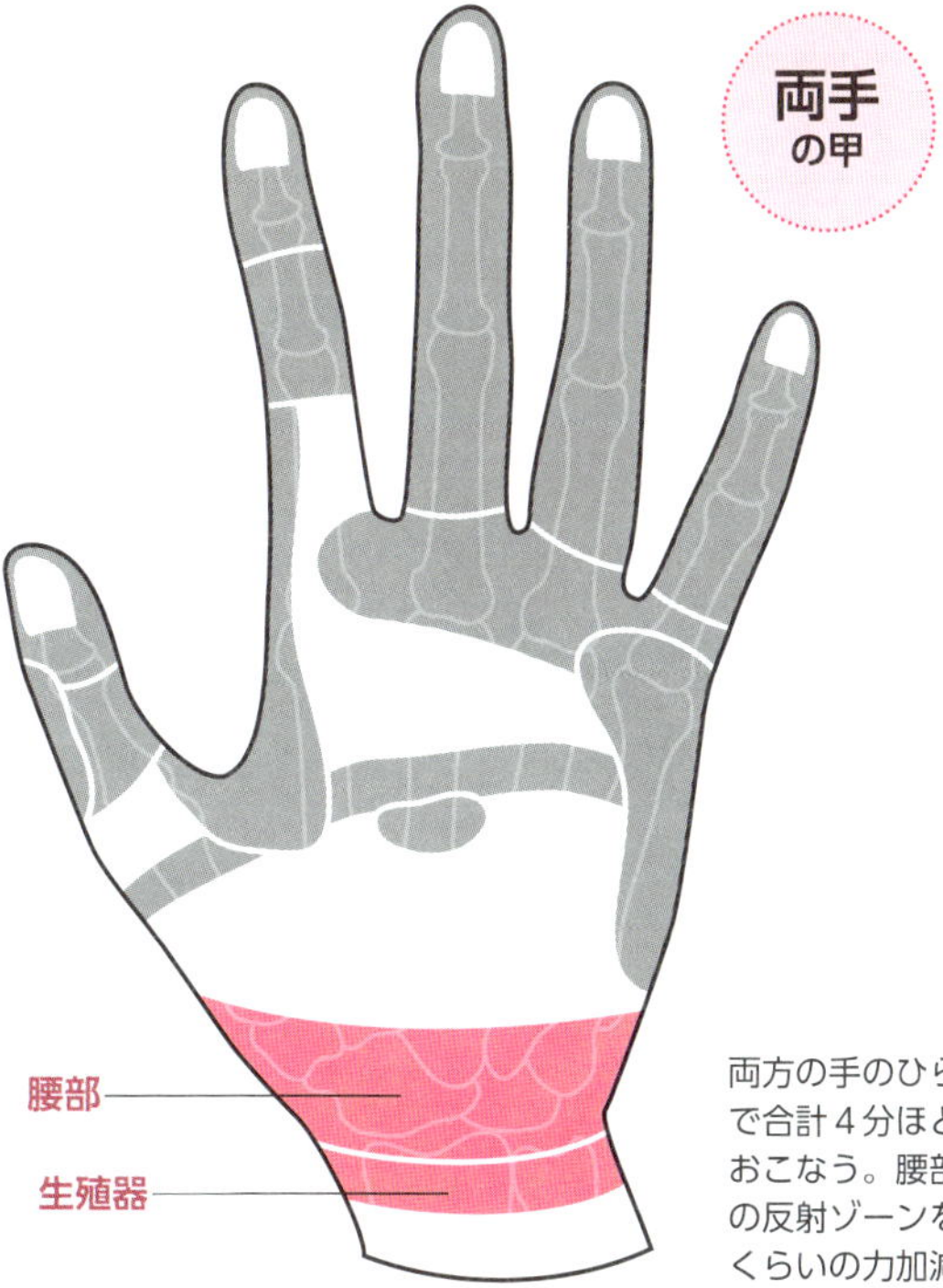

両方の手のひらと手の甲で合計４分ほどを目安におこなう。腰部と生殖器の反射ゾーンを心地よいくらいの力加減で押す。

むくみのおもな原因は、水分と塩分の摂りすぎといわれますが、本来腎臓の働きが正常であればあまりむくみは起こりません。むくみは水分代謝がうまく機能しておらず、余分な水分が細胞のまわりにたまってしまっている状態です。反射ゾーン刺激では腎臓の機能を正常化します。長時間立ち仕事をしたあとはむくみが起こりやすくなりますが、これは運動によってほぼ解消されます。ふくらはぎの筋肉は、血液とリンパ液を循環させるポンプの役割を果たしています。運動することでふくらはぎの筋力がアップし、リンパ管の収縮運動がきちんとおこなわれて、血液やリンパ液が正常に循環するようになります。

血行をよくし、自律神経のバランスを整える

冷え性

❶右手のひら ▶ ❷左手のひら ▶ ❸左手の甲 ▶ ❹右手の甲

刺激法	力加減	目安のもみ時間
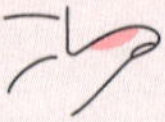 手のひらと手の甲	強 手のひらと手の甲	手のひら左右で 2分 手の甲左右で 1分

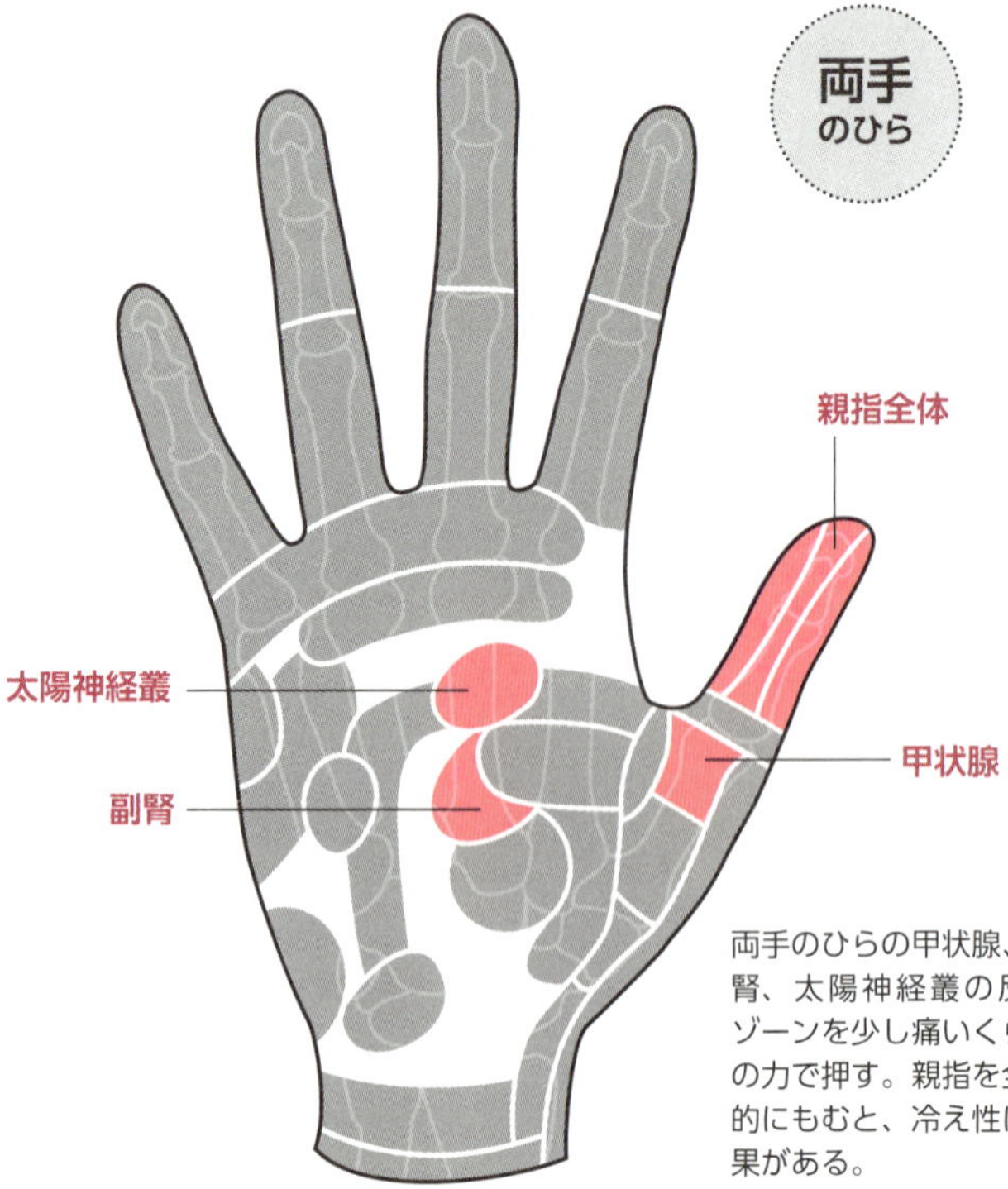

両手のひらの甲状腺、副腎、太陽神経叢の反射ゾーンを少し痛いくらいの力で押す。親指を全体的にもむと、冷え性に効果がある。

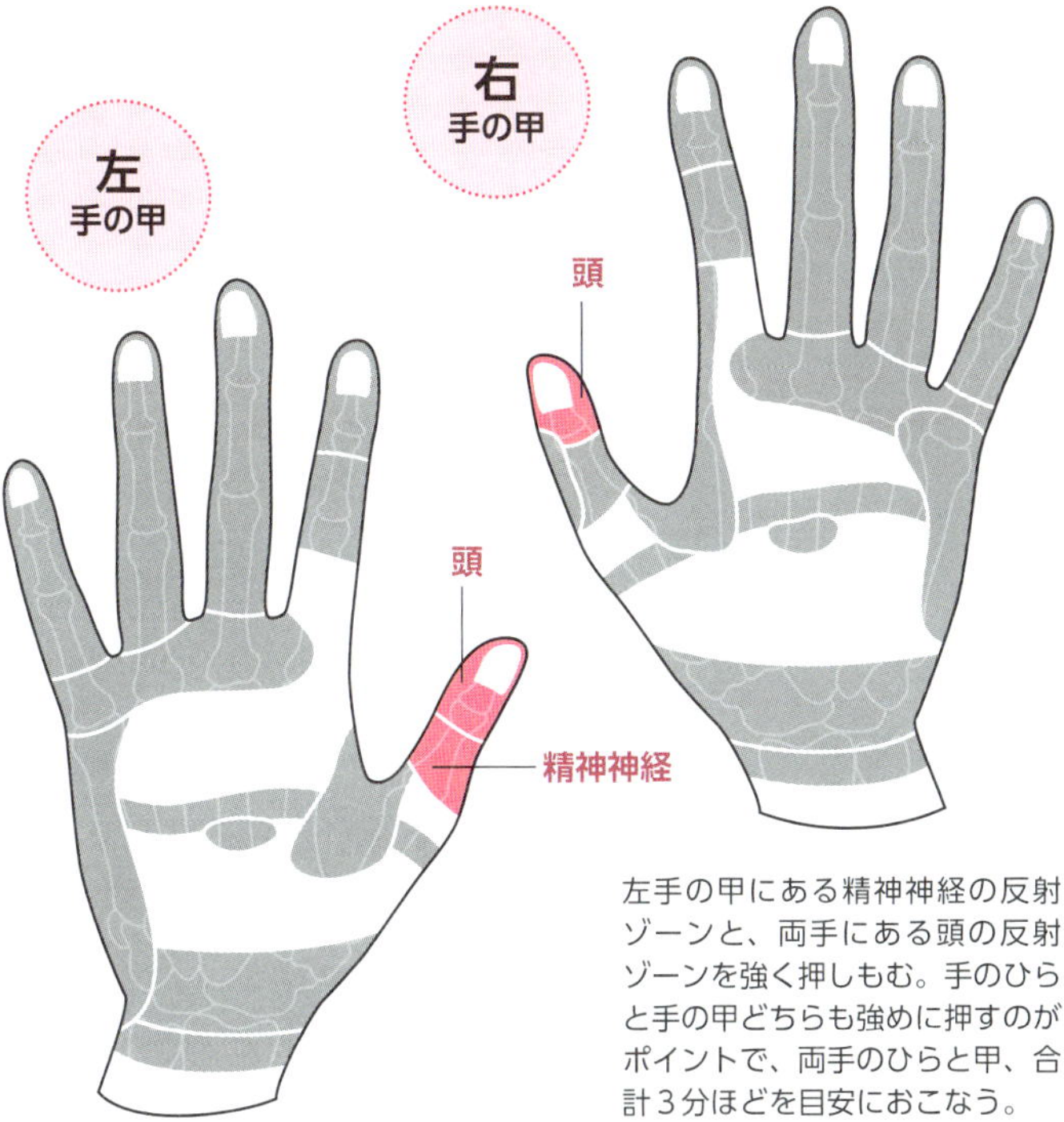

左手の甲にある精神神経の反射ゾーンと、両手にある頭の反射ゾーンを強く押しもむ。手のひらと手の甲どちらも強めに押すのがポイントで、両手のひらと甲、合計３分ほどを目安におこなう。

ベッドに入っても足が冷たくてなかなか眠れないといったように、部分的に冷えを感じる症状が冷え性です。末梢の血管の血行が悪いのが原因ですが、反射ゾーン刺激は手足だけではなく、全身を温める作用があります。からだには温度の変化に対応できるよう、体内温度を調節する機能が備わっています。これは自律神経の働きによるものですが、ホルモンの変動やストレスなどといった理由から、体温調節がうまくいかなくなって冷えが起こります。冷え性の人は、からだを締めつける下着は血行を悪くするので禁物です。適度な運動は冷えには効果的。からだを動かすと血液の循環がよくなり、自律神経の働きを正常化します。

消化器系全体に働き、腸内環境を整える

便秘

❶右手のひら ▶ ❷左手のひら ▶ ❸右手の甲 ▶ ❹左手の甲

刺激法	力加減	目安のもみ時間
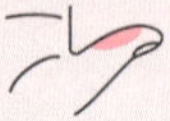 手のひらと手の甲	強 手のひらと手の甲	手のひら左右で 3分 手の甲左右で 1分

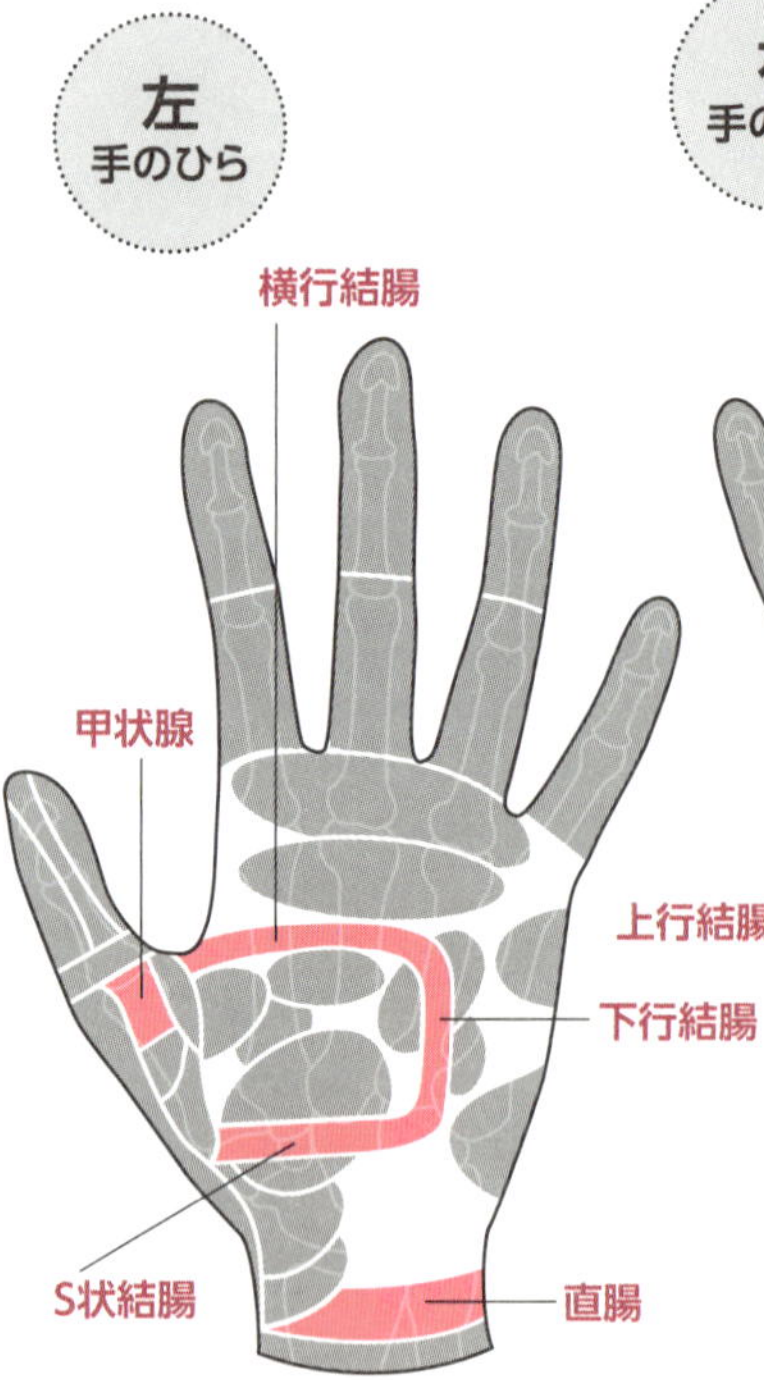

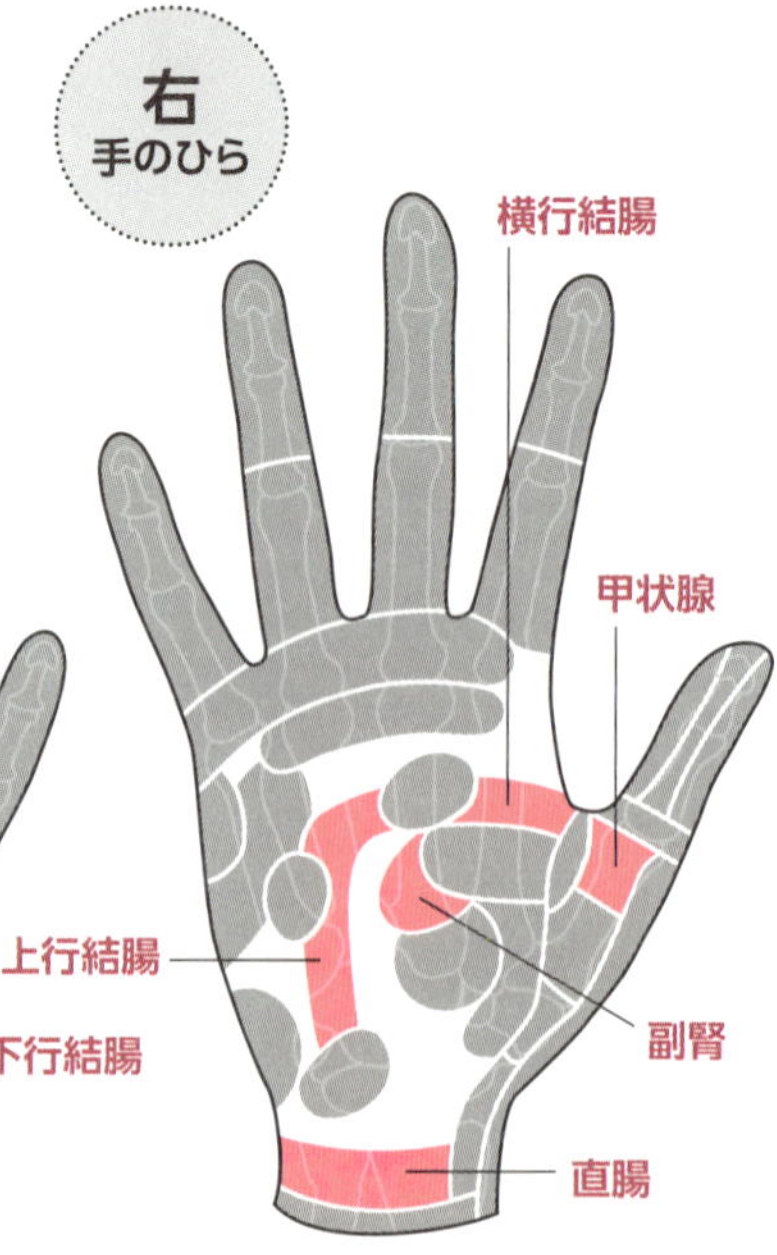

それぞれの反射ゾーンを力を入れてもみ込む。手のひらと手の甲合わせて、4分ほどもむとよい。

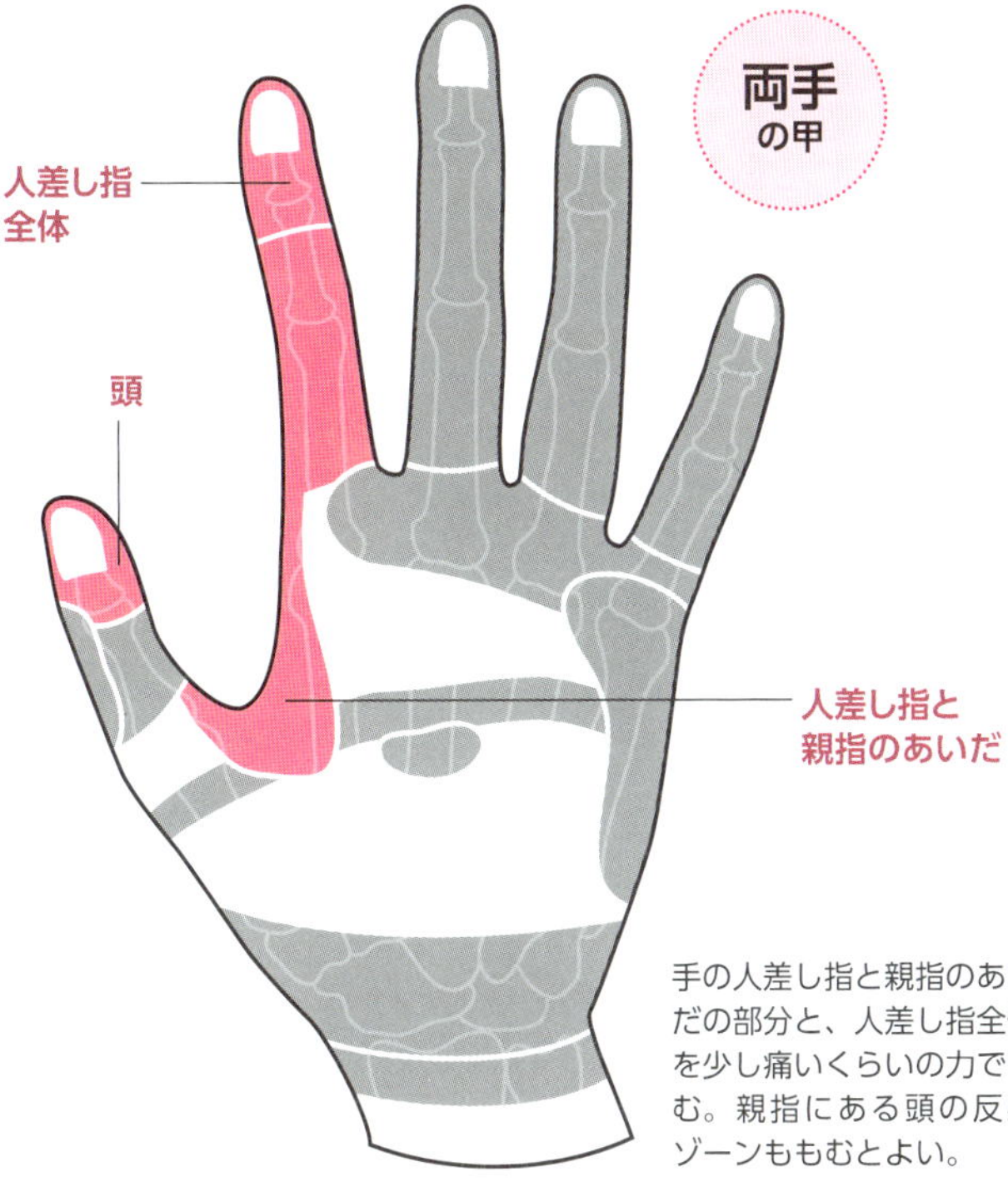

手の人差し指と親指のあいだの部分と、人差し指全体を少し痛いくらいの力でもむ。親指にある頭の反射ゾーンももむとよい。

便秘はちょっとした環境の変化でもなりやすいものです。便秘は腹痛や胸やけも引き起こし、体内にたまった便が腐敗すれば、吹き出ものや肌荒れなど美容にも悪影響をおよぼします。安易に便秘薬を服用するのはおすすめできません。薬は根本治療ではなく、腸の働きをさらに鈍くする可能性があります。反射ゾーンの刺激は消化器系全体に働き、しつこい便秘を解消するのに効果的で、腸内環境を正常に整えます。便意を我慢するのが重なると直腸性便秘になって、便がでにくい体質になってしまいます。便意がなくても朝トイレで排便の体勢をとることを習慣づければ、規則的な朝の排便がくるようになります。

子宮と卵巣の働きを高め、痛みを軽減

月経痛・月経不順

❶右手のひら ▶ ❷左手のひら ▶ ❸右手の甲 ▶ ❹左手の甲

刺激法

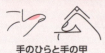

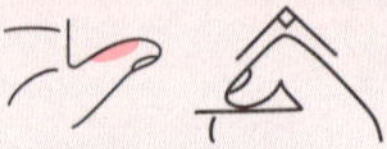

手のひらと手の甲

力加減

強

手のひらと手の甲

目安のもみ時間

手のひら左右で	2分
手の甲左右で	2分

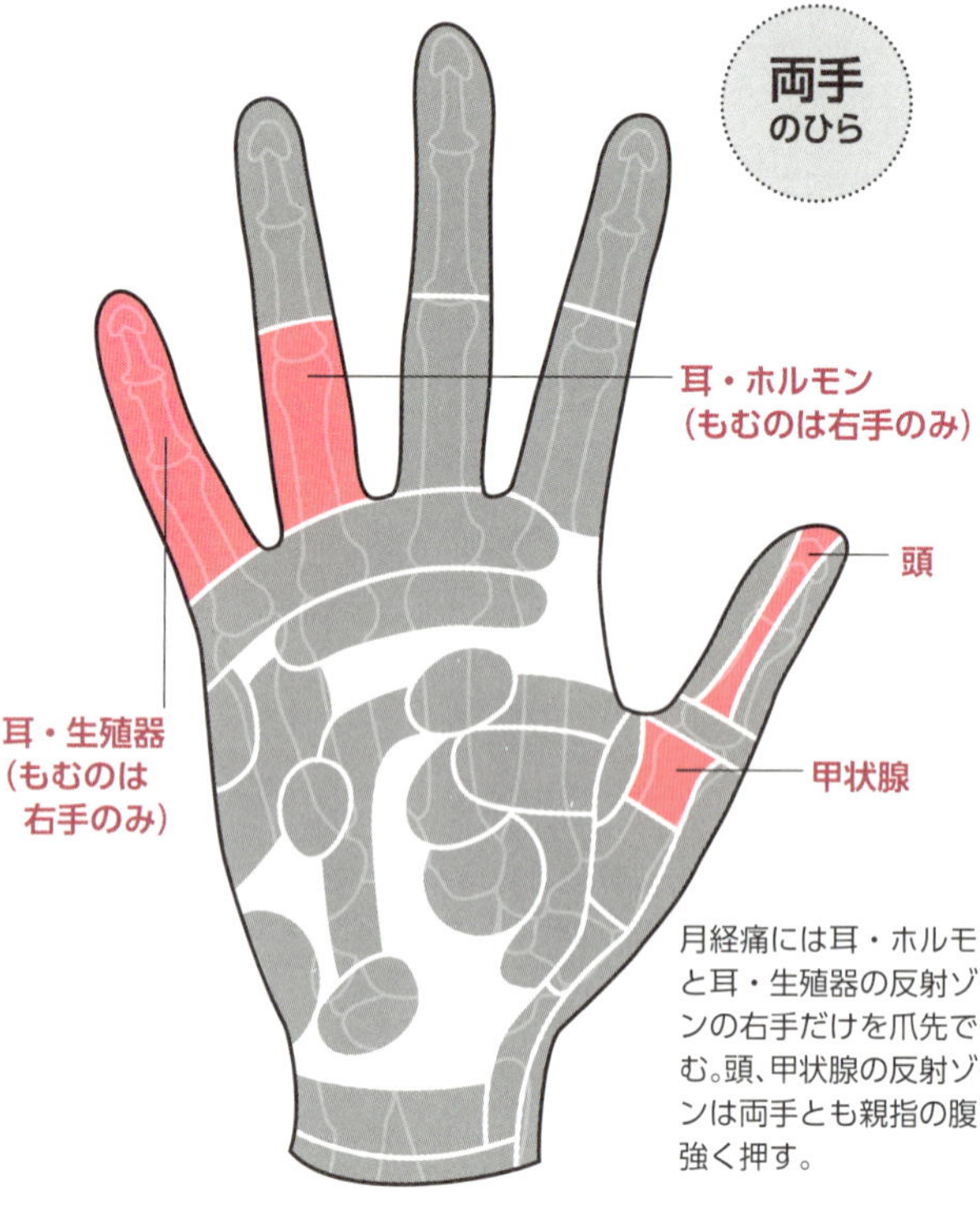

月経痛には耳・ホルモンと耳・生殖器の反射ゾーンの右手だけを爪先でもむ。頭、甲状腺の反射ゾーンは両手とも親指の腹で強く押す。

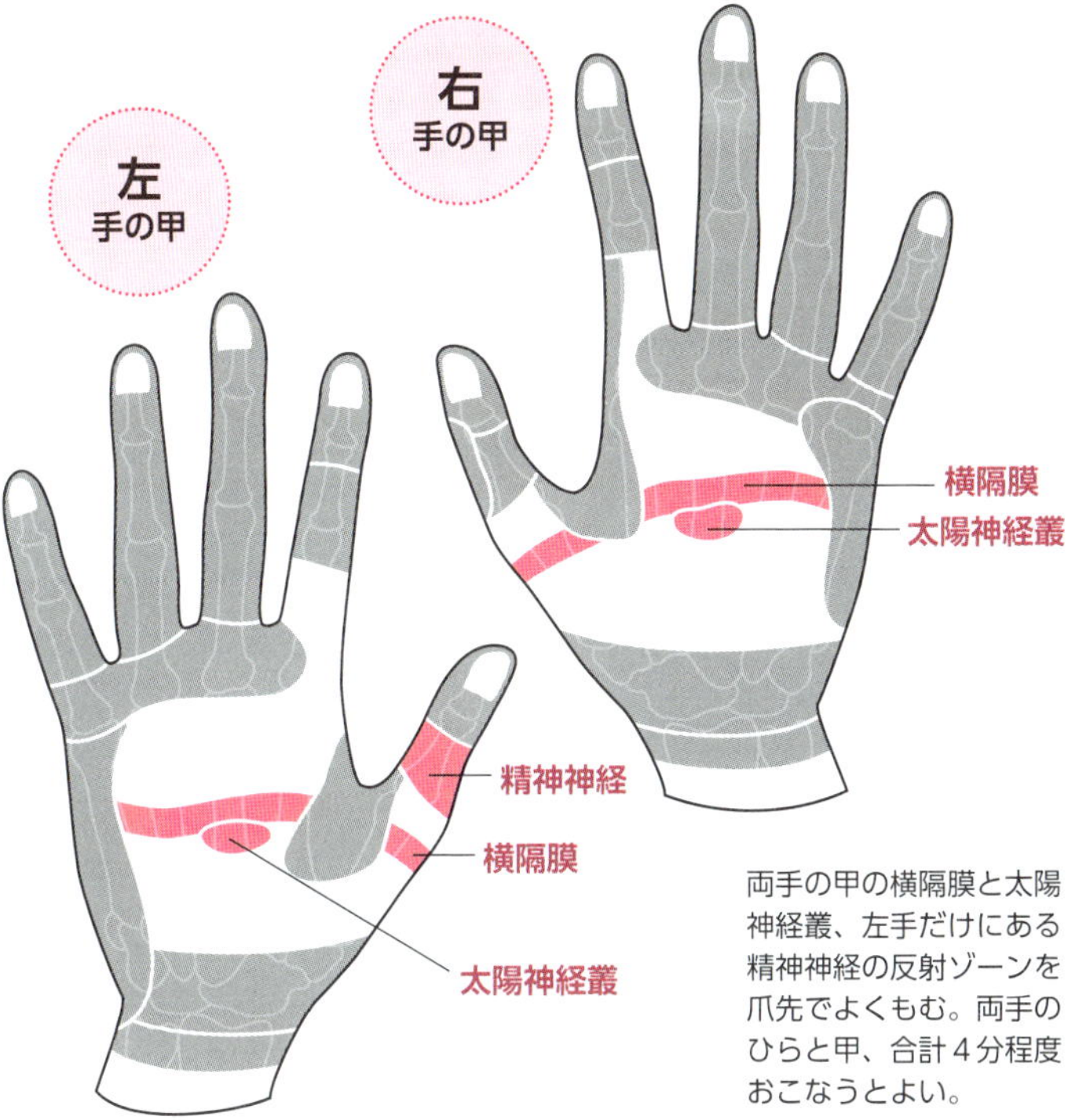

両手の甲の横隔膜と太陽神経叢、左手だけにある精神神経の反射ゾーンを爪先でよくもむ。両手のひらと甲、合計４分程度おこなうとよい。

月経痛の原因は子宮の発育不全、ホルモンバランスの乱れなどです。精神的な影響も非常に受けやすいといわれ、ストレスによる自律神経の乱れに起因するとも考えられています。月経痛がひどい人は、手足や腰、お腹などが冷えていることが多く、冷え性にも悩まされているケースがほとんど。頭痛、腰痛、貧血、憂うつ感、吐き気、イライラなどをともない、ひどい人は2日目は起き上がれないほどの痛みです。あまりにひどいようであれば子宮内膜症などの可能性もあるので、一度婦人科を受診してみましょう。生殖器のゾーンを刺激することで、子宮と卵巣の働きを高め、ホルモンバランスを整え、痛みを軽減させます。

即効性が高く、効果がすぐにあらわれやすい

お腹のはり

❶右手のひら ▶ ❷左手のひら ▶ ❸右手の甲 ▶ ❹左手の甲

刺激法		力加減		目安のもみ時間
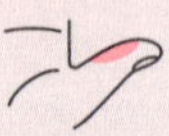	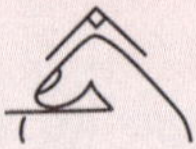	強	中	手のひら左右で　3分
手のひら	手の甲	手のひら	手の甲	手の甲左右で　2分

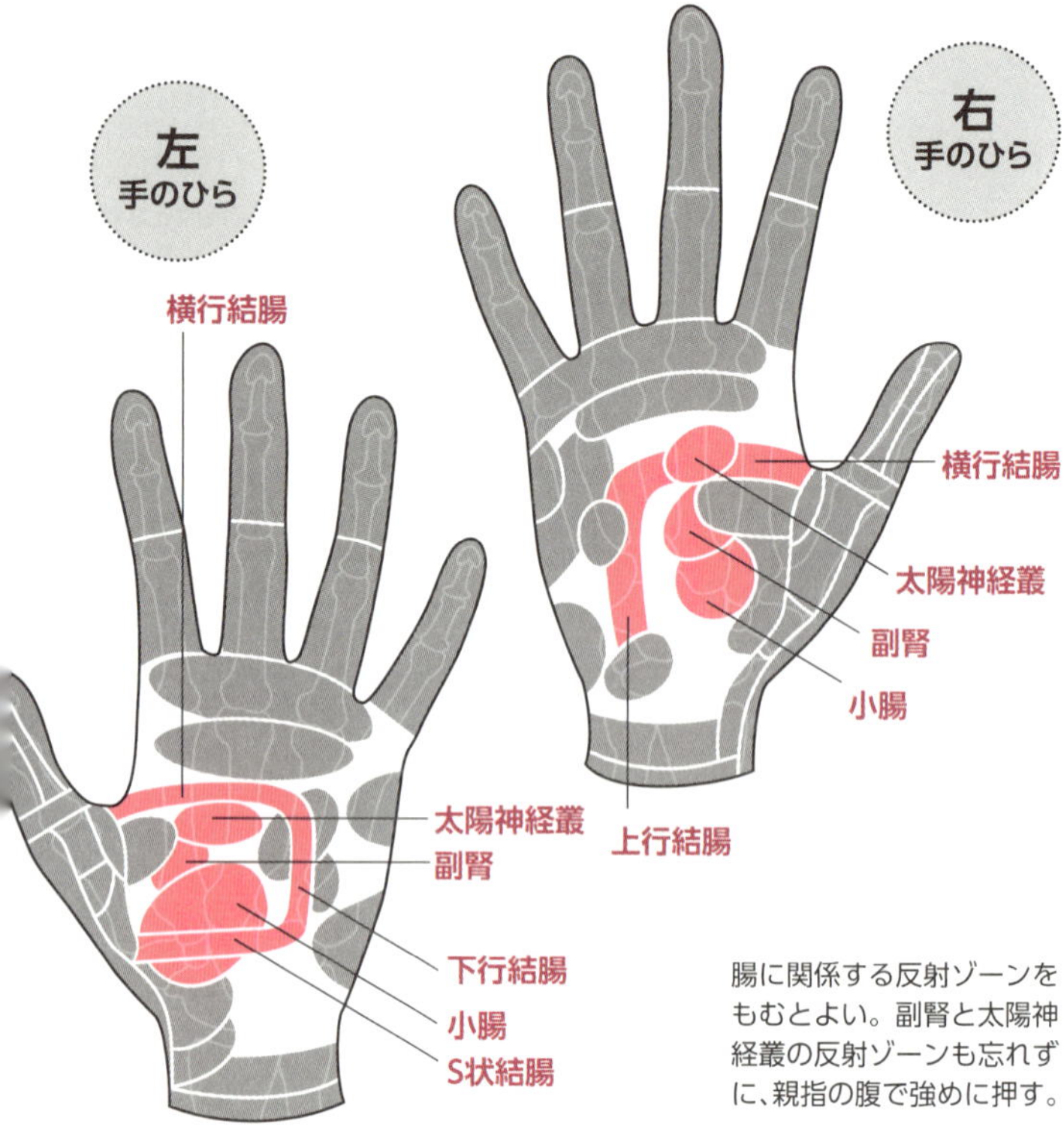

腸に関係する反射ゾーンをもむとよい。副腎と太陽神経叢の反射ゾーンも忘れずに、親指の腹で強めに押す。

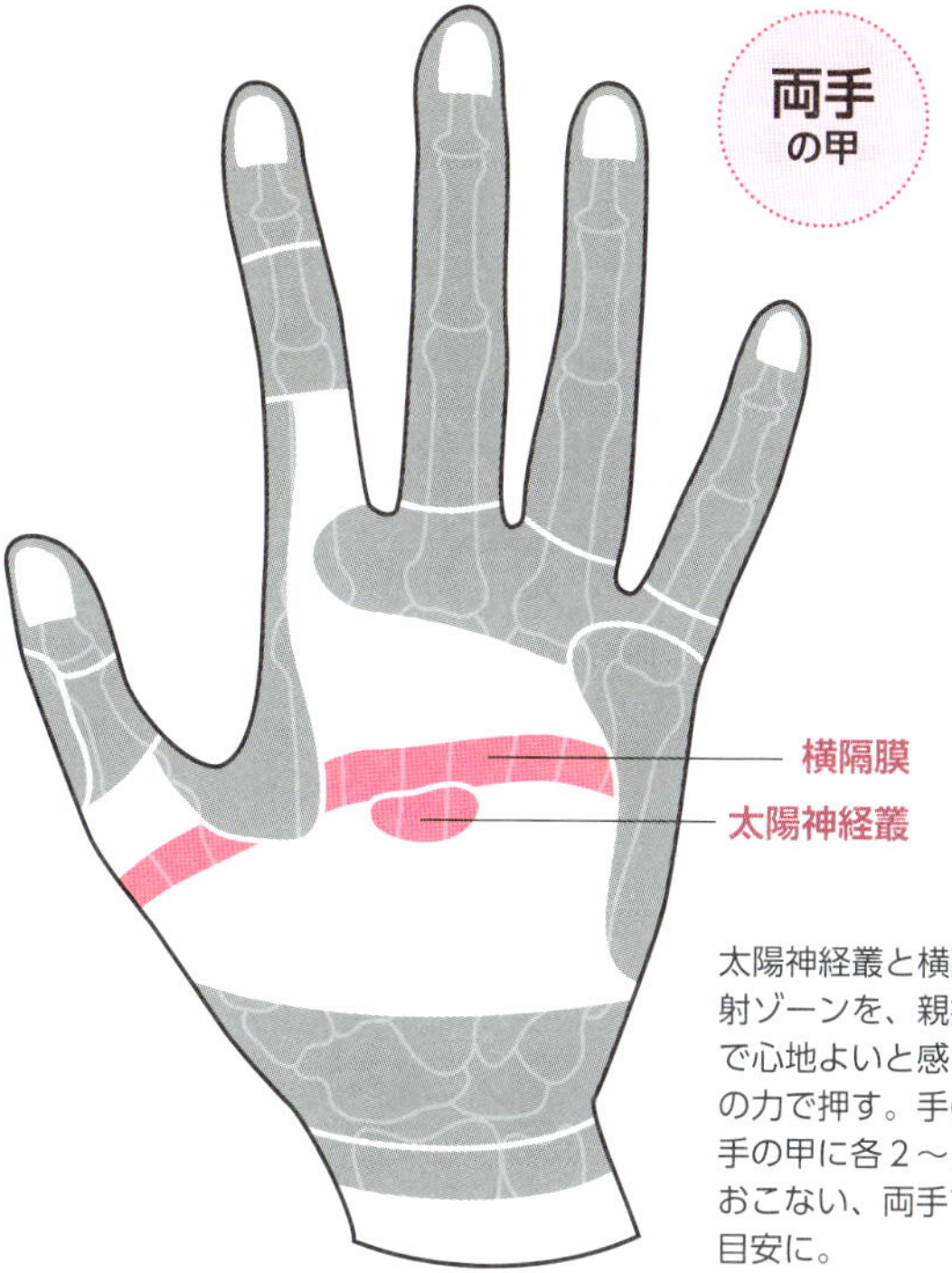

太陽神経叢と横隔膜の反射ゾーンを、親指の爪先で心地よいと感じる程度の力で押す。手のひらと手の甲に各２～３分ほどおこない、両手で５分を目安に。

食事をすると消化管内では必ずガスが発生します。体調がよければ定期的におならやゲップなどで排出されますが、消化管の機能が低下していると、腸内にたまったガスが排出されずにお腹がはってしまいます。

また一度にたくさん食べてしまうと、胃での消化が間に合わず、未消化のままで腸に入ったものが悪玉菌のえさになってガスを発生させます。精神的なストレスによって大腸のぜん動運動機能が低下すると、便が腸内で停滞し、悪玉菌が繁殖してガスがたまってしまう場合もあります。こんなときは足とのダブル刺激法が効果的です。即効性が高く、人によってはびっくりするくらいの量が体外にでることもあります。

自律神経バランスを整え、排尿をコントロール

頻尿

❶右手のひら ▶ ❷左手のひら ▶ ❸左手の甲 ▶ ❹右手の甲

刺激法	力加減	目安のもみ時間
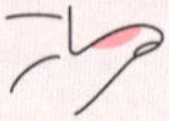 手のひらと手の甲	中 手のひらと手の甲	手のひら左右で　2分 手の甲左右で　2分

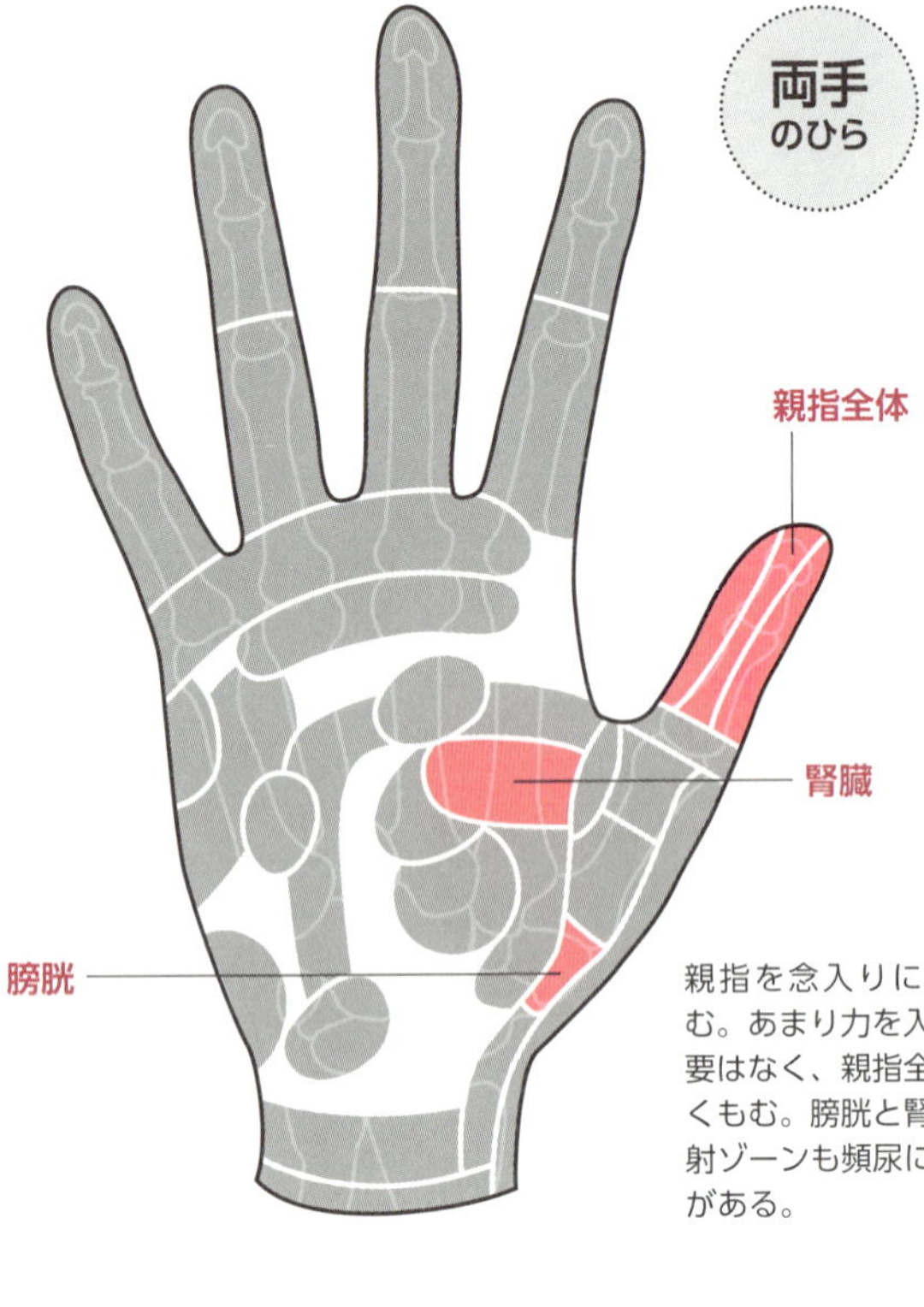

親指を念入りに押しもむ。あまり力を入れる必要はなく、親指全体をよくもむ。膀胱と腎臓の反射ゾーンも頻尿には効果がある。

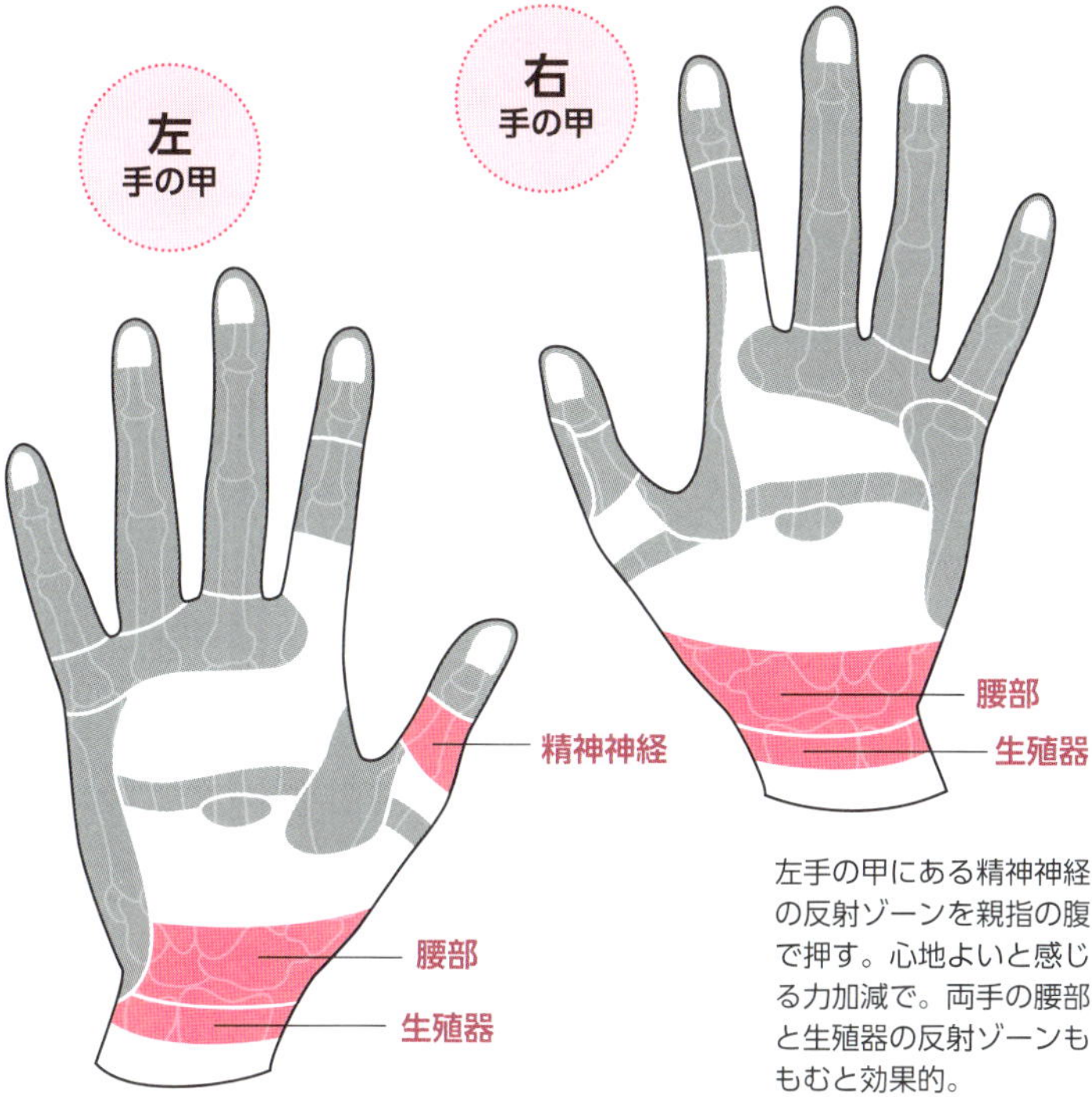

左手の甲にある精神神経の反射ゾーンを親指の腹で押す。心地よいと感じる力加減で。両手の腰部と生殖器の反射ゾーンももむと効果的。

体内の水分量を一定に保つため、たくさんの水分を摂れば尿も増えるしくみです。昼間平均４~５回、夜間は０~２回程度であれば正常ですが、昼間８回以上、夜間に３回以上トイレに行くようなら頻尿かもしれません。膀胱の容量は通常２００~３００ccありますが、ある程度たまると脳が指令をだして尿意を起こさせます。しかし、緊張するとおしっこが近くなるように、ストレスや加齢によって自律神経のバランスが乱れると、排尿をうまくコントロールできなくなり、尿が少したまっただけなのに、膀胱を刺激して尿意が起きてしまいます。降圧剤を飲んでいる人は、尿をだして血圧を下げようとするため頻尿になります。

排尿をコントールする力がアップする刺激法

尿もれ

❶右手のひら ▶ ❷左手のひら ▶ ❸右手の甲 ▶ ❹左手の甲

刺激法		力加減		目安のもみ時間	
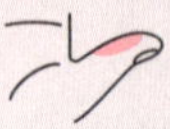	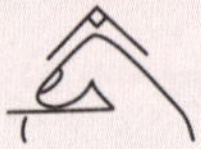	強	中	手のひら左右で	2分
手のひら	手の甲	手のひら	手の甲	手の甲左右で	1分

両手
のひら

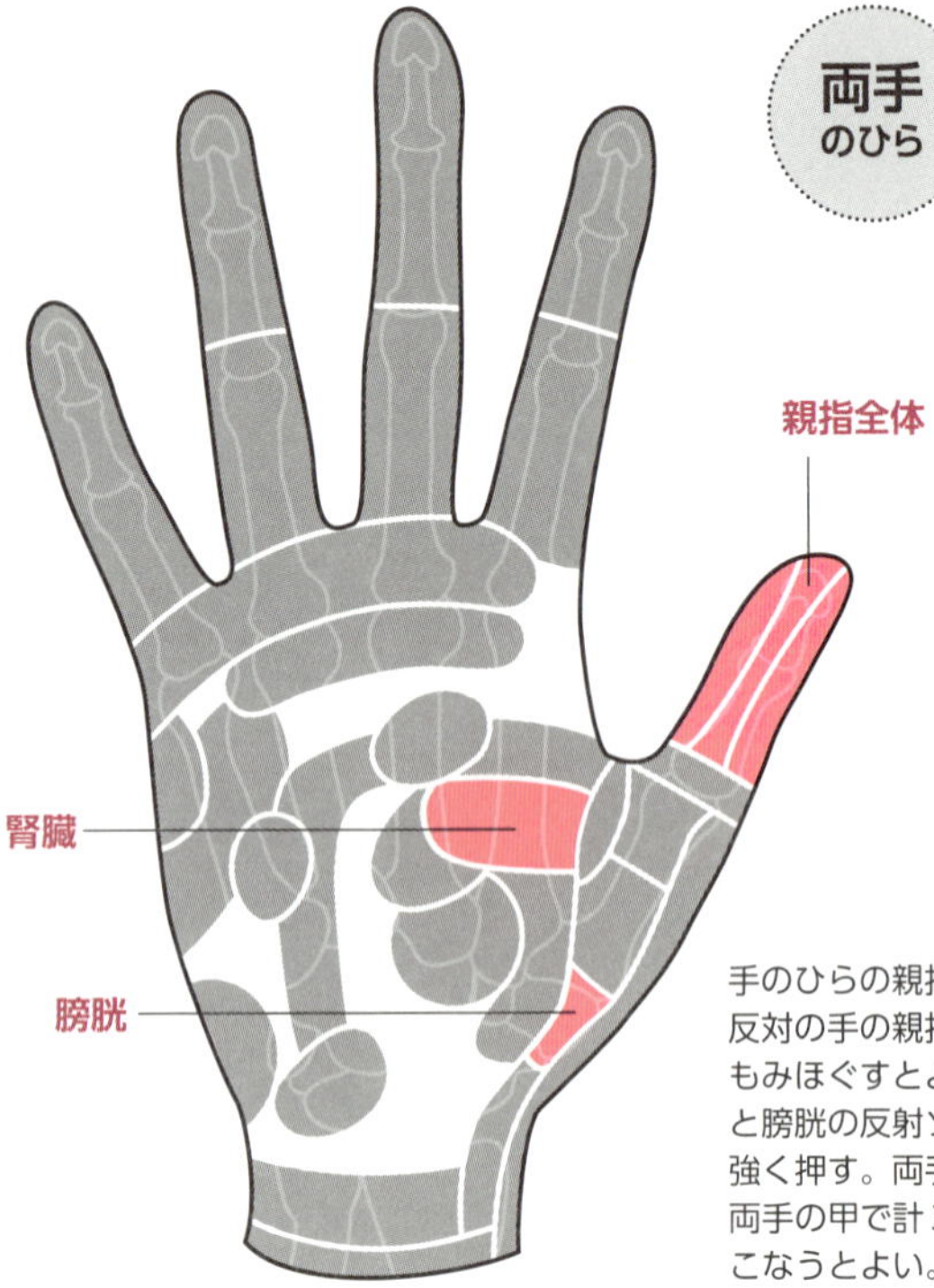

手のひらの親指全体を、反対の手の親指を使ってもみほぐすとよい。腎臓と膀胱の反射ゾーンも力強く押す。両手のひらと両手の甲で計３分ほどおこなうとよい。

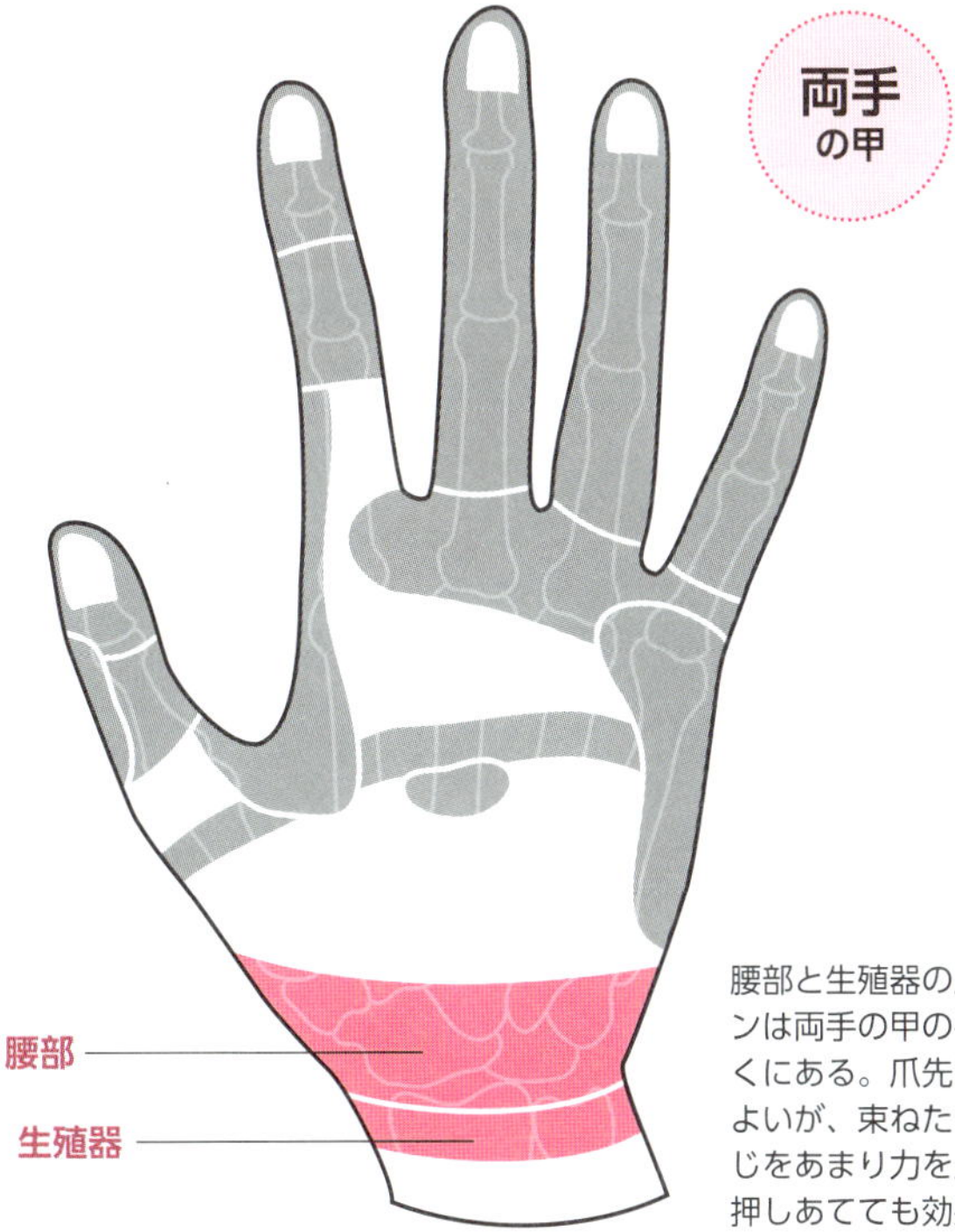

腰部と生殖器の反射ゾーンは両手の甲の手首の近くにある。爪先で押すとよいが、束ねたつまようじをあまり力を入れずに押しあてても効果的。

せきやくしゃみをしたときなど、お腹に力が入ったときに、もれてしまうのが「腹圧性尿もれ」です。がまんできなくてもれてしまう「切迫性尿もれ」などもあります。原因のひとつが骨盤底筋の機能低下です。

骨盤のなかには、子宮や膀胱、尿道、直腸などいろいろな臓器がおさめられており、これらを下から支えているのが骨盤底筋です。通常は腹圧がかかっても、この筋肉の力で尿がもれないようになっています。しかし、妊娠、出産、更年期によるホルモン低下、肥満が原因となって、この骨盤底筋がゆるんでしまうと尿もれしやすくなります。腎臓と膀胱の反射ゾーンへの刺激で、排尿をコントロールする力を高めます。

心身のバランスを整え、気分が前向きになる

更年期障害

❶右手のひら ▶ ❷左手のひら ▶ ❸左手の甲 ▶ ❹右手の甲

刺激法		力加減		目安のもみ時間	
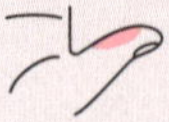	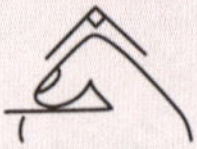	強	中	手のひら左右で	2分
手のひら	手の甲	手のひら	手の甲	手の甲左右で	1分

両手のひら

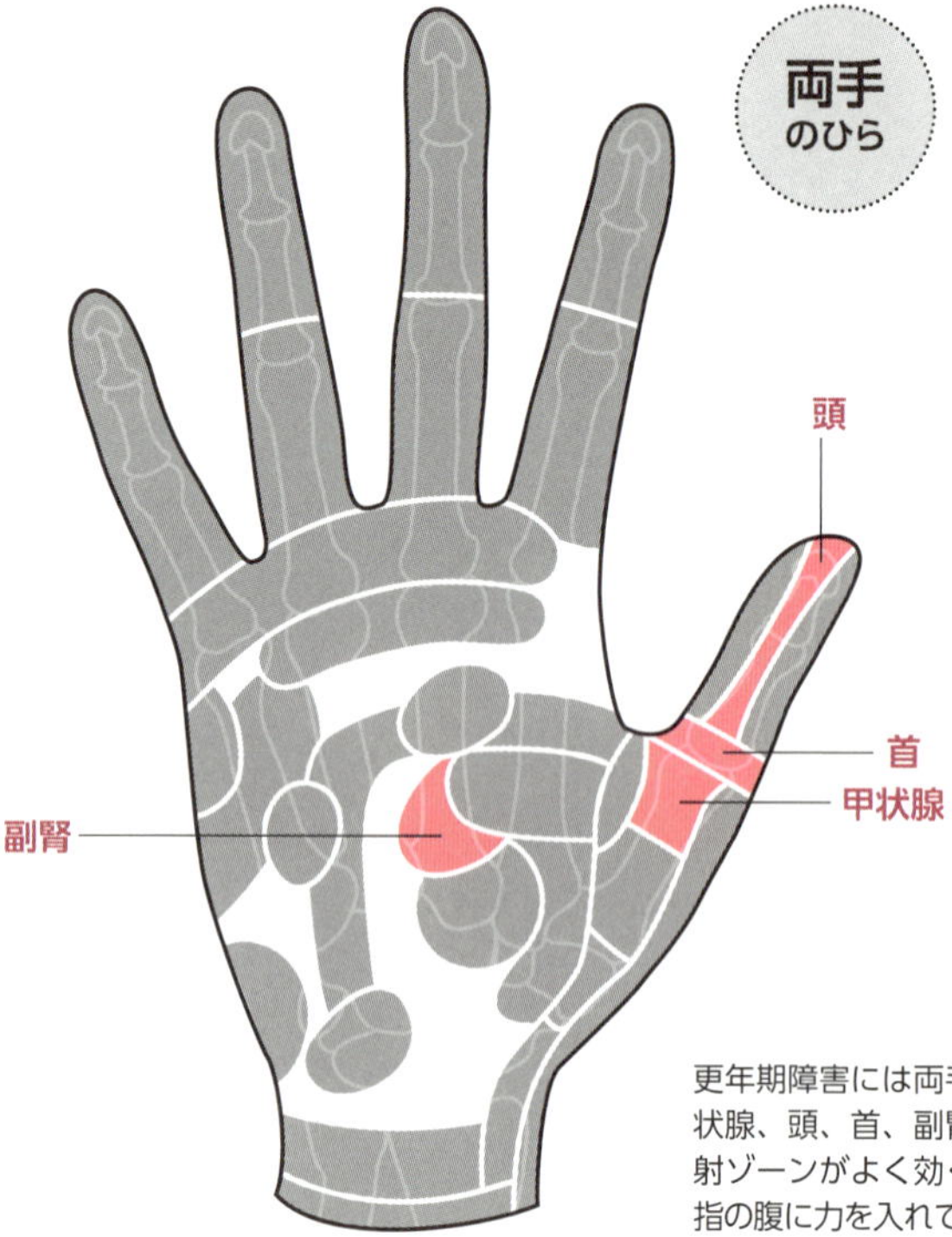

更年期障害には両手の甲状腺、頭、首、副腎の反射ゾーンがよく効く。親指の腹に力を入れてもむ。

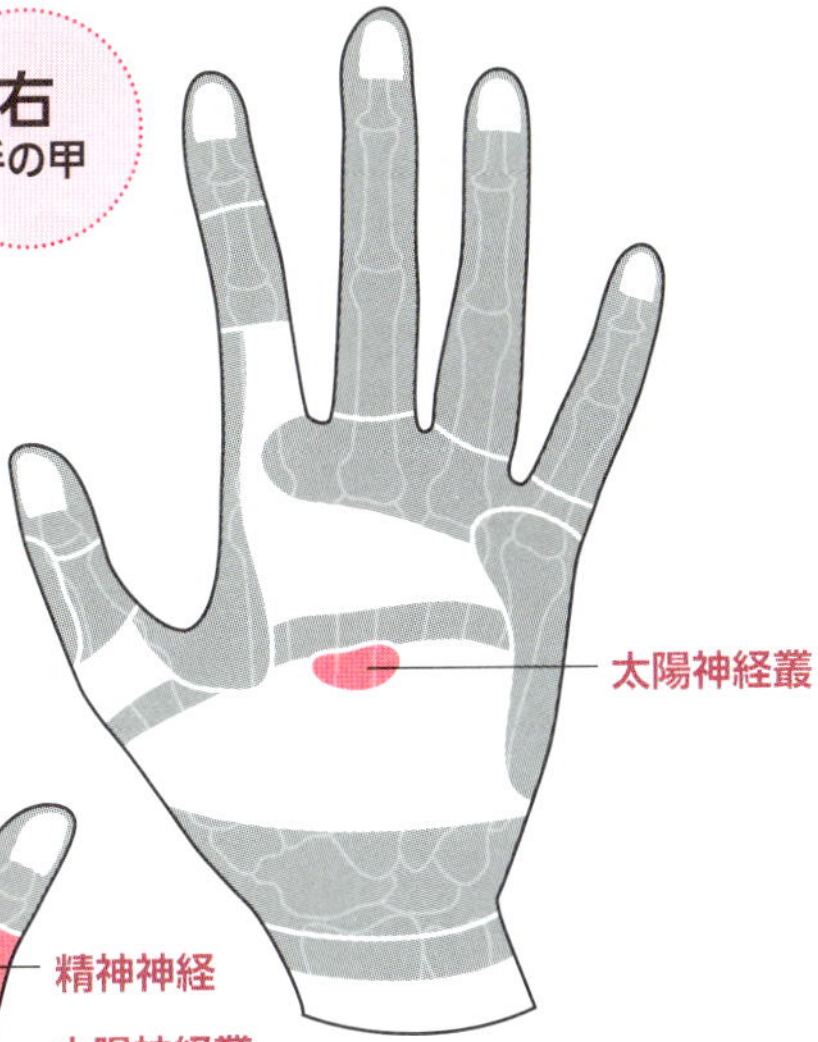

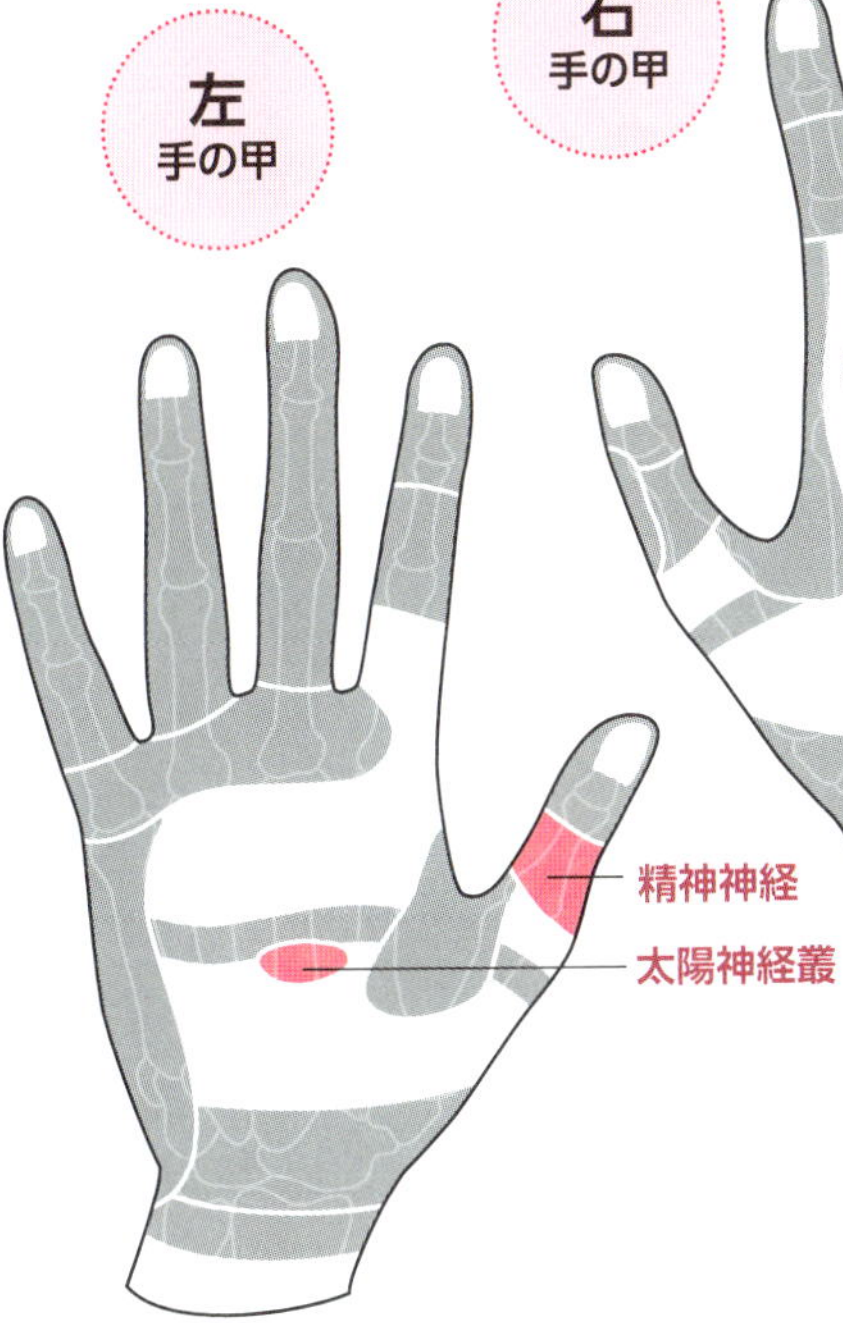

まず左手だけにある精神神経の反射ゾーン、次に両手の太陽神経叢の反射ゾーンを爪先でもむ。手のひらと手の甲、合計3分を目安におこなう。

更年期障害は初潮が早い人ほど遅く、卵巣機能が不全で月経が不順な人ほど早く訪れるといわれています。卵巣は下垂体から分泌される卵胞刺激ホルモンによって機能していますが、30歳くらいをピークに衰えはじめます。心身のバランスをくずす原因は、卵巣を機能させようと、通常よりたくさんの卵胞刺激ホルモンがだされるためです。自律神経失調によるのぼせや発汗、不眠、肩こり、食欲異常などの身体的な不調。恐怖感、憂うつ感といった精神的な不調まで人によって症状は異なります。更年期は「第2の人生のはじまり」と割り切り、自分の人生を好きなように生きるといった気持ちが症状を軽くします。

生命活動の源、腎の機能を高め精力アップ

性欲を高める

❶右手のひら ▶ ❷左手のひら ▶ ❸右手の甲 ▶ ❹左手の甲

刺激法		力加減	目安のもみ時間	
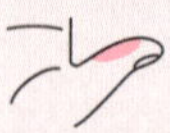	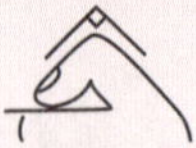	強	手のひら左右で	2分
手のひら	手の甲	手のひらと手の甲	手の甲左右で	1分

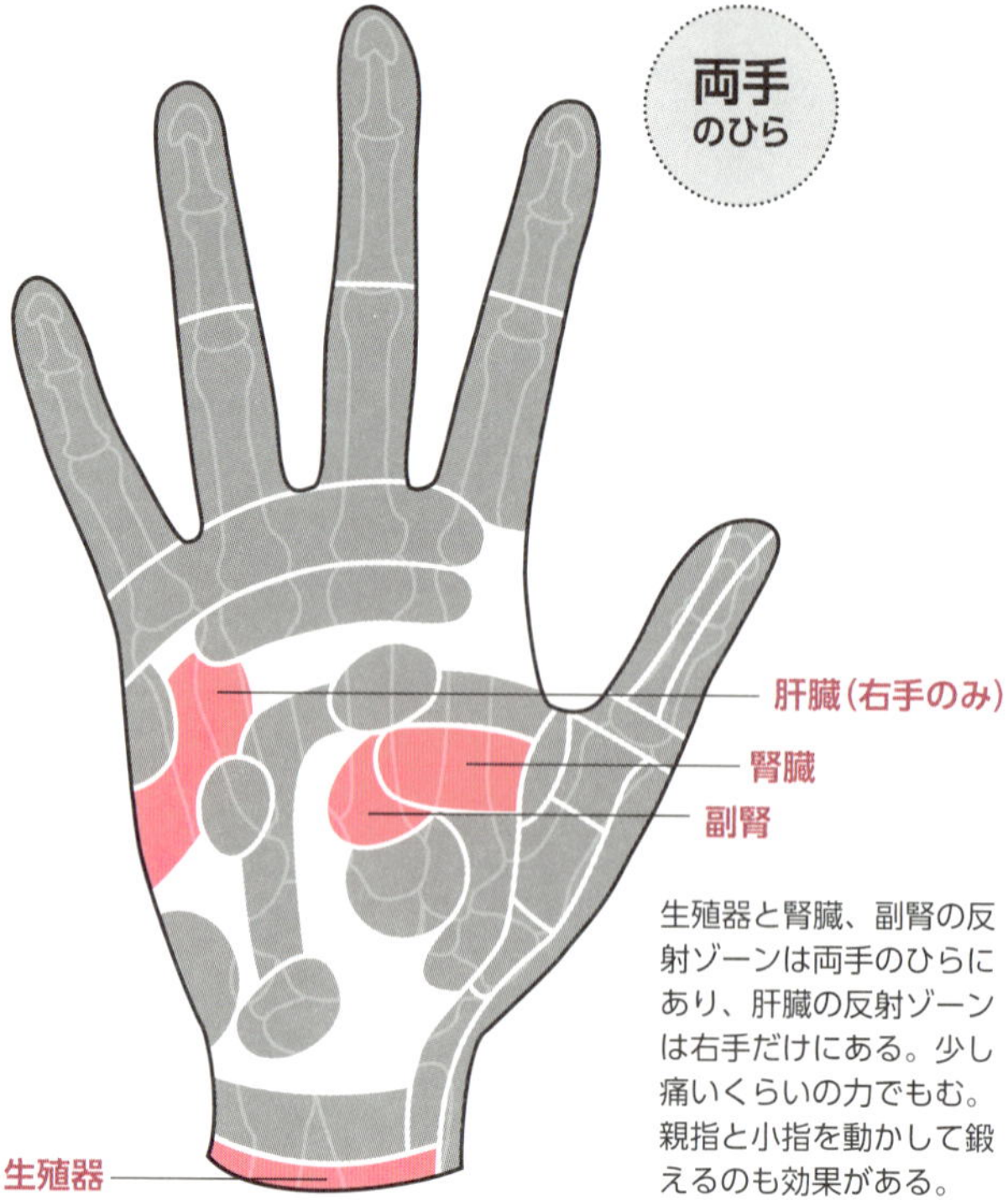

生殖器と腎臓、副腎の反射ゾーンは両手のひらにあり、肝臓の反射ゾーンは右手だけにある。少し痛いくらいの力でもむ。親指と小指を動かして鍛えるのも効果がある。

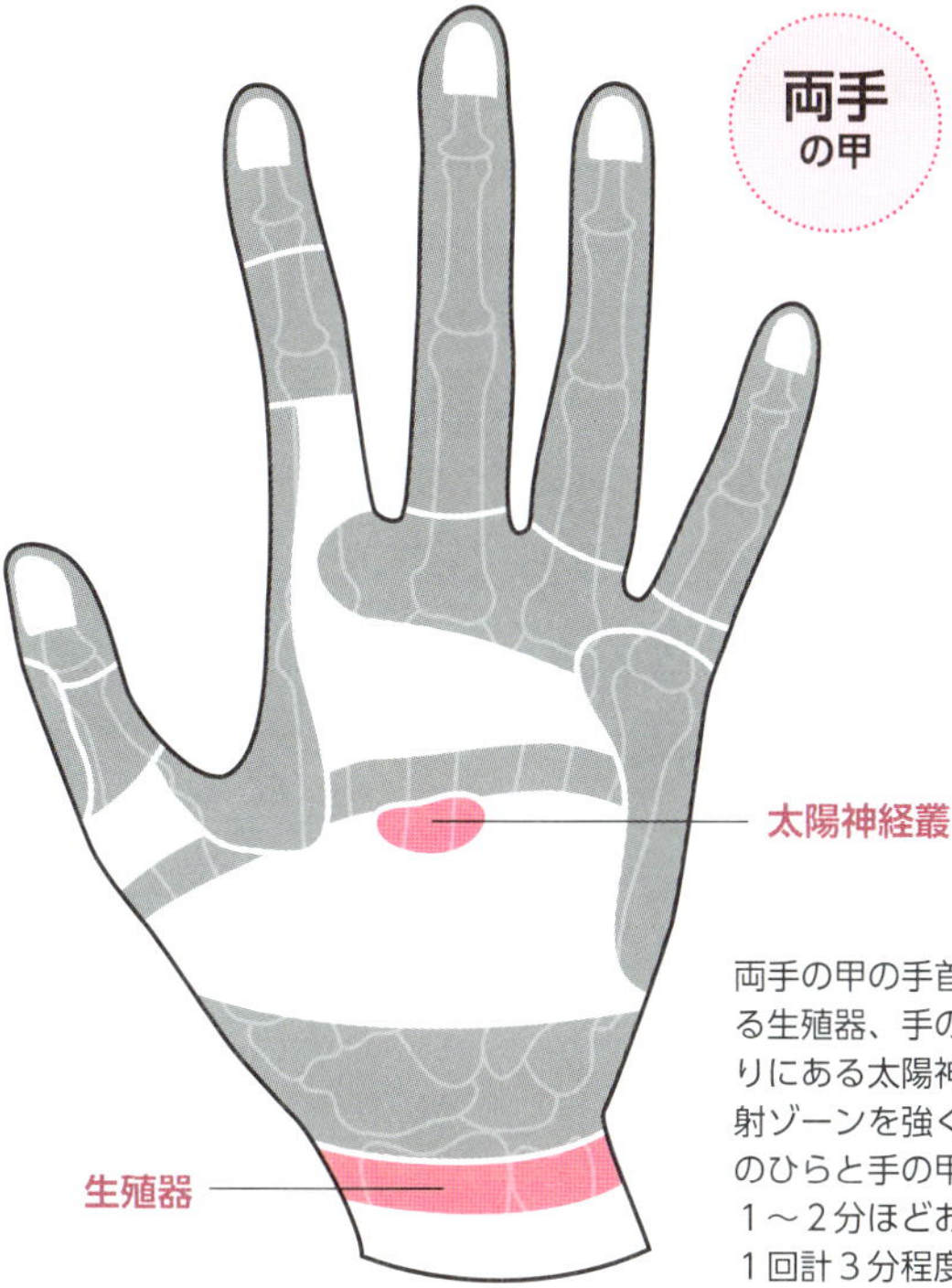

両手の甲の手首付近にある生殖器、手の中心あたりにある太陽神経叢の反射ゾーンを強くもむ。手のひらと手の甲それぞれ１～２分ほどおこない、１回計３分程度が目安。

食べすぎたり飲みすぎたりすると性欲が落ちるものですが、精力のない人は、胃が悪いケースがよくみられます。東洋医学では性機能の衰えを「腎虚《じんきょ》」といい、腎臓や泌尿器・膀胱などの働きも弱っていることをいいます。腎は、生殖の精と五臓六腑の精を支配する生命活動の源です。性欲を高める反射ゾーン刺激は、胃腸や肺機能など、まさに五臓六腑すべての健康に役立ちます。小指は生殖器に関係するので、小指を強くすると性欲が高まります。年齢とともに性欲は落ちますが、だからといって女性らしさがなくなることはありません。相手を受け入れる母性的なやさしさは、年をとっても失われるものではないからです。

反射ゾーンの刺激と同時に、手のツボを指圧すると
いっそう効果的です。効き目のあるツボを紹介します。

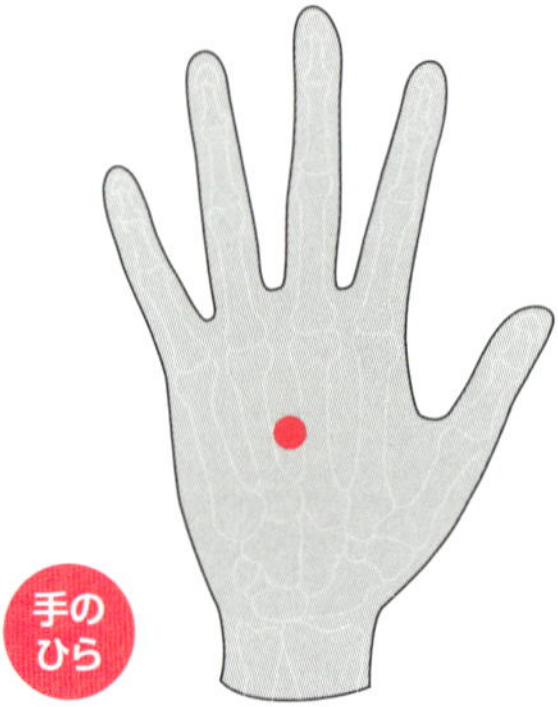

【胃腸のツボ】

二日酔いの気持ち悪さには、手のひらの中心あたりにある胃腸のツボが効きます。気分がすぐれないときも、ここをよくもむと改善されます。

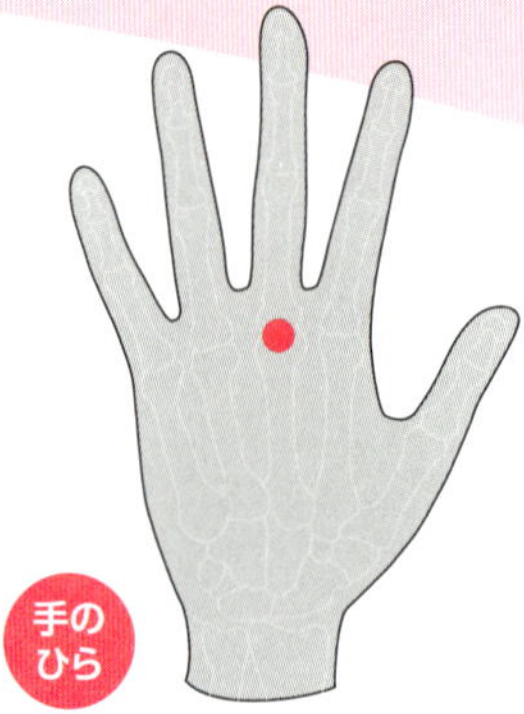

【のどのツボ】

虫歯・歯周病には、手のひらの中心の少し上にあるのどのツボが、効きます。長時間おこなうよりも、何回かにわけておこなうほうが効果的。

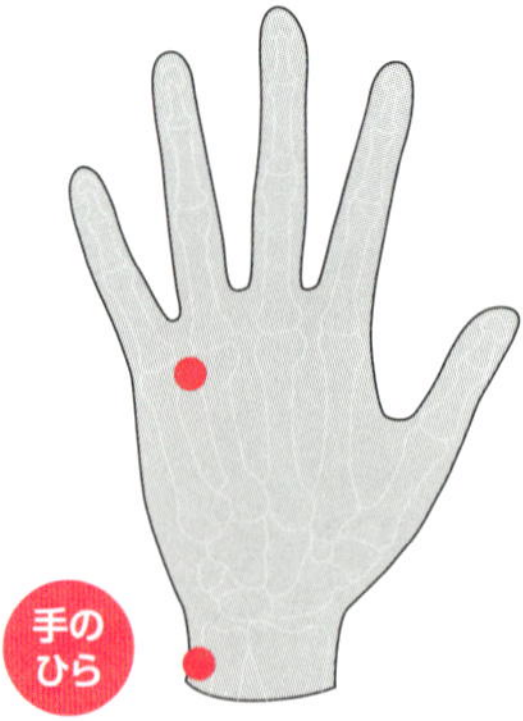

【心臓のツボ】

両手のひらの小指と薬指のつけ根のあいだにある心臓のツボは、乗りもの酔いに効きます。手首のつけ根にあるツボも、とても有効です。

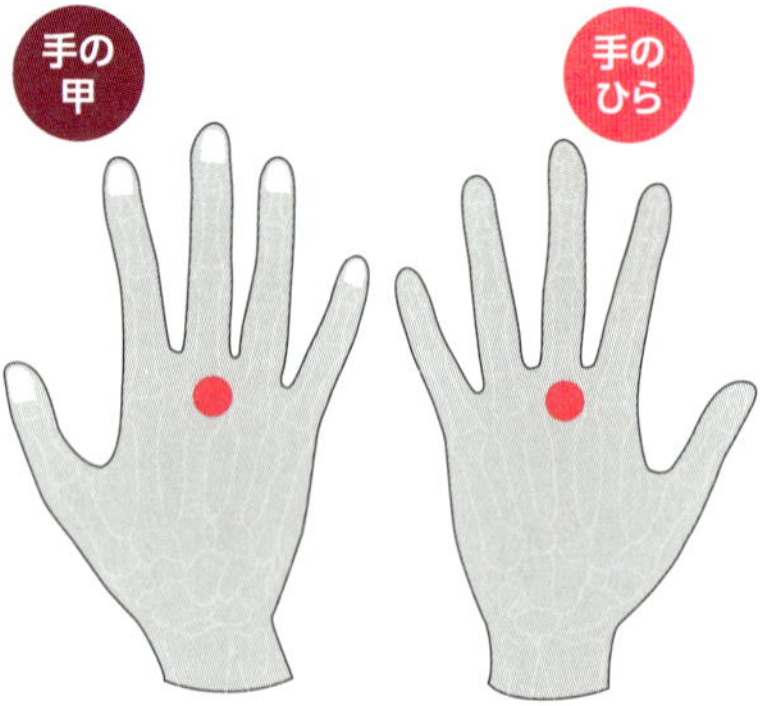

【せき・のどのツボ】

両手のひらの上部の中心あたりにある胃腸のツボを押すと代謝がアップします。強めの力で両方の手をしっかりもみましょう。

手のツボ刺激で健康になる

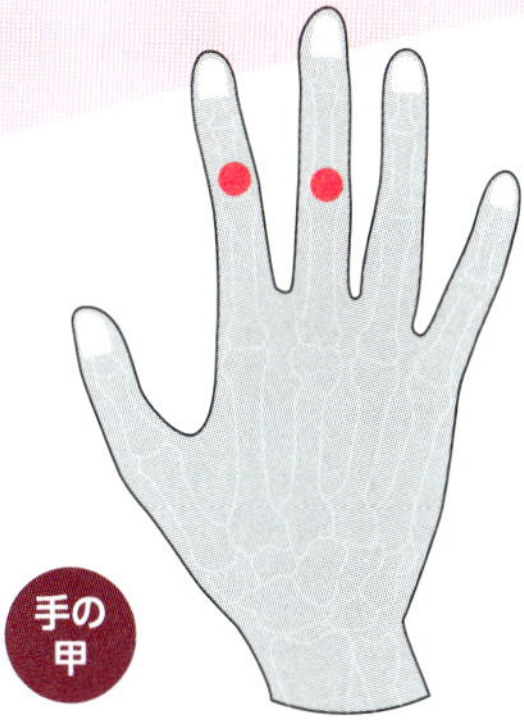

【前頭部・頭頂部のツボ】

前頭部・頭頂部のツボは、両手の甲側の人差し指と中指の第２関節の近くにあります。ここを押すと白髪予防に効果があります。

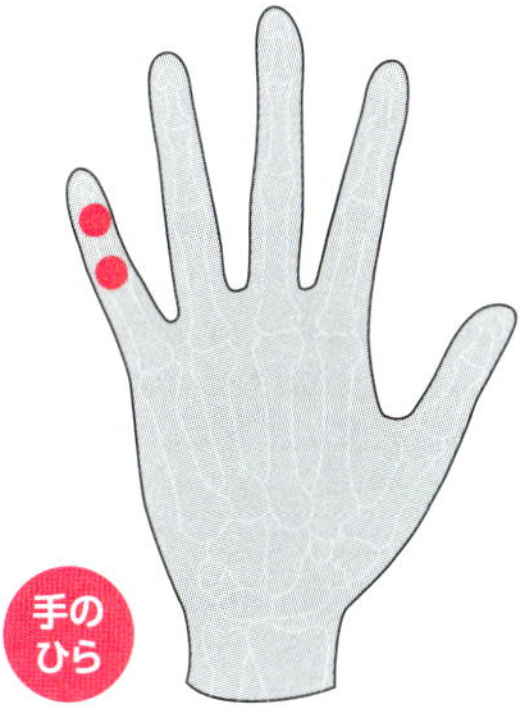

【膀胱のツボ】

腎臓の不調には小指の第１関節と第２関節にある膀胱のツボが効果的です。手をもんだら、ツボ押しも忘れずにおこないましょう。

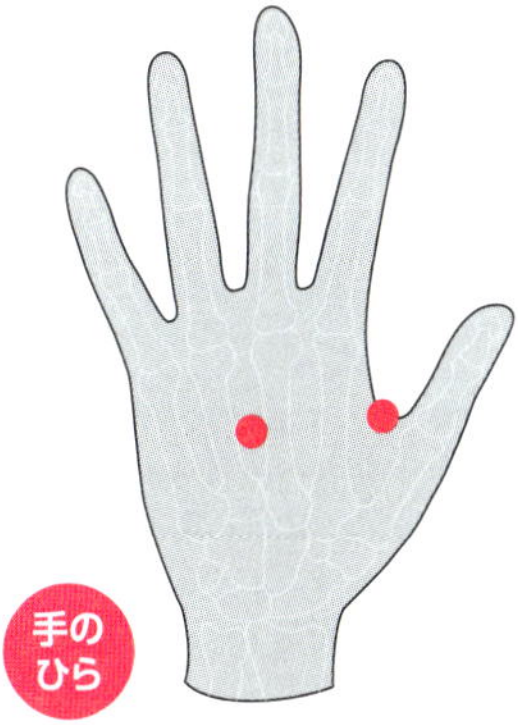

【胃腸・神経のツボ】

両手のひらの人差し指と親指のあいだの部分と、手の中心あたりにある胃腸・神経のツボが、肌の乾燥に効き目があります。

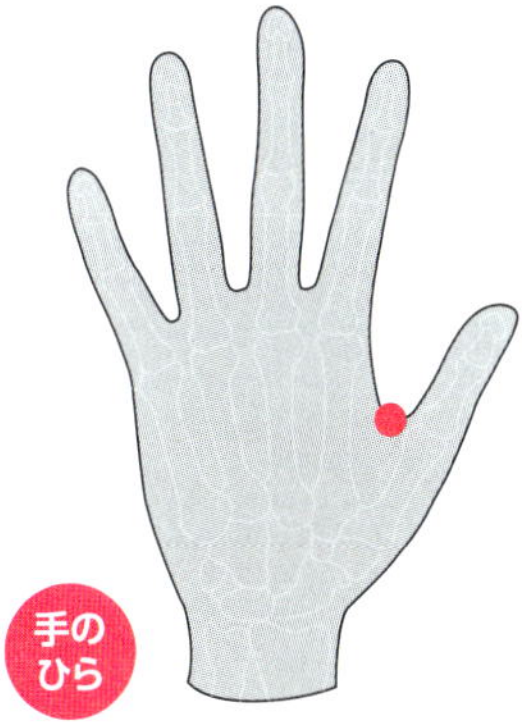

【神経のツボ】

ストレスがたまっている人は神経のツボを押すとよいでしょう。手のひらの人差し指と親指のあいだにあり、指で押しもみします。

手の反射ゾーンと同様に、足にも反射ゾーンがあります。
ここでは主な足の反射ゾーンを紹介します。

【疲れ】

疲れに効く足裏の反射ゾーンは肝臓と腎臓、首、甲状腺のゾーンです。肝臓の反射ゾーンは右足にあり、尖った棒の先などを使って押すとよいでしょう。両足の裏にある首と甲状腺のゾーンは親指でもみ込みます。疲れたときにおこなうとよいですが、日頃から足もみを習慣づけると、疲れがたまらずに元気でいられます。足裏ももむようにしましょう。

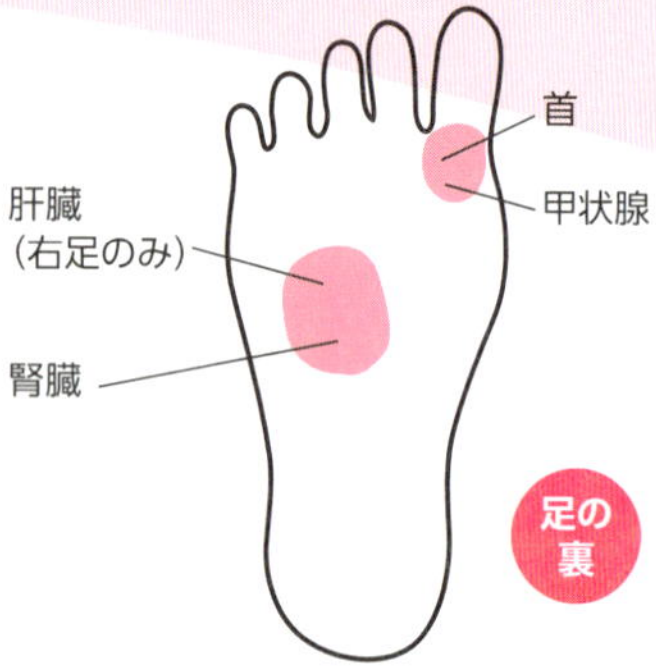

【かぜ】

かぜをひいてしまったら、左足の裏にある脾臓の反射ゾーンを、少し痛いと感じる程度の力で押します。2分ほどおこなっても、効果があまり感じられない場合は、両足の第2指から第5指にある副鼻腔の反射ゾーンも押してみてください。こちらも2〜3分おこないます。どちらも敏感な反射ゾーンなので、あまり強く押しすぎないようにしましょう。

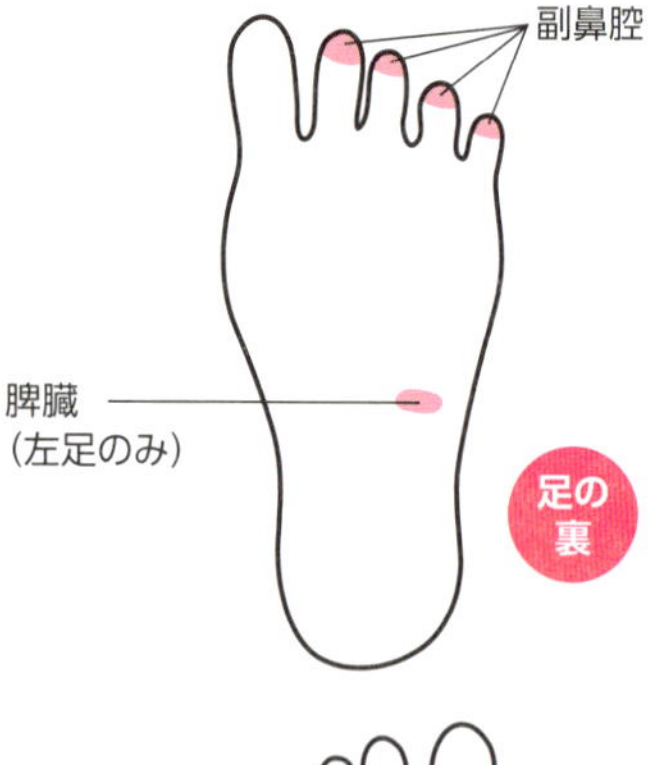

【腰痛】

両足の裏にある膀胱、腎臓、膵臓、副腎の反応ゾーンと右足の裏にある肝臓の反射ゾーンを押します。副腎の反射ゾーンは親指の爪の先を、強めに押し込んでもんでください。その他の反射ゾーンは親指の腹を使って自分の呼吸に合わせ、強めに押すとよいでしょう。普段気がついたときに、土踏まずを中心に強めに押しもむとラクになります。

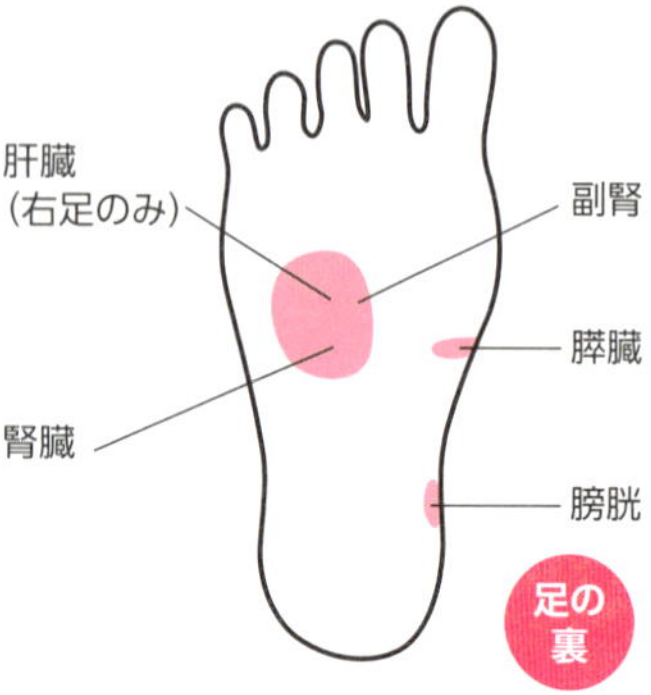

足もみは健康への近道

【花粉症】

足の裏にある副腎、脳下垂体、肝臓の反射ゾーンを押しましょう。副腎と脳下垂体の反射ゾーンは指の先でやや強めに押します。右足にある肝臓の反射ゾーンは2～3回上下にこすってください。くるぶしの下のところをもむのも花粉症には効果があります。各ゾーンの刺激は弱めの力で、1分以上は続けておこなわないように気をつけましょう。

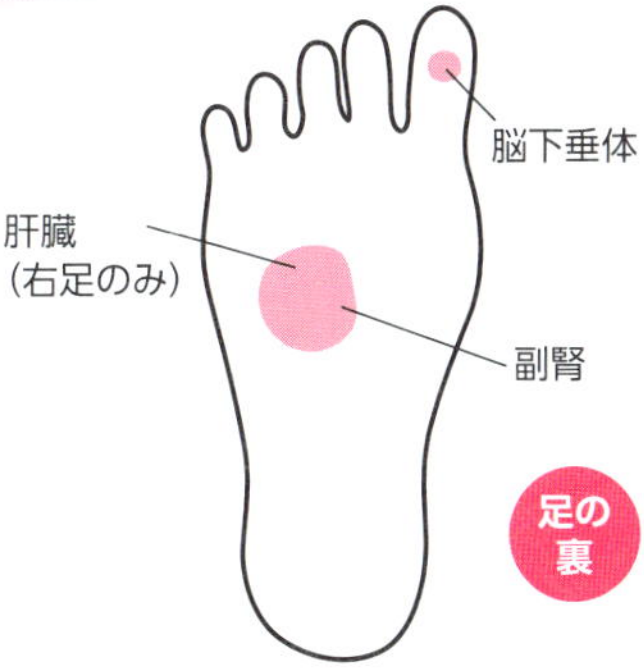

【冷え性】

冷え性には、まず足の外側のくるぶしの下にある卵巣・睾丸の反射ゾーンを押します。次に内側のくるぶしの下の子宮・前立腺の反射ゾーンを同じように刺激しましょう。どちらの反射ゾーンも、内側と外側のくるぶしの下にあります。寒い日が続く時期は、毎日おこなってもよいのですが、10日おこなったら、2日間くらいは休むようにしましょう。

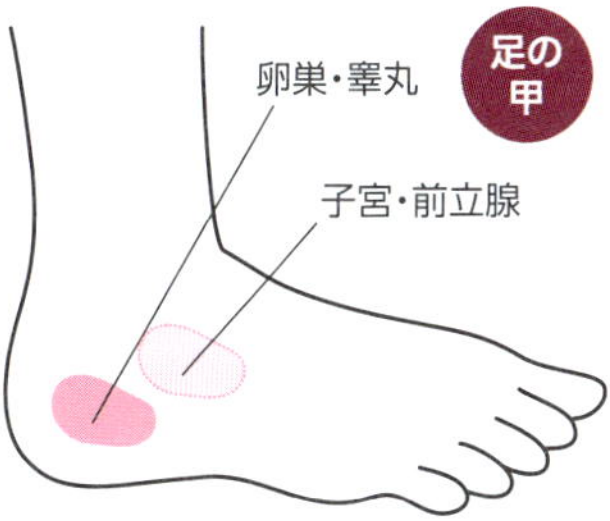

【更年期障害】

更年期障害には、親指の先からつけ根部分にある反射ゾーンを、頭、脳下垂体、首、甲状腺の順に刺激していきます。手の親指の爪先で刺激するよりも、指の腹で全体的にもむとよいでしょう。また、親指を持ってグルグルまわしたり、かかとにある生殖器の反射ゾーンを、握りこぶしでトントンと叩いたりするとさらに効果が期待できます。

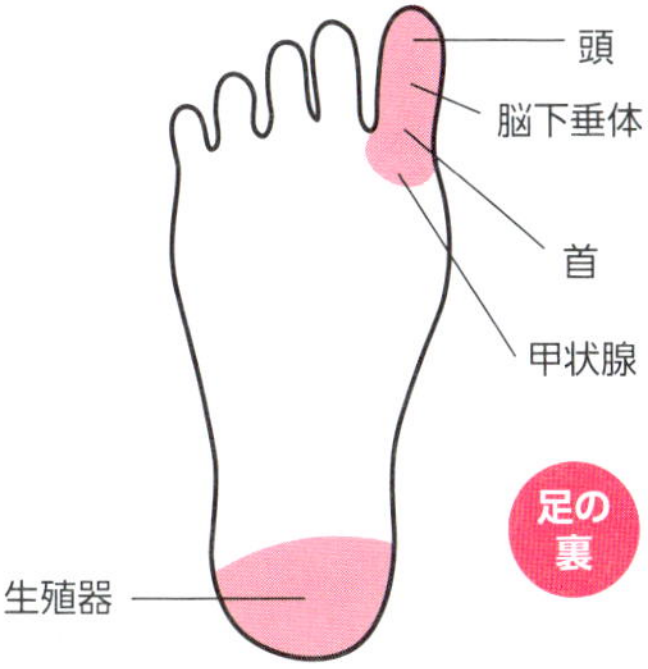

【著者】

五十嵐康彦（いがらし　やすひこ）

1941年、横浜生まれ。指圧、マッサージ師。本格的なヨーガの指導を受けたのち、ヨーロッパ・アジア諸国で修行。反射帯治療（ゾーン・セラピー）に出会う。豊富な経験をもとに反射帯刺激健康法を確立し、リフレクソロジーの先駆けとしてテレビ、雑誌等で活躍、現在は後進の指導と研究に邁進している。『決定版 足もみで超健康になる！』『頭をもめば健康になる』（共に小社）。『“顔”の美しさは“首”のマッサージが最大の近道だった！』（青萠社）ほか著書多数。

＊講演等のお問い合わせは直接こちらのアドレスへどうぞ。
yasuhiko0412@ybb.ne.jp

【STAFF】

ブックデザイン……………下舘洋子（ボトムグラフィック）
イラスト……………関上絵美
編集……………株式会社オメガ社
編集協力（ハンディ版）……忠岡謙（リアル）

＊本書は『手をもめば健康になる』（2011年、河出書房新社刊）を加筆、再編集したものです。

本書の内容に関するお問い合わせは、お手紙かメール（jitsuyou@kawade.co.jp）にて承ります。恐縮ですが、お電話でのお問い合わせはご遠慮くださいますようお願いいたします。

ハンディ版 手をもめば健康になる

2017年1月20日　初版印刷
2017年1月30日　初版発行

著　者　五十嵐康彦
発行者　小野寺優
発行所　株式会社河出書房新社
〒151-0051　東京都渋谷区千駄ヶ谷2-32-2
電話　03-3404-8611（編集）　03-3404-1201（営業）
http://www.kawade.co.jp/
印刷・製本　三松堂株式会社

ISBN978-4-309-27801-8
Printed in Japan